全国高等医药院校"十二五"规划教材
（供护理等专业用）

总主编　何国平　唐四元

免疫学基础与病原生物学

主　编　卢芳国　范　虹

副主编　杨志英　邹　艳　钟方为

编　者　（以姓氏笔画为序）

卢芳国（湖南中医药大学）

田维毅（贵阳中医学院）

李　珊（湖南中医药大学）

李庆华（湖南岳阳职业技术学院）

邹　艳（湖南中医药高等专科学校）

杨志英（湖南湘南学院）

范　虹（湖北中医药大学）

钟方为（湖南邵阳医学高等专科学校）

陶方方（浙江中医药大学）

谢　斌（云南省保山中医药高等专科学校）

编委会秘书　申可佳　蔡　锐

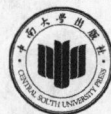

中南大学出版社
www.csupress.com.cn

高等医药院校"十二五"规划教材

（供护理等专业用）

NURSING

总 主 编　　何国平　唐四元

丛书编委　（以姓氏笔画为序）

丁郭平　　王卫红　　王臣平　　任小红

卢芳国　　刘晓云　　何国平　　吴晓莲

李　敏　　陈正英　　陈　燕　　周建华

罗森亮　　贾长宽　　唐四元　　蒋小剑

黄红玉　　谭凤林

HULI

XUE

总 序 ······

　　当今世界，医学科技迅猛发展，医疗对医护人员的要求越来越高，人们的健康需求越来越大，对健康越来越重视，护理工作在医院、社区、家庭的疾病防治、康复等方面起着越来越重要的作用。护士已成为国内的热门职业之一。加入 WTO 后，随着国内人才市场面向国际的开放，我国护理人才已成为目前世界各国急需的应用型、技能型、紧缺型的专业人才。护理对人才的要求除了基本技能与操作之外，还要有不断更新知识的能力，使护士的知识从护理专业拓宽到更多学科。

　　护理职业的创始人南丁格尔曾说："护理是一门艺术。"如何培养一批像南丁格尔似的护理人才，是护理教育工作者的一项重要任务。2011 年 3 月，根据国务院学位委员会公布的新修订学科目录，护理学获准成为一级学科，新的学科代码为 1011。国务院学位委员会对护理学一级学科的确认，既是对护理人员辛勤付出的肯定，也是对全国护理人员的极大鼓舞，是继国家卫生部将护理学科列入重点专科项目后，国家对发展护理学科的又一大支持。随着医学模式的转变，护理模式也发生了适应性转变，"十二五"时期如何适应新形式的发展，提高护理队伍人才素质以及实践水平，建设护理队伍和拓展护理领域，使我国护理工作水平得到整体提高，是护理教育工作者以及护理从业人员面对的重要挑战和机遇。

　　从教学的内涵讲，有了一支护理专业的师资队伍，就必须有一套较为完善的专业教材，以辅助教师传授护理学基本理论、基本方法、基本技能，同时也适应学科不断发展创新的要求。我们编写的系列丛书，从适应社会发展、护理职业发展和护理理念发展等层面出发，以巩固基础知识，强化前沿知识和技能为原则，选择了与现代护理发展方向紧密相关的学科，力求既适合护理人才的自主性学习，又适合教师引导性传授。

中南大学是湖南省护理专业本科自学考试主考学校，是护理专业本科网络教育招生规模最大的学校，护理学院是全国最早的护理专业博士学位授予点，社区护理学课程被评为国家精品课程，学院师资力量雄厚，教学资源丰富，其悠久的教学历史和先进的教学方法、设施，已为国内外医学事业培养出众多的优秀人才。为了适应社会发展的需求，培养出更多国内外急需的护理人才，由中南大学护理学院组织国内有护理专业教学的多家院校中教学和实践经验丰富的教授和专家编写了一套有针对性的护理专业必修课和选修课教材，即针对授课对象的不同、针对学习方法的不同、针对人才使用的不同，对以往的教材内容进行了增加或减少。本系列教材包括：

《生理学》	《生物化学》
《病理学》	《免疫学基础与病原生物学》
《人体解剖学》	《护理专业英语》
《护理人际沟通》	《康复护理》
《护理管理学》	《营养护理学》
《护理伦理学》	《护理学基础》
《急救护理学》	《内科护理学》
《外科护理学》	《妇产科护理》
《精神科护理学》	《传染病护理学》
《中医护理学(本科)》	《中医护理学(专科)》
《社区护理学》	《护理心理学》

这套教材涵盖了护理专业基础课、主干课及人文课程，目的是帮助护理专业的学生有条理、有效率地学习，有助于学生复习课程的重点内容和自我检查学习效果，有助于学生联系相关知识，融会贯通。本套教材是自学考试、网络教育的必备教材，也是全日制护理本科学生选修之用书。为检验学生学习的效果，在本套学习教材中编写了相关模拟试题及答案，使其更切合实际，达到学习目的。

由于时间仓促，加之水平有限，书中不当之处在所难免，恳请批评指正。

何国平

前 言 ·······

　　免疫学基础与病原生物学是高等医药院校护理等专业的重要课程。与其他专业相比，护理专业的学生生源组成与知识结构不同，在课程教学中不能完全沿用医药院校其他专业的教学体系和教学方法。为进一步提高护理等专业免疫学基础与病原生物学的教学质量，满足日益发展的护理等专业教学与教育改革的需要，全国 9 所高等医药院校的 10 位专家、教授历经近 2 年时间完成了本教材的编写工作。

　　本教材分为三篇，共二十章。第一篇为免疫学基础，包括医学免疫学概论、抗原、免疫球蛋白、补体系统、免疫系统、免疫应答、超敏反应、免疫缺陷病与自身免疫病、免疫学应用等共九章；第二篇为医学微生物学，包括医学微生物学概论、细菌学总论、细菌学各论、其他致病性原核微生物、病毒学总论、病毒学各论、真菌学等共七章；第三篇为医学寄生虫学，包括医学寄生虫学绪论、医学原虫、医学蠕虫、医学节肢动物等共四章。

　　本教材的编写原则是：①以护理专业培养目标为导向，以临床岗位技能需求为根本，优化教学内容。②本着以能力和综合素质培养为本位的教学理念，强调与技术应用、护生、护理技能培养关系密切的教学内容，力求产品既是精品教材，又是特色教材。③针对护理专业的学生生源特点，以通俗易懂的语言，理论联系实践的方法、图文并用的手段阐述课程的重点和难点，最大限度地满足护理专业对本课程的教学需求。

　　本教材适应于全国高等医药院校护理等专业免疫学基础与病原生物学的教学，同时也可作为执业资格、职称考试的参考书。

　　由于水平有限，时间仓促，本书中的疏漏和不足之处恐所难免，敬请读者提出宝贵意见，以便完善。

编委会

2011 年 11 月

目 录

第一篇　免疫学基础

第一章　医学免疫学概论

医学免疫学是研究人体免疫系统的结构与功能的学科，具有广泛的学科交叉性和渗透性，涉及基础医学、临床医学和预防医学等领域，是当今生命科学的前沿学科。

第一节　免疫学的基本内容

一、免疫的概念及免疫功能

免疫（Immunity）最初引入医学领域寓意着人体对传染病的抵抗力。现代医学认为，免疫是机体识别和清除抗原性异物以维持机体内环境生理平衡和稳定的保护性反应，但在一定条件下可导致病理反应。

机体的免疫功能可归纳为免疫防御、免疫稳定和免疫监视三大类（表1－1）。

表1－1　机体免疫功能的分类

功　能	正常情况下	异常情况下
免疫防御	抵抗和清除外来病原体侵袭，中和毒素	超敏反应、免疫缺陷病等
免疫稳定	清除衰老、损伤和死亡的细胞及免疫调节	自身免疫病等
免疫监视	监视和清除突变或转化细胞	细胞癌变、持续感染等

二、免疫应答的类型及其特点

机体对抗原的识别和清除（或接纳）的过程称为免疫应答。依据机制和效应不同，免疫应答分为非特异性免疫应答和特异性免疫应答。前者先天存在、对抗原作用没有特异性，又称天然免疫应答或固有性免疫应答。后者为后天获得(接受抗原刺激后获得)、对抗原作用具有特异性，又称获得性免疫应答或适应性免疫应答(表1－2)。人们通常说的免疫应答，主要是指特异性免疫应答。

表1－2　非特异性免疫应答与特异性免疫应答的区别

项　目	非特异性免疫应答	特异性免疫应答
别名	天然免疫应答、固有性免疫应答	获得性免疫应答、适应性免疫应答
基本特征	先天存在、作用没有特异性	后天获得、作用具有特异性
作用特点	①皮肤黏膜、血－脑屏障、胎盘屏障等天然物理屏障作用。②吞噬细胞的吞噬作用、自然杀伤细胞的杀伤作用和抗原递呈细胞的抗原递呈作用。③非特异性免疫分子的非特异性清除抗原性异物的作用。	①T细胞受到抗原刺激后活化、增殖、分化成效应性T细胞，特异性清除抗原性异物。②B细胞受到抗原刺激后活化、增殖、分化成浆细胞，合成并分泌抗体，通过抗体介导特异性清除抗原性异物。

第二节　免疫学发展简史

一、经验免疫学时期

应该说免疫学最早起源于中国。人们很早就开始应用免疫的方法防治传染病，如晋代医学家葛洪(283—363年)在《肘后方》中，就记有"杀犬取脑敷之则后不发"，提及了接近现代防治狂犬病的免疫方法。对后世影响最大的是我国利用人痘预防天花的实践，文献追述最早种痘法在唐朝民间已开始出现，11世纪宋真宗时期，已明确用患者痘痂入鼻或穿患者衣服(痘衣)的预防方法。1628年的《种痘心法》正式记载了种痘法，并明确记述了人痘苗有：时苗(生苗，致病力强的)和种苗(熟苗，致病力弱的)之分；《医宗金鉴》(1741年)则进一步指出种痘"水苗为上，旱苗次之，痘衣多不应验，痘浆太涉残忍"。这种接种"人痘"预防天花的方法，经陆上丝绸之路西传欧亚各国，经海上丝绸之路东传朝鲜、日本及东南亚各国。18世纪初经土耳其传至英国，英国于1721年天花流行期间，曾给少数犯人试种"人痘"预防天花成功。1796年，英国医生Jenner观察到牛患"牛痘"时，局部痘疹酷似人类天花，挤奶女工为患"牛痘"的病牛挤奶,手臂上也患"牛痘",但不得天花。于是他意识到接种"牛痘"可以预防天花,发明了"种痘术(smallpox vaccination)"并试种成功,在预防天花上取得了重大突破,逐渐在世界范围得到了推广应用,并于1805年传入了我国。他提出的种痘术后来演化为疫苗和预防接种的科学术语,Jenner 本人也被后人尊为免疫学的奠基者。

二、经典免疫学(抗感染免疫)时期

从19世纪后半叶开始,由于微生物学的发展,经典免疫学作为微生物学的一个分支进入了快速发展轨道,并取得了一系列重要成果。

1. 经典疫苗的研制

1880年和1881年法国科学家 Pasteur 在否定了生命自然发生理论的基础上,有力地推动了疫苗的研究,成功的研制了减毒鸡霍乱杆菌、炭疽杆菌菌苗等,其后他制备并利用减毒狂犬病疫苗接种,成功地防治了人类狂犬病,成为人工主动免疫的先驱。

2. 抗体的发现

19世纪80年代后期,在研究病原菌的过程中,发现白喉杆菌通过分泌白喉毒素而致病,进而发现再感染者的血清中有"杀菌素"。1890年 Behring 和 Kitasato 发现白喉外毒素免疫接种的动物血清中含抗白喉的物质,并将其称为抗体。鉴于细菌分泌的蛋白性毒素可致抗体产生,当时的科学家就把能刺激宿主产生抗体的物质称为抗原。建立了抗原、抗体概念。

3. 补体的发现

1889年 Buchner 发现补体,1895年 Bordet 明确溶菌现象中补体和抗体作用。其后陆续建立了基于抗原与抗体特异性结合的一系列血清学试验方法。如1896年 Gruber 和 Durham 建立的特异性凝集反应,1897年 Kraus 进行的沉淀试验。

4. 经典免疫学理论形成

1883年 Metchnikoff 提出细胞免疫学说,1896年 Ehrlich 提出体液免疫学说,1890年 Koch 发现超敏反应,1902年 Richet 发现继发过敏现象等。1901年 Landsteiner 发现 ABO 血型系统,对抗感染免疫观念有所冲击。

三、现代免疫学时期

20世纪40年代以后,免疫自身识别作为免疫识别的基础逐渐被明确,免疫学开始突破抗感染免疫的束缚,过渡到现代免疫学时期。

1. 现代免疫理论的奠基

1945 年 Owen 发现了异卵双生牛的天然免疫耐受现象,明确了自身识别问题,1949 年 Burnet 提出免疫耐受理论,1953 年 Medawar 用实验证实了胚胎期耐受理论。1955 年 Jerne 提出天然抗体选择学说,并最终(1974)完成免疫网络学说。1957 年 Burnet 和 Talmage 完善克隆选择学说,初步确定了免疫能区分"自我"与"非我"观念。

2. 免疫系统的确立

1957 年 Glick 发现禽类腔上囊(bursa)的免疫功能,并将来源于此器官的细胞称为 B 细胞(bursa 字头);1961 年至 1962 年 Good 和 Miller 明确了胸腺是 T 细胞(Thymus 字头)发育成熟的器官;1959 年至 1962 年 Porter 和 Edelman 发现了抗体的分子结构;20 世纪 60 年代末以后,大量免疫细胞因子及其作用被认识,白细胞分化(CD)抗原等被明确。

3. 免疫遗传学的研究

Snell(1948)、Dausset(1958—1962)、Benacrraf(1963)明确了主要组织相容性复合体(MHC)与免疫的关系。1978 年 Tonegawa 进一步阐明了免疫球蛋白基因重排机制;其后 MHC 的基因结构(1980)、T 细胞受体基因结构(1983—1986)等被阐明。

4. 免疫机制的深入了解

Claman(1966)等发现了 T 细胞、B 细胞间的协作关系,Doherty 和 Zinkernagel(1974)发现了有关免疫识别细胞的机制(MHC 限制性);接着免疫细胞个体发育阶段性(阳性选择和阴性选择)、树突状细胞、巨噬细胞等抗原提呈作用、第二信号系统的作用、免疫细胞活化、凋亡及失能、免疫效应细胞与效应分子对靶细胞作用等机制相继被阐明。

5. 免疫应用技术的突破

1960 年 Yalow 等建立了放射免疫技术,1975 年 Kohler 和 Milstein 建立了单克隆抗体杂交瘤技术等;高效免疫抑制剂的开发与应用;免疫细胞因子及其受体基因陆续被克隆,进一步完善现代免疫治疗等。

总之,免疫学发展经历了一个漫长的逐步加速的历程,尤其 1975 年之后单克隆抗体和分子生物学抗体应用,有利于免疫学从基因、分子、细胞、整体不同层次上,研究免疫细胞生命活动基本规律的机制——揭示细胞分化、细胞活化、信号转导、细胞凋亡、细胞活动的分子调节等根本问题。免疫学自身也发展成为生命科学研究的支柱学科之一。

〖复习思考题〗

1. 何谓免疫？免疫的三大功能是什么？
2. 试述免疫应答的类型和特征。

第二章 抗 原

第一节 抗原的概念与分类

一、抗原的概念

抗原(antigen,Ag)是指能与 BCR/TCR 结合,启动免疫应答,并能与相应免疫应答产物(抗体或致敏淋巴细胞)在体内外发生特异性结合的物质,亦称免疫原。因此抗原一般具备两种基本特性:①免疫原性(immunogenicity):是指能刺激机体产生免疫应答,即产生抗体或致敏淋巴细胞的能力;②免疫反应性(immunoreactivity):是指能与抗体或致敏淋巴细胞发生特异性结合的特性。

同时具备上述两种特征的物质称为完全抗原,如大多数蛋白质、细菌、细菌外毒素等。只有免疫反应性而无免疫原性的物质称为半抗原,如多糖和某些小分子药物。半抗原单独使用时无免疫原性,半抗原只有与载体结合后才具有免疫原性。使半抗原成为完全抗原的物质称载体。如半抗原青霉素与红细胞结合后成为完全抗原,红细胞即是青霉素的载体。

抗原在某些条件下可诱导机体免疫系统产生免疫耐受,这类抗原称耐受原。抗原在某些条件下可以引起机体免疫系统产生过强的免疫应答,即超敏反应,这类抗原称为变应原。

二、抗原的分类

抗原种类繁多,分类方法不一,常用的分类方法如下。

(一)根据产生抗体时是否需 Th 细胞参与分类

1. 胸腺依赖性抗原(thymus dependent antigen,TD - Ag)

TD - Ag 需要 Th 细胞参与下才能激活 B 细胞产生抗体。抗原分子表面有 T 细胞表位和 B 细胞表位,绝大多数蛋白质抗原如病原微生物、血细胞、血清蛋白等均属 TD - Ag。TD - Ag 诱导产生的抗体以 IgG 类抗体为主,还可刺激机体产生细胞免疫应答和免疫记忆。

2. 胸腺非依赖性抗原(thymus independent antigen,TI - Ag)

TI - Ag 表面有许多重复排列的相同抗原表位,无须 T 细胞辅助就能直接活化 B 细胞产生抗体。诱导 B 细胞产生的抗体是 IgM 类抗体，只能引起体液免疫应答，不能引起细胞免疫应答和免疫记忆。

TI－Ag 可分为 TI－1Ag 和 TI－2Ag：前者具有 B 细胞多克隆激活作用，如细菌脂多糖（LPS）等，成熟或未成熟 B 细胞均可对其产生应答；后者如肺炎球菌荚膜多糖、聚合鞭毛素等，其表面含多个重复 B 细胞表位，仅能刺激成熟 B 细胞应答。

（二）根据抗原与机体的亲缘关系分类

1. 异种抗原（xenogeneic antigen）

异种抗原是指来自于另一物种的抗原性物质。如病原微生物及其代谢产物、临床上用于治疗的动物免疫血清及异种器官移植物等，对人而言均为异种抗原。

2. 同种异型抗原（allogenic antigen）

同种异型抗原指来自同种而基因型不同个体的抗原性物质。如人类红细胞血型抗原和人类白细胞抗原（HLA）。

（1）血型抗原：是指红细胞上特异性抗原的类型。目前发现人类红细胞有 40 余种血型系统，500 多种抗原，主要为：

1）ABO 血型抗原：根据人类红细胞表面含有的 A、B 抗原的不同，将人类血型分为 A、B、AB 和 O 型 4 种。血型不同的个体间输血，会引起强烈的免疫应答。

2）Rh 血型：人类红细胞表面与恒河猴红细胞表面存在的相同的 D 抗原，称 Rh 阳性血型，缺乏 D 抗原的血型称 Rh 阴性血型。

（2）人类白细胞抗原（HLA）：是人类最复杂的抗原系统，主要存在于人体有核细胞的表面，具有多态性，参与免疫应答、免疫调节及移植排斥反应。

3. 自身抗原（autoantigen）

自身抗原指能引起免疫应答的自身组织成分。如某些自身物质（眼晶状体、精子、脑组织等）在免疫系统发育过程中未被淋巴细胞接触到，正常情况下与免疫系统隔绝，一旦因外伤或手术使其进入血流与免疫系统接触，则引起自身免疫应答。又如因感染、药物和射线等因素影响下，机体组织成分或化学结构发生改变，可被自身免疫系统识别。

4. 独特型抗原（idiotypic antigen）

独特型抗原 T 细胞抗原识别受体（TCR）及 B 细胞抗原识别受体（BCR）或 Ig 的 V 区上具有独特的氨基酸顺序和空间构象，其可诱导自体产生相应的特异性抗体，这些独特的氨基酸序列称为独特型（idiotype, Id）抗原，也是自身免疫原，其诱生的抗体（即抗抗体，或称 Ab1）称独特型抗体（AId）。因此以 Ab1→Ab2→Ab3

→Ab4…的形式进行下去而形成免疫网络，调节免疫应答(详见第六章)。

(三)根据抗原是否在抗原提呈细胞内合成分类

1. 内源性抗原(endogenous antigen)

内源性抗原在抗原提呈细胞内新合成的抗原。此类抗原在细胞内加工处理为抗原短肽，与 MHC – I 类分子结合成复合物，被 $CD8^+T$ 细胞的 TCR 识别。此类抗原包括自身隐蔽抗原、变性的自身成分、TCR 和 BCR 的独特型表位、肿瘤细胞内合成的肿瘤抗原、病毒感染细胞合成的病毒蛋白抗原等。

2. 外源性抗原(exogenous antigen)

外源性抗原并非由抗原提呈细胞合成、来源于细胞外的抗原。抗原提呈细胞可通过胞噬、胞饮和受体介导的内吞等作用摄取外源性抗原，如吞噬的细胞或细菌等。在内吞体及溶酶体内，此类物质被酶解加工为抗原短肽后，与 MHC – II 类分子结合为复合物，被 $CD4^+T$ 细胞的 TCR 识别。

(四)其他分类方法

除了上述常见的抗原分类外，根据抗原是否具有免疫原性分为完全抗原和半抗原；根据抗原的获得方式分：各种天然抗原(动物/植物蛋白质、微生物、同种异体抗原等)、人工抗原(与化学物质结合的天然抗原，如：偶氮蛋白等)、合成抗原(化学合成的高分子氨基酸聚合物)、基因工程抗原(如：基因工程疫苗)等；根据抗原的化学组成分：蛋白质抗原、多糖抗原、多肽抗原(脂蛋白抗原、糖蛋白抗原、多糖及核蛋白抗原)；根据抗原诱导免疫应答的作用可以分为移植抗原、肿瘤抗原、变应原、过敏原及耐受原等。

第二节　影响抗原免疫原性的因素

一、异物性

异物性是抗原物质的首要性质，指抗原的来源与抗原刺激的机体之间的遗传差异。根据抗原与机体种属关系的远近，可分为异种抗原、同种异型抗原和自身抗原(见本章第一节)。如异种蛋白质、各种微生物及其代谢产物，对人体而言是异种物质，均为免疫原性较强的抗原。从生物进化过程来看，异种动物间的亲缘关系越远，其组织成分的化学结构差异越大，免疫原性越强。

二、抗原分子的理化性状

(一)化学性质

有机物中最有效的抗原是蛋白质，因其大多为复杂结构的大分子胶体。其他如糖蛋白、脂蛋白都有免疫原性。核酸、类脂、多糖多为半抗原。

(二)分子量大小

具有免疫原性的抗原分子量一般在 10kD 以上。一般来说,分子量越大免疫原性越强,原因在于:①分子量越大,其表面的抗原决定簇越多,而淋巴细胞需要在一定数量的抗原决定簇刺激下才能被激活。②大分子物质的化学结构稳定,不易被破坏和清除,在体内停留时间较长,能持续刺激淋巴细胞。

(三)化学结构的复杂性

大分子物质不一定都具有抗原性,还必须有一定的化学组成和结构。蛋白质的免疫原性强弱除了与复杂的结构有关外,还与氨基酸的种类和组成相关。如蛋白质明胶的分子量达 100kD 以上,但其所含成分为直链氨基酸,稳定性差,因而免疫原性很弱;多糖的抗原性由单糖的数目和类型所决定;核酸的抗原性弱,多与蛋白质载体连接;脂类一般无抗原性。

(四)分子构象和易接近性

一些抗原由于变性或结构松散引起构象改变,使某些表位丢失或新的表位出现从而导致免疫原性改变。抗原分子表面特殊化学基团与相应淋巴细胞表面抗原受体(如 BCR/TCR)结合的难易程度不同,使 BCR/TCR 可接近性不同,因而抗原性也不同(图 2 - 1)。

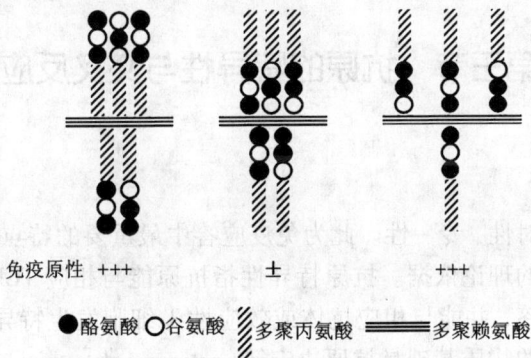

图 2 - 1　氨基酸残基在合成多肽骨架侧链上的位置与抗原性的关系

(五)物理状态

物理状态也影响免疫原性,如:聚合状态时较其单体的免疫原性强,颗粒性抗原较可溶性抗原的免疫原性强。因而常将免疫原性弱的物质吸附在某些大颗粒的表面,以增强其免疫原性。

三、机体的应答能力

机体对抗原的应答受免疫应答能力（主要是 MHC）控制。由于不同宿主带有不同的 MHC 等位基因，其编码分子所提呈的抗原肽可激活不同的 T 细胞克隆，故人群中对同一抗原可有高、中、低不同程度的应答。此外，宿主的年龄、性别与健康状态对免疫应答也有影响。一般而言，青壮年机体比幼年和老年机体对抗原的免疫应答强；新生动物或婴儿由于 B 细胞尚未成熟，对多糖类抗原不应答，故易引起细菌感染；雌性动物比雄性动物抗体生成高，但怀孕动物的应答能力受到显著抑制；感染或免疫抑制剂都能干扰和抑制免疫系统对抗原的应答。

四、免疫方式

抗原的免疫原性强弱还取决于其免疫的剂量、途径、次数、两次免疫间隔时间以及免疫佐剂的选择等因素。抗原剂量必须适当，过高或过低将导致免疫无应答或免疫耐受。抗原免疫途径以皮内最佳，皮下次之，腹腔注射和静脉注射效果差，口服蛋白质类抗原可因消化道内酶的降解作用而失去抗原性易诱导耐受。注射次数和间隔时间各有特点，须严格要求。此外，选择合适的免疫佐剂，能够增强机体对抗原的免疫应答能力。

第三节　抗原的特异性与交叉反应

一、特异性

特异性即针对性、专一性。此为免疫应答中最重要的特点，也是免疫学诊断和免疫学防治的理论依据。抗原特异性指抗原能与相应 TCR/BCR 结合，诱导特异性免疫应答，并能与相应抗体或效应性 T 细胞发生特异性结合的特性。决定抗原特异性的物质基础是抗原决定簇（antigenic determinant，AD），又称抗原表位（epitope）。

（一）抗原表位的概念与作用

抗原表位是抗原分子中决定抗原特异性的特殊化学基团，它是与抗体及 TCR/BCR 特异结合的基本单位，通常由 5～17 个氨基酸残基或 5～7 个多糖残基或核苷酸组成。

一个表位决定一种抗原特异性。这种特异性不仅取决于表位的化学组成，而且与其空间排列和立体构型密切相关。例如：将连接不同化学基团的苯胺衍生物作为半抗原,分别与同一种载体偶联制备成人工结合抗原,然后免疫动物,结果证实,各种带有不同化学基团的半抗原只能与其相应的抗体结合(表2-1)。空间构型不同,抗原特异性不同。例如:对氨基苯甲酸抗原刺激产生的抗体,只能与对氨基苯甲酸抗原起反应,而不能与邻位和间位的氨基苯甲酸蛋白抗原起反应。立体构型不同,抗原特异性也不同。例如:右旋酒石酸偶氮蛋白抗原激发产生的抗体,只能与右旋酒石酸偶氮蛋白抗原起反应,不能与左旋酒石酸偶氮蛋白起反应。

表 2 - 1   抗原表位组成对抗原特异性的影响

抗半抗原的抗体	半 抗 原			
	苯胺 NH₂	对氨基苯甲酸 NH₂ COOH	对氨基苯磺酸 NH₂ SO₃	对氨基苯砷酸 NH₂ AsO₃H₂
抗苯酸抗体	+ + +	-	-	-
抗对氨基苯甲酸抗体	-	+ + +	-	-
抗对氨基苯磺酸抗体	-	-	+ + +	-
抗对氨基苯砷酸抗体	-	-	-	+ + +

(二)抗原表位的类型

(1)根据平面及空间排列分为线性抗原表位和构象抗原表位。在蛋白质抗原中,由于其结构的相对复杂性,常含有多种不同的抗原表位。由连续性线性排列的氨基酸残基组成的短肽所构成抗原决定簇为线性抗原表位,多为与 TCR 结合,少数可与 BCR 结合,一般位于抗原分子内部,须经降解后才能暴露出来;有些氨基酸虽然在序列上不连续排列,但在空间上形成特定的构象,称为构象抗原表位,一般多为与 BCR 或抗体结合的表位,位于抗原分子表面(图2-2)。

(2)根据其结构、性质、大小、识别受体、MHC 限制性和位置不同,抗原表位可分为 T 细胞抗原表位和 B 细胞抗原表位两类(表2-1)。抗原分子中被 BCR 或抗体分子所识别的部位称 B 细胞抗原表位。被 TCR 识别的部位称 T 细

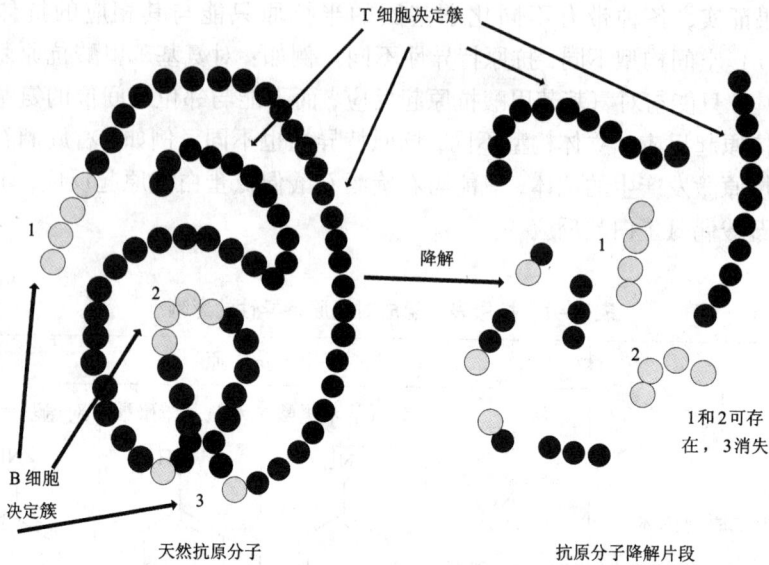

图 2-2 抗原分子中的 T、B 细胞抗原表位及降解后的抗原分子表达

胞抗原表位。

1)B 细胞抗原表位：一般是 5~15 个氨基酸、5~7 个单糖或核苷酸，可以是构象表位，也可为序列表位，是位于抗原分子表面的三级空间结构。

2)T 细胞抗原表位：一般由 8~20 个氨基酸组成的序列决定簇，可位于抗原分子内部，也可位于抗原分子表面。抗原被抗原提呈细胞(APC)加工后以 MHC-抗原肽的形式呈递给 TCR。

表 2-2 T 细胞和 B 细胞抗原表位的特性比较

比较点	T 细胞抗原表位	B 细胞抗原表位
表位受体	TCR	BCR
MHC 分子	必需	无需
表位性质	主要是线性短肽	天然多肽、多糖、脂多糖、有机化合物
表位大小	8~12 个氨基酸(CD8$^+$T 细胞) 12~17 个氨基酸(CD4$^+$T 细胞)	5~15 个氨基酸、5~7 个单糖或 5~7 个核苷酸
表位类型	线性表位	构象表位或线性表位
表位位置	抗原分子任意部位	抗原分子表面

非胸腺依赖性抗原分子表面仅有 B 细胞表位；胸腺依赖性抗原既有 B 细胞表位，又有 T 细胞表位。

二、交叉反应

某些抗原不仅可与其诱生的抗体或致敏淋巴细胞反应，还可与其他抗原诱生的抗体或致敏淋巴细胞反应，称交叉反应。抗原的特异性是相对的，抗原分子表面常含有多种表位，不同的抗原之间含有相同或相似的表位，可引起交叉反应。因而一个表位的相应抗体也可与构成相似的另一表位发生交叉反应，但由于两者之间并不完全吻合，故其结合力弱，亲和力低。

第四节　医学上重要的抗原物质

一、病原生物及其代谢产物

微生物虽然结构简单，但是成分复杂，是含有多种抗原决定簇的天然抗原。微生物种类繁多，有细菌、病毒、衣原体、支原体、立克次体、放线菌、螺旋体、真菌等。仅细菌表面常见的抗原就有表面抗原、菌体抗原、鞭毛抗原、菌毛抗原、荚膜抗原等。这些成分也是微生物的分型依据，有利于临床微生物的鉴定。

细菌合成代谢产物中的细菌素和外毒素都是蛋白质，是良好的完全抗原。外毒素是某些细菌在生长过程中合成分泌到菌体外的毒性物质，在体内可刺激机体产生抗毒素（抗体）。外毒素经 0.3% ～ 0.4% 甲醛溶液处理后，失去毒性，仍保留免疫原性，称为类毒素。

类毒素用于人工自动免疫，可刺激机体产生相应的抗毒素，起中和外毒素毒性的作用。

寄生虫的抗原组成极其复杂，有虫体抗原、分泌抗原和代谢抗原，这些抗原在体内可致保护性或病理性的免疫应答，体外可用于免疫学诊断。

二、异种动物血清

用类毒素免疫动物后，动物血清中可含有大量的抗毒素，即免疫动物血清，临床上常用于相应疾病的特异性治疗和紧急预防，例如：破伤风抗毒素用于治疗和预防破伤风。这种来源于动物（常用马）的免疫血清，一方面向机体提供了特异性抗体而起到防治疾病的目的；另一方面，作为一种具有免疫原性的异种蛋白，可以刺激人体产生抗马血清抗体，因而可导致超敏反应的发生。

三、异嗜性抗原

异嗜性抗原（heterophile antigen）是一类与种属特异性无关，存在于不同个体之间（人、动物、植物、微生物等）的共同抗原，又称 Forssman 抗原。临床上一些疾病的发生或诊断与异嗜性抗原的存在相关，例如：①溶血性链球菌的多糖抗原或蛋白质抗原与人的心肌、心瓣膜或肾小球基底膜之间有异嗜性抗原，机体感染溶血性链球菌并产生抗体后，该抗体可与含有异嗜性抗原的上述组织结合，引起心肌炎、风湿病或肾小球肾炎；②利用与立克次体有共同菌体抗原的变形杆菌 OX_{19}、OX_2、OX_K 进行非特异性凝集反应，检测患者血清中有无立克次体抗体，称外斐氏反应，用于诊断流行性斑疹伤寒、恙虫病等急性传染病。

四、同种异型抗原

人类红细胞血型抗原（ABO 血型抗原、Rh 血型）和人类白细胞抗原（HLA）。主要发生在输血和器官移植反应中。

五、肿瘤抗原

肿瘤抗原是指细胞癌变过程中出现的新抗原及过度表达的抗原。主要包括肿瘤特异性抗原（tumor specific antigen, TSA）和肿瘤相关抗原（tumor association antigen, TAA）两大类。

（一）肿瘤特异性抗原（TSA）

肿瘤特异性抗原仅存在于某一种肿瘤细胞的表面，而不存在于其他肿瘤细胞或相应正常细胞表面，宿主的免疫系统能把这种抗原识别为外来物质，并通过免疫反应来抑制肿瘤的生长，甚至杀死肿瘤细胞。绝大多数 TSA 为实验诱发抗原。目前已确定人类黑色素瘤、结肠癌及乳腺癌等癌细胞表面存在该抗原。

（二）肿瘤相关抗原（TAA）

肿瘤相关抗原并非某一种肿瘤细胞所特有，在其他肿瘤细胞或正常细胞上也存在的抗原分子。TAA 并非肿瘤细胞所特有，而是仅在增殖中有量的差异，正常细胞也有微量合成。用于临床诊断的肿瘤相关抗原包括：胚胎性蛋白、糖蛋白抗原、鳞状细胞抗原等。

六、超抗原

（一）超抗原的概念

超抗原（superantigen, SAg）是一类只需要极低浓度（1～10 ng/mL）即可激活大量（2%～20%）的 T/B 细胞克隆，产生极强免疫应答的抗原物质。超抗原对 T/B 细胞的激活机制与方式，有别于普通抗原和有丝分裂原。相比之下，一般的蛋白质抗原称为普通抗原，尽管其表位可以多达十几个，但只有 $1/10^6$ ~ $1/10^4$T 细胞受其刺激而活化。而丝裂原是来自植物的糖蛋白或细菌产物，以非特异方式刺激众多细胞分裂增殖，可与多种细胞膜糖类或含糖基分子结合，促进细胞活化和诱导细胞分裂。

（二）超抗原的种类

1. T 细胞超抗原

可分为 TCRαβ 型超抗原和 TCRγδ 型超抗原。而 TCRαβ 型超抗原又分为内源性和外源性超抗原。

（1）内源性超抗原：主要由病毒（多为反转录病毒）感染机体后，病毒 DNA 整合到宿主细胞 DNA 中表达产生，例如：小鼠乳腺肿瘤病毒侵犯淋巴细胞后产生的小鼠次要淋巴细胞刺激抗原（minor lymphocyte stimulating antigen，MLSA）和人类免疫缺陷病毒（HIV）在体内的表达产物。

（2）外源性超抗原：主要是某些细菌毒素，包括金黄色葡萄球菌肠毒素、A 族链球菌 M 蛋白和致热外毒素 A~C、关节炎支原体丝裂原，小肠、结肠炎耶氏菌膜蛋白等。细菌超抗原的共同特点是：均是由细菌所分泌的水溶性蛋白质，对靶细胞无直接损伤作用，可与 MHC Ⅱ 类分子结合，可活化 $CD4^+$ T 细胞。

TCRγδ 型超抗原多为应激抗原，例如：热休克蛋白（heat shock protein，HSP）能强烈刺激 TCRγδT 细胞的增殖并增强其杀伤肿瘤细胞的活性。

2. B 细胞超抗原

能激活某些亚型的 B 细胞增殖的超抗原，有金黄色葡萄球菌蛋白 A（SPA）、HIV 表面糖蛋白 gp120 等。

（三）超抗原的作用机制

通常情况下，T 细胞表面的 TCR 识别与抗原提呈细胞（APC）MHC Ⅱ 类分子结合的抗原多肽。对抗原肽 - MHC 分子复合物，T 细胞特异性识别涉及 TCR 的 Vα、Jα、Vβ、Dβ 和 Jβ 五个片段，且受 MHC 限制，有抗原特异性。而 T 细胞超抗原可与 APC 表面的 MHC Ⅱ 类分子及 TCR 的 Vβ 区结合，非特异性地刺激 T 细胞增生并且释放细胞因子（图 2 - 3）。人类的 Vβ 基因只有 20 余种，且一种超抗原可与数种 Vβ 结合，故 T 细胞超抗原可能激活的 T 细胞克隆远多于普通抗原，不受 MHC 限制。T 细胞超抗原与普通抗原的比较见表 2 - 3。

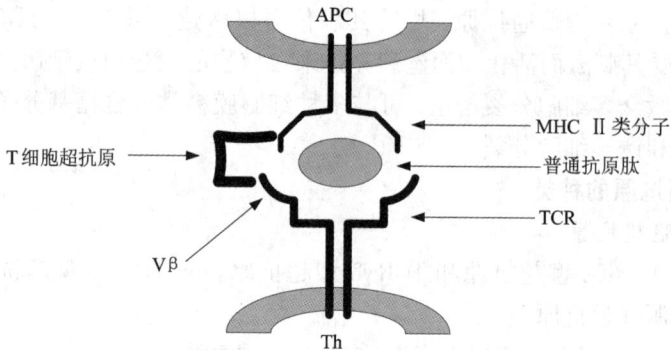

图 2 – 3　T 细胞超抗原作用机制示意图

表 2 – 3　T 细胞超抗原与普通抗原的比较

超抗原	普通抗原
不需要 APC 加工处理	需 APC 加工处理
不受 MHC 分子限制	受 MHC 分子限制
结合在 MHC Ⅱ 类分子的沟槽外侧	结合在 MHC Ⅱ 类分子的沟槽内侧
结合在 TCR 的外侧	结合在 TCR 的沟槽内
（只需识别 Vβ 一个部位）	（必须识别沟槽内的 5 个部位）
同等激活 CD4$^+$ T 细胞和 CD8$^+$ T 细胞	只激活 CD4$^+$ T 细胞

　　B 细胞超抗原可直接特异性结合 BCR H 链的 VH 区。一种 B 细胞超抗原只能选择性地结合一到数种 VH 亚型，再激活具有该亚型 BCR VH 的 B 细胞产生大量抗体，引起体液免疫应答和补体的级联反应。在人的 22 个功能性 VH3 种系基因中，有 16 个基因能编码 B 细胞超抗原 SPA 的结合位点。因此 SPA 可激活外周循环中 25% ~46% 的 B 细胞，而普通抗原仅能激活少于 0.1% 的静止 B 细胞。

　　（四）超抗原的生物学作用及临床意义

　　1. 超抗原的生物学作用

　　超抗原有免疫激活作用，可以激活多克隆 T 细胞，释放大量细胞因子，还可间接激活 NK 细胞和 APC 细胞。B 细胞在整个生发分化阶段均表达 MHC Ⅱ 类分子，是超抗原结合和作用的靶细胞。同时在超抗原强刺激下，超抗原反应性 T 细胞可能因过度活化而被诱导凋亡,导致功能或数量失调,继发免疫抑制状态。超抗原还可诱导 T/B 细胞的免疫耐受。

2. 超抗原的临床意义

超抗原参与了机体的多种生理和病理效应,与许多毒素性疾病的发病机制、机体的抗肿瘤免疫及自身免疫病发生均有密切关系。超抗原刺激大量 T 细胞活化,产生多种细胞因子,并使巨噬细胞及其他免疫细胞激活。这种过强的应答可导致毒性效应,引起发热、食物中毒、多器官衰竭、休克,甚至死亡。其次,超抗原的强大刺激效应可激活体内自身反应性 T 细胞,或在 T 细胞 - Vβ 与 B 细胞表面 MHC Ⅱ 类分子间发挥桥联作用而激活多克隆 B 细胞,产生自身抗体,诱发某些自身免疫性疾病,如类风湿关节炎患者体内产生类风湿因子的 B 细胞有 85% 属于 VH3 家族。此外,在超抗原直接刺激下,细胞毒性 T 细胞可大量被激活,其他 T 细胞亚型及 NK 细胞等也可被激活,并分泌多种细胞因子,从而显示对肿瘤细胞的杀伤效应。

〖复习思考题〗

1. 试述抗原的基本特性。
2. 影响抗原诱导的免疫应答的因素有哪些?
3. 如何理解抗原 - 抗体结合的特异性与交叉反应性?
4. 比较 T 细胞和 B 细胞抗原表位的特性。

第三章　免疫球蛋白

抗体(antibody，Ab)是指 B 细胞识别抗原后活化、增殖分化为浆细胞，由浆细胞合成和分泌的能与相应抗原发生特异性结合的球蛋白。抗体主要存在于血清中，但也见于其他体液及外分泌液中，故将抗体介导的免疫称为体液免疫。经电泳技术揭示，血清蛋白分为清蛋白、甲种(α)球蛋白、乙种(β)球蛋白及丙种(γ)球蛋白，并证明抗体活性主要存在于丙种球蛋白组分中。1968 年和 1972 年两次国际会议讨论决定，将具有抗体活性或化学结构与抗体相似的球蛋白统一命名为免疫球蛋白(immunoglobulin，Ig)。它包括抗体和多发性骨髓瘤、巨球蛋白血症等患者血清中未证实有抗体活性的异常球蛋白。免疫球蛋白是化学结构的概念，而抗体是生物学功能上的概念，所有抗体均是免疫球蛋白，但并非所有免疫球蛋白都具有抗体活性。免疫球蛋白又有分泌型 Ig (secreted Ig，sIg)和膜型 Ig (membrane Ig，mIg)两种类型。前者主要存在于体液中，具有抗体的各种功能；后者是 B 细胞膜上的抗原受体。

第一节　免疫球蛋白的结构与类型

一、免疫球蛋白的基本结构与分类

免疫球蛋白由四肽链分子组成，各肽链间有数量不等的链间二硫键。结构上 Ig 可分为三个长度大致相同的片段，其中两个长度完全一致的片段位于分子的上方，通过一易弯曲的区域与主干连接，形成一 Y 字型结构，称为 Ig 单体，构成免疫球蛋白分子的基本单位(图 3 - 1)。

(一)重链和轻链

任何一类天然免疫球蛋白分子均含有四条异源性多肽链，其中分子量较大的称为重链(heavy chain，H)，分子量较小的称为轻链(light chain，L)。同一天然 Ig 分子中的两条 H 链和两条 L 链的氨基酸组成完全相同。

1. 重链

分子量为 50 ~ 75kDa，由 450 ~ 550 个氨基酸残基组成。各类免疫球蛋白重链恒定区的氨基酸组成和排列顺序不尽相同，因而其抗原性不同。据此，可将免疫球蛋白分为五类(class)或五个同种型(isotype)：IgM、IgD、IgG、IgA 和

IgE。与上述五类免疫球蛋白相应的重链分别为：μ 链、δ 链、γ 链、α 链和 ε 链。同一类 Ig 其铰链区氨基酸组成和重链二硫键的数目、位置也可以不同，据此又可将同类 Ig 分为不同的亚类(subclass)。如人 IgG 可分为 IgG1 ~ IgG4；IgA 可分为 IgA1 和 IgA2。

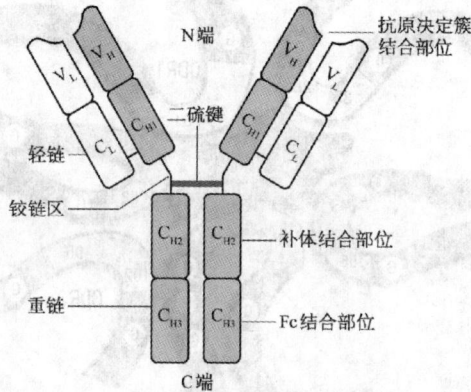

图 3 - 1　免疫球蛋白的结构模式图

2. 轻链

分子量约为 25kDa，由 214 个氨基酸残基构成。轻链有 κ(kappa)链和 λ (lambda)链两种，据此将 Ig 分为两型(type)，即 κ 型和 λ 型。一个天然 Ig 分子上两条轻链的型别总是相同的，但同一个体内可存在分别带有 κ 或 λ 链的抗体分子。

(二)可变区和恒定区

轻链和重链中靠近 N 端的 110 个氨基酸序列变化较大的区域称为可变区 (variable region，V 区)，分别占重链和轻链的 1/4 和 1/2；而靠近 C 端氨基酸序列相对稳定的区域，称为恒定区(constant region，C 区)，分别占重链和轻链的 3/4 和 1/2。

1. 可变区

重链和轻链的 V 区分别称为 VH 和 VL。

(1)高变区：VH 和 VL 各有 3 个区域的氨基酸组成和排列顺序高度可变，称为高变区(hypervariable region，HVR)或互补决定区(complementarity determining region，CDR)，分别用 HVR1(CDR1)、HVR2(CDR2)和 HVR3 (CDR3)表示，一般 CDR3 变化程度更高。VH 的 3 个高变区分别位于 29 ~ 31、49 ~ 58 和 95 ~ 102 位氨基酸，VL 的 3 个高变区分别位于 28 ~ 35、49 ~ 56 和 91

~98 位氨基酸(图 3 - 2)。VH 和 VL 的 3 个 CDR 共同组成 Ig 的抗原结合部位(antigen - binding site),决定着抗体的特异性,负责识别及结合抗原,从而发挥免疫效应。

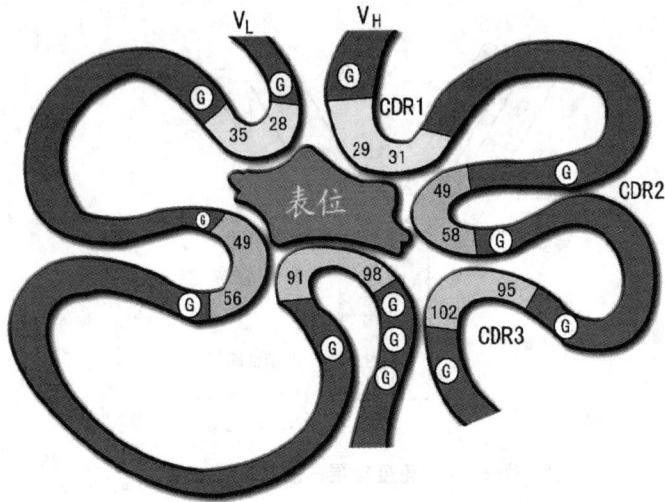

图 3 - 2 互补决定区结构模式图

(2)骨架区:在 V 区中,CDR 之外区域的氨基酸组成和排列顺序相对不易变化,称为骨架区(framework region,FR)。VH 或 VL 各有四个骨架区,分别用 FR1、FR2、FR3 和 FR4 表示。

2. 恒定区

重链和轻链的 C 区分别称为 CH 和 CL。不同型 Ig 其 CL 的长度基本一致,但不同类 Ig 其 CH 的长度不一,有的包括 CH1、CH2 和 CH3;有的包括 CH1、CH2、CH3 和 CH4。同一种属的个体,所产生针对不同抗原的同一类别 Ig,其 C 区氨基酸组成的排列顺序比较恒定,其免疫原性相同,但 V 区各异。

(三)铰链区

铰链区(hinge region)位于 CH1 与 CH2 之间。铰链区含有丰富的脯氨酸,因此易伸展弯曲,能改变两个结合抗原的 Y 形臂之间的距离,有利于两臂同时结合两个不同的抗原表位。铰链区易被木瓜蛋白酶、胃蛋白酶等水解,产生不同的水解片段。五类 Ig 或亚类的铰链区不尽相同,例如:人 IgG1、IgG2、IgG4 和 IgA 的铰链区较短,而 IgG3 和 IgD 的铰链区较长。1gM 和 IgE 无铰链区。

(四)结构域

Ig 分子的两条重链和两条轻链都可折叠为数个球形结构,称为结构域

(domain)。轻链有 VL 和 CL 两个结构域；IgG、IgA 和 IgD 重链有 VH、CH1、CH2 和 CH3 四个结构域；IgM 和 IgE 重链有五个结构域，比 IgG 多一个 CH4。各结构域的功能虽不同，但其结构相似。每个结构域约由 110 个氨基酸组成。

二、免疫球蛋白的其他成分

Ig 轻链和重链除上述基本结构外，某些类别的 Ig 还含有其他辅助成分，分别是 J 链和分泌片。

(一)J 链

J 链(joining chain)是富含半胱氨酸的多肽链，由浆细胞合成，主要功能是将单体 Ig 分子连接为多聚体。2 个 IgA 单体由 J 链相互连接形成二聚体。5 个 IgM 单体由二硫键相互连接，并通过二硫键与 J 链连接形成五聚体。IgG、IgD 和 IgE 常为单体，无 J 链。

(二)分泌片

分泌片(secretory piece，SP)又称为分泌成分(secretory component，SC)，是分泌型 IgA 分子的一个辅助成分，为一种含糖的肽链。由黏膜上皮细胞合成和分泌，以非共价形式结合于 IgA 二聚体上，使其成为分泌型 IgA(SIgA)，并一起被分泌到黏膜表面。分泌片的功能是：①保护分泌型 IgA 的铰链区免受蛋白水解酶降解；②介导 IgA 二聚体从黏膜下通过黏膜等细胞转运到黏膜表面。

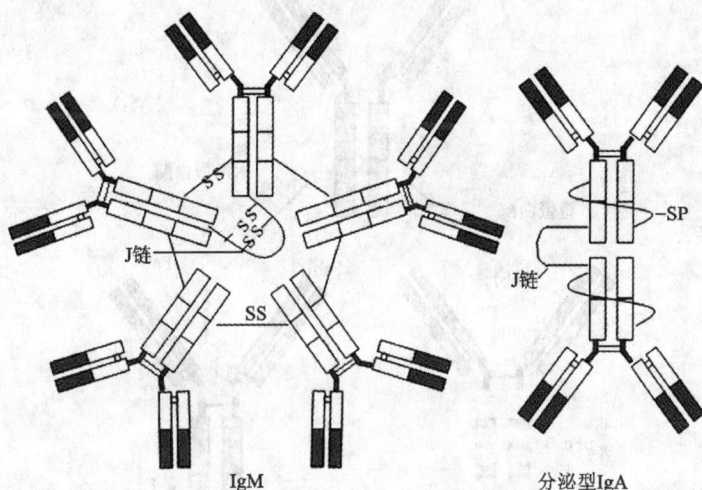

图 3 - 3　免疫球蛋白的 J 链和 SP 的作用

三、免疫球蛋白的水解片段

（一）木瓜蛋白酶（papain）水解片段

木瓜蛋白酶水解 Ig 的部位是在铰链区二硫键连接的 2 条重链的近 N 端，可将 Ig 裂解为两个完全相同的 Fab 段和一个 Fc 段（图 3－4）。Fab 段由一条完整的轻链和重链的 VH 和 CH1 结构域组成。一个 Fab 片段为单价，可与抗原结合但不形成凝集反应或沉淀反应。Fc 段相当于 IgG 的 CH2 和 CH3 结构域，Fc 无抗原结合活性，是 Ig 与效应分子或细胞相互作用的部位。

（二）胃蛋白酶（pepsin）水解片段

胃蛋白酶作用于铰链区二硫键所连接的两条重链的近 C 端，水解 Ig 后可获得一个 F(ab')$_2$ 片段和一些小片段 pFc'（图 3－4）。F(ab')$_2$ 由两个 Fab 及铰链区组成，为双价片段，可同时结合两个抗原表位，故与抗原结合可发生凝集反应和沉淀反应。pFc'最终被降解，无生物学作用。

由于 F(ab')$_2$ 片段保留了结合相应抗原的生物学活性，又避免了 Fc 段免疫原性可能引起的副作用，因而被广泛用作生物制品，如白喉抗毒素、破伤风抗毒素经胃蛋白酶消化后精制提纯的制品，因去掉 Fc 段而降低超敏反应的发生。

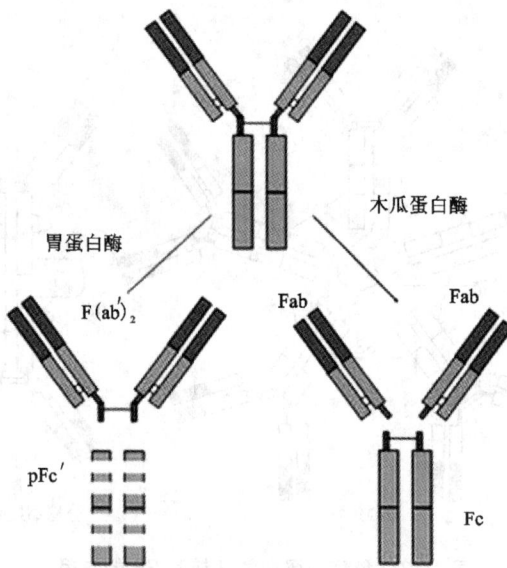

图 3－4　免疫球蛋白 IgG 水解片段

第二节 各类免疫球蛋白的特征与功能

一、免疫球蛋白 G(IgG)

IgG 多以单体形式存在,有 IgG1、IgG2、IgG3 和 IgG4 四个亚类,婴儿出生后 3 个月开始合成 IgG,5 岁时达成人水平,IgG 是血清中 Ig 的主要成分,占血清 Ig 总量的 75% ~80%,其中 IgG1 含量最多。IgG 半衰期最长,为 20 ~23 天。五类 Ig 中 IgG 是唯一能通过胎盘的抗体,对防止新生儿感染起重要作用。

IgG 在细胞外液和血清中的分布各占 50%,是机体再次体液免疫应答产生的主要抗体,大多数抗菌、抗毒素和抗病毒的抗体属于 IgG。不少自身抗体,如抗核抗体、抗甲状腺球蛋白抗体也属于 IgG。IgG 还参与 II、III 型超敏反应的发生。

IgG 某些亚类(如 IgG1、IgG2、IgG3)可通过经典途径活化补体,发挥免疫效应。IgG 以其 Fc 段与吞噬细胞和 NK 细胞表面相应受体结合,发挥调理吞噬和 ADCC 效应。IgG 的 Fc 段还能同金黄色葡萄球菌表面成分 A 蛋白(SPA)结合,再与相应特异性抗原结合,出现细菌凝集现象。

二、免疫球蛋白 M(IgM)

IgM 是初次免疫应答早期阶段中产生的主要免疫球蛋白,其分子量最大(约 900kDa),是由 5 个单体和 1 个 J 链组成的五聚体,称为巨球蛋白(macroglobulin)。IgM 占血清总免疫球蛋白的 5% ~10%。因分子量大,不易透过血管壁,80% 主要存在于血液内。IgM 缺乏者易患败血症。

在生物进化中,IgM 是最早出现的免疫球蛋白。在个体发育中,IgM 也是最早出现的免疫球蛋白,在胚胎发育晚期,胎儿就开始产生 IgM。由于母体 IgM 不能通过胎盘,若在新生儿脐血中出现针对某种病原微生物的 IgM,则表明胚胎期有相应的病原微生物感染,即宫内感染。由于 IgM 在免疫应答早期产生,加之结合补体和活化补体后可通过补体活化片段发挥调理吞噬作用的能力均较 IgG 强,因此,IgM 在机体的早期免疫防御中占有重要地位。IgM 半衰期短,仅 5.1 天,而且在感染的早期即已产生,所以检查特异性 IgM 抗体水平可用于传染病的早期诊断。天然的血型抗体属 IgM,所以输入血型不合的血液将引起严重的血管内溶血反应。

膜表面 IgM(SmIgM)是 BCR 的主要类型。成熟的 B 细胞表面可同时存在 SmIgM 和 SmIgD。当 B 细胞接受抗原刺激分化成为记忆 B 细胞时,SmIgM 可逐渐消失而被其他类型的 SmIg 所代替。

三、免疫球蛋白 A（IgA）

IgA 分血清型和分泌型。血清型 IgA 主要由肠系膜淋巴组织中的浆细胞产生，占血清抗体总量的 10% ~20%，以单体为主，分子量为 170kDa。分泌型 IgA（SIgA）主要存在于外分泌液（初乳、唾液、泪液、胃肠液、支气管分泌液等）中，由 J 链连接的双体和分泌片组成。IgA 和 J 链主要由呼吸道、胃肠道及泌尿生殖道等处黏膜固有层中的浆细胞合成，在分泌出浆细胞之前两者已连接在一起，分泌片由黏膜上皮细胞合成，当 IgA 双体分泌出浆细胞经过黏膜上皮细胞时，与分泌片结合，形成完整的 SIgA，随分泌液分布于黏膜表面。分泌型 IgA 是机体黏膜防御感染的重要因素，其作用机制：①阻抑黏附：通过与相应的病原微生物，如脊髓灰质炎病毒的结合，阻抑其吸附到易感细胞上；②中和毒素：如中和霍乱弧菌毒素和大肠埃希菌毒素等；③溶解细菌：可与溶菌酶、补体共同作用，引起细菌溶解；④免疫排除作用：对由食物摄入或空气吸入的某些抗原物质具有封闭作用，限制它们在黏膜表面，防止他们入血。IgA 不能通过胎盘，新生儿在出生后 4~6 个月血中才出现 IgA。新生儿可从母乳中获得 SIgA，以防止呼吸道或胃肠道感染。

目前发现单核吞噬细胞和中性粒细胞表面有 IgA Fc 受体，说明血清型 IgA 可发挥调理吞噬作用。

四、免疫球蛋白 D（IgD）

IgD 在血清中含量仅占免疫球蛋白总量的 1%。IgD 为单体，分子量为 175kDa，血中半衰期为 2.8 天。IgD 铰链区较长，极易被蛋白酶水解。游离 IgD 功能尚不甚清楚。

IgD 是 B 细胞的重要标志。B 细胞在分化过程中，细胞膜上先出现 SmIgM，然后出现 SmIgD，它们与抗原结合的特异性相同，都是 B 细胞的抗原受体，并在 B 细胞向浆细胞分化中起调节作用。

五、免疫球蛋白 E（IgE）

IgE 是正常人血清中含量最低的 Ig，仅占 Ig 总量的 0.002%，在个体发育中合成较晚，为单体。IgE 可通过 Fc 段与嗜碱性粒细胞和肥大细胞膜上 FcεR I 结合，引起 I 型超敏反应，故称亲细胞抗体。寄生虫感染或过敏反应发生时，局部外分泌液和血清中 IgE 水平都明显升高。有报道，IgE 可介导 ADCC 效应，对机体抗寄生虫感染具有一定意义。

表 3-1　人各类 Ig 的理化和免疫学性质比较

特性	IgG	IgM	IgA	IgD	IgE
重链	γ	μ	α	δ	ε
主要存在形式	单体	五聚体	单体、双体	单体	单体
分子量(kD)	150	970	160,400	184	188
抗原结合价	2	5~10	2,4	2	2
血清含量(mg/mL)	6~16	1.5	0.5~3	0.03	5×10^{-5}
占血清 Ig 总量(%)	75~80	10	10~20	<1	<0.002
血管内分布(%)	50	80	50	75	50
外分泌液中	-	±	+		+
半衰期(日)	20~21 (IgG3 为 7)	10	6	3	2
开始合成时间	出生后 3 个月	胚胎后期	出生后 4~6 个月	任何时间	较晚
血清含量达到正常成人水平的年龄	5 岁	6 个月 至 1 岁	4~12 岁	-	-
通过胎盘	+	-	-	-	-
经典途径活化补体	++ (IgG4 除外)	+++	-	-	-
替代途径活化补体	-	-	+	-	-
结合吞噬细胞	+++ (IgG1, IgG3)	±	+	-	+
结合嗜碱性粒细胞和肥大细胞	-	-	-	-	+++
结合 SPA	+	-	-	-	-

第三节　免疫球蛋白的生物学活性

Ig 的生物学活性是以其分子结构为基础的，是由 Ig 的各功能区特点所决定的。

一、特异性结合抗原

抗体与抗原结合的特异性是由 Ig V 区的氨基酸组成与空间构型所决定。抗体与相应抗原表位立体构型相吻合,即 V 区与抗原表位互补,在静电吸引下发生结合。抗原抗体结合后,引起 Ig 的 Fc 段变构,从而产生其他的生物学活性。

二、激活补体

当抗体(IgG1 ~ IgG3 与 IgM)与相应抗原特异性结合后,抗体发生变构,CH 区上补体结合位点暴露,补体成分 C1q 与之结合,从而启动补体经典途径活化。聚合的 IgA 和 IgG4 可通过旁路途径激活补体系统。

三、与细胞表面 Fc 受体结合

Ig 可通过其 Fc 段与多种细胞表面的 Fc 受体结合,产生免疫效应。IgE 的 Fc 段与肥大细胞、嗜碱性粒细胞表面 Fc 受体(FcεR)结合,引起 I 型超敏反应。IgG 的 Fc 段与 NK 细胞、中性粒细胞、巨噬细胞等细胞表面 Fc 受体(FcγR)结合引发抗体依赖性细胞介导的细胞毒作用(ADCC)。IgG 的 Fc 段与中性粒细胞、巨噬细胞表面 Fc 受体(FcγR)结合,可增强调理吞噬作用。IgA 也具有调理作用。

四、通过胎盘和黏膜

在人类,IgG 是唯一能从母体通过胎盘转移到胎儿体内的 Ig。IgG 通过胎盘的作用是一种重要的自然被动免疫,对于新生儿抗感染具有重要作用。分泌型 IgA 可经黏膜上皮细胞进入消化道和呼吸道黏膜,发挥局部免疫作用。

五、免疫调节

抗体对免疫应答有正负调节作用(见免疫应答)。免疫球蛋白的生物学活性与其分子结构密切相关,主要体现于 Fab 段和 Fc 段。

第四节　免疫球蛋白的异质性

Ig 本身又可作为一种抗原,能激发机体产生特异性免疫应答。Ig 有三类不同抗原表位:①同种型(isotype):同一种属所有个体的 Ig 所共有的抗原表位,存在于 Ig 的 C 区,为种属性标志。可以在不同种属的机体中产生抗同种型抗体。②同种异型(allotype)：同一种属不同个体之间有不同的抗原表位，主要存在于 Ig 的 CH1 区，为个体型标志。可以在不同个体中产生抗同种异型抗体。③独特型(idiotype, Id)：指同一个体中各种不同的 Ig 所特有的抗原表位，存在于 Ig 的 V 区。Id 可以在机体内刺激产生抗独特型抗体。

第五节 人工制备抗体的类型

一、多克隆抗体

天然抗原具备多个表位，每一种表位均可刺激机体的一个特异性 B 细胞克隆产生一种特异性抗体。传统制备抗体的方法是用包含多种抗原表位的抗原免疫动物，获取的动物免疫血清实际上是多种抗体的混合物——多克隆抗体(polyclonal antibody, PcAb)。

PcAb 作用全面，具有中和抗原、免疫调理、ADCC 等作用。但由于均一性较差，往往呈现反应的不稳定性和交叉反应。

二、单克隆抗体

单克隆抗体(monoclonal antibody, McAb)是由识别同一抗原表位的 B 细胞克隆产生的同源抗体。1975 年，Koehler 和 Milstein 采用细胞融合技术将小鼠免疫脾(B)细胞与小鼠骨髓瘤细胞融合，形成杂交瘤细胞。这种杂交瘤细胞既保存了骨髓瘤细胞无限繁殖的特性，又具有 B 细胞合成和分泌特异性抗体的能力，然后运用有限稀释法等技术从杂交瘤细胞中挑选出能稳定分泌特异性抗体的单个细胞，进一步促进其增殖成为一个细胞克隆，分泌出均一性的 McAb。杂交瘤技术的建立不仅使人们生产大量、均一 McAb 的愿望成为了现实，而且为抗体生成理论和抗体遗传控制的研究提供了有效手段。

McAb 具有纯度高、特异性强、效价高、可大量生产等优点，已被广泛应用于生物医学各领域。

三、基因工程抗体

由基因重组技术制备的抗体称为基因工程抗体(gene engineering antibody, GeAb)，也称第三代人工抗体。其原理是由 B 细胞获得编码抗体的基因，或以聚合酶链反应(polymerase chain reaction, PCR)体外扩增抗体基因片段，经体外 DNA 重组后转化受体细胞，使其表达特定抗体。目前已成功表达的基因工程抗体有：①嵌合抗体，是将小鼠抗体的可变区基因与人抗体的恒定区基因连接，构建人－鼠嵌合的轻重链基因，转染至骨髓瘤细胞并使其表达。这种抗体由于减少了鼠源成分，降低了免疫原性。②重构抗体，是将人抗体的可变区中互补决定区（CDR）序列，用鼠源性单克隆抗体的 CDR 序列取代，产生的抗体称为 CDR 移植抗体，也称改型抗体或人源化抗体。这种抗体中鼠源性部分只占很小比例，免疫原性可基本消除。③单链抗体，应用不同的连接肽将两个抗体可变区连接成一条多肽链，称为单链抗体（single chain antibody，SCA）或单链 Fv（sFv）。此抗体分子很小，穿透力很强，易进入局部组织发挥作用。④完全人源抗体：将小鼠 Ig 基因敲除，转染以人 Ig 编码基因，以抗原刺激，使小鼠产生人抗体，再经杂交瘤技术，产生大量完全人源抗体。⑤重组噬菌体抗体（recombinant phage antibody）：是近年以重组噬菌体展示系统制备的 GeAb。

〔复习思考题〕

1. 试述 Ig 的基本结构和生物学活性。
2. 简述 IgM 的特性和功能。
3. 简述 IgG 的特性和功能。
4. 何为单克隆抗体，有何特点？

第四章 补体系统

第一节 概 述

补体(complement，C)是存在于正常人或动物血清中的一组与免疫相关并具有酶活性的球蛋白。早在 19 世纪末，Charles Bordet 即证实，在特异性抗体存在下，新鲜血清中含有一类能引起细菌或红细胞溶解、对热不稳定的成分，这类成分能协助和补充特异性抗体介导的免疫溶菌、溶血作用，故称为补体。目前已知补体是由近 40 种可溶性蛋白和膜结合蛋白组成的多分子系统，故称为补体系统(complement system)。在正常生理情况下，多数补体成分以非活化形式存在。在补体系统激活过程中，可产生多种生物活性物质，引起一系列生物学效应，参与机体的抗微生物防御反应，扩大体液免疫效应，调节免疫应答。同时，也可介导炎症反应，导致组织损伤。

一、补体系统的组成

补体系统的蛋白按其功能不同分为 3 组。

1. 补体固有成分(complement component)

指参与多种补体活化途径的蛋白成分。包括：经典激活途径的 C1q、C1r、C1s、C2、C4；旁路激活途径的 B 因子、D 因子；甘露糖结合凝集素(MBL)激活途径的 MBL、MBL 相关的丝氨酸蛋白酶(MBL associated rotease，MASP)；补体活化的共同组分 C3、C5、C6、C7、C8、C9。

2. 补体调节蛋白(complement regulatory proteins)

指以可溶性或膜结合形式存在，参与调节补体活化和效应的一类蛋白分子。包括：血浆中备解素(properdin，P 因子)、H 因子、I 因子、C1 抑制物(C1INH)、C4bp 等；存在于细胞膜表面的衰变加速因子(DAF，CD55)、膜辅助蛋白(MCP，CD46)、CD59 等。

3. 补体受体(complement receptor)

指存在于不同细胞膜表面的，能与补体激活过程中形成的活性片段相结合，介导多种生物效应的受体分子。例如：CR1、CR2、CR3、CR4、CR5、C3a/4aR、C5aR 等。

二、补体系统的命名原则

国际学术界形成的补体系统的统一命名原则是：①参与经典途径的固有成分以符号"C"表示，按其发现的顺序分别称为 C1，C2，…C9，其中 C1 由 C1q、C1r 和 C1s 三个亚单位组成。②补体系统其他成分以英文大写字母表示，如 B 因子、D 因子、P 因子。③调节蛋白以功能命名，如 C1INH 等。④补体成分的裂解片段，一般在该成分的符号后附加小写字母表示，如 C3a、C3b，小片段用 a，大片段用 b。有酶活性的在其上加一横线，如 $\overline{C4b2b}$、$\overline{C3bBb}$；灭活的补体片段，在其前加字母"i"表示，如 iC3b。

三、补体成分的理化特性

补体系统各成分的化学组成均为糖蛋白，多数为 β 球蛋白，少数几种属 α 或 γ 球蛋白，分子量在 25～390 kD 之间。补体在血清中的含量约为 4 g/L。人类胚胎发育早期即可合成补体各成分，出生后 3～6 个月达到成人水平。某些补体成分(如 C1、C2、C5、C8)性质极不稳定，加热 56℃ 30 分钟即被灭活，在室温下会很快失活，在 0～10℃ 中活性仅能保持 3～4 天，故补体应保存在 −20℃ 以下，冷冻干燥后能较长时间保存。许多理化因素如机械震荡、紫外线照射、强酸、强碱、乙醇及蛋白酶等均可使补体失活。

第二节　补体系统的激活

生理情况下补体系统各成分以类似于酶原的非活性状态存在，只有在某些活化物的作用下，或在特定的某些固相物质表面上，补体各成分才依次被激活。补体的激活途径有三条，即经典途径(classical pathway)、MBL 途径、旁路途径(alternative pathway)。

一、经典激活途径

经典激活途径(classical pathway)指主要由 C1q 与激活物结合后，顺序活化 C1r、C1s、C4、C2、C3，形成 C3 转化酶($\overline{C4b2b}$)与 C5 转化酶($\overline{C4b2b3b}$)的级联酶促反应过程。

(一)激活物与激活条件

抗原、抗体形成的免疫复合物(immune complex)是经典途径的激活物。当抗体与抗原或细胞表面抗原结合后，免疫球蛋白的 Fc 段发生构象改变，C1q 才能与 Fc 段的补体结合点接近并结合，从而触发激活过程。触发 C1 活化的条件为：①C1 与 IgM 的 CH3 区或某些 IgG 亚类（IgG1、IgG2、IgG3）的 CH2 区结合才能活化。②每一个 C1q 分子须同时与 2 个以上免疫球蛋白的 Fc 段结合。由于 IgG 分子为单体，与抗原结合时需要 2 个相邻的 IgG 分子共同与 C1q 桥联，才能使 C1 活化；IgM 为五聚体，可提供 5 个 Fc 段的补体结合位点，故一个 IgM 分子与抗原结合即可有效启动经典途径。

（二）激活过程

经典途径激活过程分为识别、活化和攻膜 3 个阶段。

1.识别阶段

即 C1 识别免疫复合物而活化的阶段。C1 是由 1 个 C1q 分子、2 个 C1r 分子和 2 个 C1s 分子借 Ca^{2+} 连接而成的大分子复合物。C1 的 3 个亚单位各司其职：C1q 起识别作用，C1r 和 C1s 发挥催化作用。C1q 分子的头部由 6 个相同的花蕾状亚单位组成，其羧基端为球形结构，呈辐射状排列，是 C1q 与免疫球蛋白 Fc 段结合的部位。结合 Fc 段后的 C1q 分子发生构象改变，使 C1r 活化并进而激活 C1s，形成具有丝氨酸蛋白酶活性的 C1 复合物（图 4 – 1）。

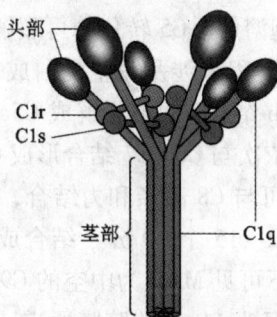

图 4 – 1　C1 复合物的结构

2.活化阶段

即 C3 转化酶和 C5 转化酶形成阶段。在 Mg^{2+} 存在条件下，C1 可裂解 C4 产生 C4a 和 C4b 两个片段。C4a 游离于液相；C4b 可与邻近细胞表面或免疫复合物结合，形成固相 C4b。C2 对固相 C4b 有较高亲和力，能与之结合，继而被 C1 裂解为 C2a 和 C2b。C2a 游离于液相，C2b 与固相 C4b 结合，形成稳定的 C4b2b 复合物，此即经典途径的 C3 转化酶。在 C3 转化酶作用下，C3 被裂解为两个片段：C3a 游离于液相；C3b 与 C4b2b 结合，形成 C4b2b3b 复合物，即 C5 转化酶（图 4 – 2）。

抗原抗体复合物

$$C1qrs \longrightarrow \overline{C1qrs}$$

$$C4 \longrightarrow C4b \xrightarrow{C2} C4b2 \longrightarrow \overline{C4b2b} \text{（经典途径C3转化酶）} \longrightarrow$$

C4a

C2a

C3

C3a

C3b

$$\overline{C4b2b3b}$$
（经典途径C5转化酶）

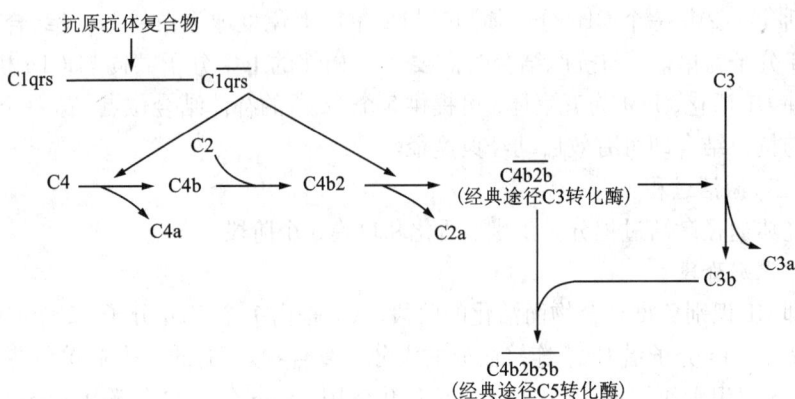

图 4 – 2　经典激活途径

3. 攻膜阶段

即补体活化的末端效应阶段。此阶段形成攻膜复合物(membrane attack complex, MAC)，导致靶细胞溶解。C5 转化酶可裂解 C5，这是补体级联反应中最后一个酶促步骤。此后的过程只涉及完整蛋白成分的结合与聚合。C5 与细胞表面的 C5 转化酶中的 C3b 结合，并被裂解成 C5a 和 C5b，C5a 游离于液相；C5b 则结合在细胞表面，可依次与 C6、C7 结合形成 C5b67 复合物，该复合物插入靶细胞膜脂质双层中，并可与 C8 高亲和力结合，C5b678 复合物可牢固附着于细胞表面。C5b678 可与 12 ~ 15 个 C9 分子结合成 C5b6789 大分子攻膜复合物(MAC)(图 4 – 3)。电镜下可见 MAC 为中空的 C9 聚合体，MAC 插入靶细胞的脂质双层膜，形成一个内径为 11nm 的跨膜通道。该孔道允许可溶性小分子和离子等从胞内逸出，而蛋白类大分子则难以从胞内逸出，导致胞内渗透压发生改变，使大量水分子内流，最终导致细胞肿胀并破裂。此外，MAC 嵌入靶细胞膜可使胞外 Ca^{2+} 向胞内被动弥散达致死量，从而导致不依赖渗透作用的细胞死亡。

二、MBL 激活途径

MBL 途径是由血浆中甘露糖结合的凝集素(MBL)与细菌甘露糖残基、丝氨酸蛋白酶结合启动的补体激活途径，其激活过程与经典激活途径基本类似(图 4 – 4)。

在病原微生物感染早期，体内巨噬细胞和中性粒细胞可产生 TNF – α、IL – 1 和 IL – 6 等细胞因子，导致机体发生急性期反应，并诱导肝细胞合成并分

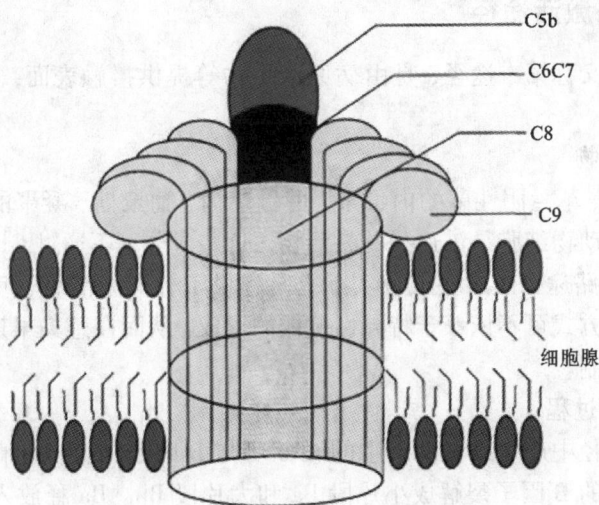

图 4 - 3　攻膜复合物结构模式图

泌急性期蛋白，其中参与补体激活的有 MBL 和 C 反应蛋白。MBL 是一种钙依赖性糖结合蛋白，结构与 C1q 类似。MBL 首先与病原微生物的糖类配体结合，随后构象发生改变，激活与之相连的 MBL 相关的丝氨酸蛋白酶（MBL associated serine protease，MASP）。MASP 与活化的 C1q 具有相似的生物学活性，可水解 C4 和 C2 分子，继而形成 C3 转化酶，其后的反应过程与经典激活途径相同。

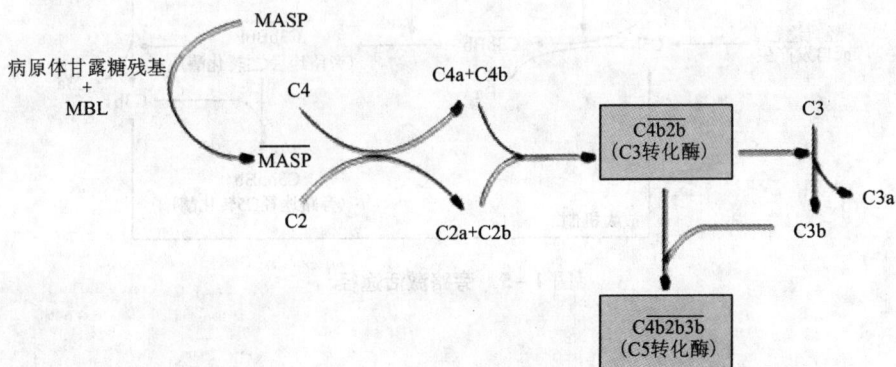

图 4 - 4　MBL 激活途径

三、旁路激活途径

旁路途径又称第二途径，是由病原微生物等提供接触表面，从 C3 开始激活的途径。

（一）激活物

某些细菌、革兰阴性菌的内毒素、酵母多糖、葡聚糖、凝聚的 IgA 和 IgG4 以及其他哺乳动物细胞是该途径的激活物。这些成分可不通过 C1q 的活化，而直接"激活"旁路途径。这些成分实际上是提供了补体激活级联反应的接触表面。这种激活方式可不依赖于特异性抗体的形成，从而在感染早期为机体提供有效的防御机制。

（二）激活过程

在经典途径中产生或自发产生的 C3b 可与 B 因子结合；血清中 D 因子继而将结合状态的 B 因子裂解成小片段 Ba 和大片段 Bb。Ba 释放入液相，Bb 仍附着于 C3b，所形成的 $\overline{C3bBb}$ 复合物即旁路途径 C3 转化酶（其中的 Bb 片段具有蛋白酶活性，可裂解 C3）。$\overline{C3bBb}$ 极不稳定，可被迅速降解。血清中备解素（properdin，P 因子）可与 $\overline{C3bBb}$ 结合，并使之稳定。C3 转化酶水解 C3 生成 C3a 和 C3b，后者沉积于颗粒表面并与 $\overline{C3bBb}$ 结合形成 $\overline{C3bBb3b}$（或称 $\overline{C3bnBb}$），该复合物即旁路途径 C5 转化酶，其功能与经典途径的 C5 转化酶 $\overline{C4b2b3b}$ 类似，能够裂解 C5，引起相同的末端效应（图 4-4）。

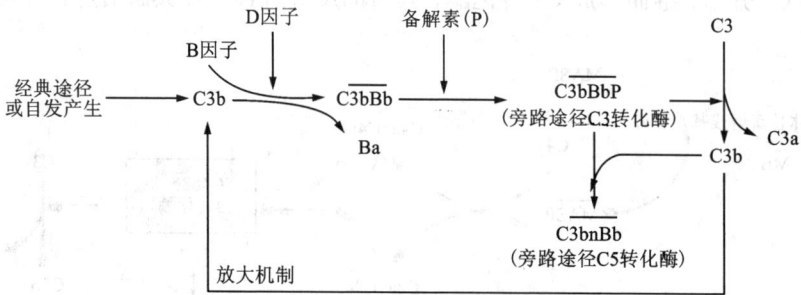

图 4-5　旁路激活途径

四、三条补体激活途径的比较

三条补体激活途径的比较见表 4-1。

表 4-1 三条补体激活途径比较

项 目	经典激活途径	旁路激活途径	MBL 激活途径
激活物质	抗原-抗体（IgM、IgG1、IgG2、IgG3）复合物	细菌脂多糖、酵母多糖、凝聚 IgA	含糖基的病原微生物
起始分子	C1	C3	C4、C2
参与的补体成分	C1~C9	C3、C5~C9、B 因子、D 因子	C2~C9、MASP
C3 转化酶	$\overline{C4b2b}$	$\overline{C3bBb}$	$\overline{C4b2b}$
C5 转化酶	$\overline{C4b2b3b}$	$\overline{C3bnBb}$	$\overline{C4b2b3b}$
生物学作用	参与适应性免疫的效应阶段，感染后期发挥作用	参与固有免疫的效应阶段，感染早期发挥作用	参与固有免疫的效应阶段，感染早期发挥作用

第三节 补体系统激活的调控

补体系统的激活反应在体内受到一系列调节机制的严格控制，以保持补体系统激活与灭活的动态平衡，防止补体成分过度消耗和对自身组织的损伤。这是机体自身稳定功能的主要表现之一。补体系统激活的调控可通过补体自身衰变以及体液中和细胞膜上存在的各种调节因子来实现。当这些调节因子缺陷时，就会引起相应的临床病症。

一、自行衰变调节

某些补体成分的裂解产物极不稳定，易于自行衰变，成为补体激活过程中的一种自控机制。例如 $\overline{C4b2b}$ 复合物中的 C2b 自行衰变即可使 $\overline{C4b2b}$ 不再能持续激活 C3，从而限制了后续补体成分的连锁反应。C5b 也易于自行衰变，影响到 C6~C9 与细胞膜的结合。

二、调节因子的作用

(一)经典途径的调节

1. C1 抑制物

C1 抑制物（C1 inhibitor，C1INH）可与 C1 不可逆地结合，使后者失去酯酶活性，不能裂解 C4 和 C2 形成 C $\overline{4b2b}$（C3 转化酶），从而阻断或削弱后续补体成分的反应。

2．抑制 C3 转化酶形成的调节蛋白

①C4 结合蛋白：C4 结合蛋白（C4 binding protein，C4bp）能竞争性地抑制 C4b 与 C2b 结合，因此能抑制 C $\overline{4b2b}$（C3 转化酶）的形成。此外，它还是 I 因子的配基，促进 I 因子对 C4b 的水解。②I 因子：I 因子又称 C3b 灭活因子，能裂解 C3b，使其成为无活性的 iC3b。因而使 C $\overline{4b2b}$ 和 C $\overline{3bBb}$ 不能与与 C3b 结合形成 C5 转化酶。③膜辅助蛋白（membrane cofactor protein，MCP）：MCP 表达于白细胞、上皮细胞和成纤维细胞膜表面，它是 I 因子的配基，辅助裂解 C3b 和 C4b，但它不能使 C $\overline{4b2b}$ 解离。④衰变加速因子（decay accelerating factor，DAF）：DAF 表达于所有外周血细胞、内皮细胞和各种黏膜上皮细胞表面，它同 C2 竞争与 C4b 结合，从而抑制C $\overline{4b2b}$的形成并能促进其分解。

（二）替代途径的调节

1．抑制替代途径 C3 转化酶的组装

H 因子可与 B 因子或 Bb 竞争结合 C3b，促进 I 因子灭活 C3b。另外 CRl 和 DAF 也可竞争性抑制 B 因子与 C3b 结合。这些作用均干扰替代途径 C3 转化酶的组装。

2．抑制替代途径 C3 转化酶的形成

I 因子裂解 C3b 产生 iC3b；H 因子、CRl 和 MCP 均可作为辅助因子，促进 I 因子裂解 C3b 的作用，CRl 和 MCP 还可增强膜结合 C3b 与 H 因子的亲和力。这些调节机制均能降低 C3bBb 复合物的形成。

3．促进已形成的 C3 转化酶解离

CRl 和 DAF 可促进 Bb 从已形成的替代途径 C3 转化酶中解离。

4．对替代途径的正向调节作用

如在经典途径激活中产生的 C3b 可激活替代途径，生成 C $\overline{3bBb}$ 和 C $\overline{3bBb3b}$，备解素与 C $\overline{3bBb}$的结合可起到稳定作用，延缓其衰变。

三、自身细胞的保护作用

除前面述及的 MCP、CRl、DAF 对自身细胞的保护外，还有 S 蛋白和 C8 结合蛋白的保护作用。①S 蛋白能干扰 C5b67 与细胞膜结合，C5b67 虽能与 C8、C9 结合，这种复合体不与细胞膜结合，就不会使细胞裂解。②C8 结合蛋白又称同源性限制因子，C5b6 与 C7 结合形成 C5b67，该复合体可插入细胞膜的双层结构中，但两者结合之前可在体液中自由流动，因此，C5b67 也可结合在自身的细胞膜上，引起补体激活部位的临近自身细胞的裂解。C8 结合蛋白和

CD59 分子都表现出同源限制的作用，即一旦 C5b67 与自身细胞结合，它们可阻止 C5b678 中的 C8 与 C9 结合，有效地抑制攻膜复合体的形成，保护补体激活部位邻近细胞不受裂解。

第四节　补体系统的生物学活性

在补体系统激活过程中，可产生多种补体成分的复合物和游离的补体裂解片断，介导多种生物功能。

一、溶解靶细胞

补体系统激活后能溶解多种靶细胞，包括红细胞、白细胞、血小板、细菌、支原体、具有包膜的病毒和某些肿瘤细胞等。在经典途径中，靶细胞由特异性抗体选择；在替代途径中，靶细胞由其表面化学组成决定。例如，革兰阳性菌对补体溶解的敏感性明显低于革兰阴性菌，可能是由于此类细菌细胞壁缺少脂质双层的外膜、无补体受体所致。补体系统的溶解活性是机体抗感染机制之一。如果靶细胞是自身细胞，则可损伤自身组织，临床上所见的因药物或血型不符的输血引起的免疫性溶血，就是补体溶解红细胞所致。

二、调理作用

补体裂解产物（C3b、C4b）与细胞或其他颗粒性物质结合，可促进吞噬细胞对其吞噬，称为补体的调理作用（opsonization）。C3b 的氨基端可与靶细胞结合，羧基端可与带有 C3b 受体的吞噬细胞结合。这样，C3b 在靶细胞（或免疫复合物）和吞噬细胞间作为桥梁使两者连接起来，从而促进吞噬作用。补体成分 C3b、C4b、iC3b 均有调理作用。

三、免疫黏附作用

免疫黏附（immune adherence）是指抗原抗体复合物激活补体后，可通过 C3b 或 C4b 黏附于具有 CR1 的红细胞、血小板或某些淋巴细胞上，形成较大的聚合物，易被吞噬细胞吞噬和清除。

四、清除免疫复合物作用

补体成分的存在，可减少免疫复合物的产生，并能使已生成的复合物溶解，发挥自我稳定作用，借以避免因免疫复合物过度生成和沉积所造成的组织损伤。已经证实，C3b 可嵌入免疫复合物的网格结构，与 Ig 分子结合，致使抗体与抗原之间的亲和力降低，复合物中的一部分抗原与抗体分离，导致复合物变小，易于排出和降解。

五、中和及溶解病毒作用

病毒与相应抗体结合后可激活补体，阻止病毒对易感细胞的吸附，此作用称为中和作用。其机制可能是直接溶解有包膜的病毒，阻止病毒对易感细胞的吸附和穿入；或干扰病毒在细胞中增殖。近年发现，某些病毒可不依赖抗体的参与，而能被灵长类动物新鲜血清所溶解，这种病毒溶解现象与病毒包膜上存在 C1 特异性受体有关。

六、炎症介质作用

1. 激肽样作用

C2 裂解所产生的小分子片段 C2b 能增加血管通透性，引起炎症性充血，故称为补体激肽。遗传性血管神经性水肿症即因先天缺乏 C1INH，血中 C2b 增高而导致水肿。

2. 过敏毒素作用

C3a、C5a 可使肥大细胞、嗜碱性粒细胞释放组胺、白三烯及前列腺素等介质，有增加毛细血管通透性，引起血管扩张、平滑肌痉挛、局部水肿等作用。它们的过敏毒素作用可被抗组胺药物所阻断。

3. 趋化作用

C3a、C5a 和 C5b67 有趋化因子的活性，能吸引中性粒细胞和单核 – 巨噬细胞等向炎症部位聚集，发挥吞噬作用，增强炎症反应。

七、免疫调节作用

补体成分经细胞膜 CR 的介导可与多种免疫细胞相互作用，产生对免疫细胞乃至免疫应答过程的调节。例如，C3 可参与 APC 捕捉、固定抗原的过程，间接增强抗原提呈；补体活化后形成的 C3d 可通过参与 BCR 共受体复合物而辅助激活 B 细胞；C3b 与 B 细胞表面 CR 结合，可促进 B 细胞增殖、分化为浆细胞；杀伤细胞与 C3b 结合后可增强对靶细胞的 ADCC 作用。

补体系统主要成分及其裂解产物的生物活性见表 4 – 2。

表4-2 补体成分及其裂解产物的生物活性

补体成分或裂解产物	生物活性	作用机制
C1~C9	溶细胞作用	MAC嵌入细胞膜的磷脂双层结构中,使细胞膜穿孔,细胞内容物渗漏
C3b、C4b、iC3b	调理作用	与细菌或细胞结合,使之易于被吞噬细胞吞噬
C3b	免疫黏附	与免疫复合物结合后黏附于红细胞或血小板,使免疫复合物易被吞噬
C1q、C4	中和、溶解病毒	与某些RNA肿瘤病毒直接结合
C2b	补体激肽	增强血管通透性
C3a、C5a、C4a	过敏毒素	与肥大细胞或嗜碱性粒细胞结合,释放组胺等介质,使毛细血管扩张
C3a、C5a、C567	趋化因子	借其梯度浓度吸引中性粒细胞及单核巨噬细胞

〔复习思考题〕

1. 试比较补体三条激活途径的异同点。
2. 试述补体的理化特性。
3. 试述补体系统的生物学作用。

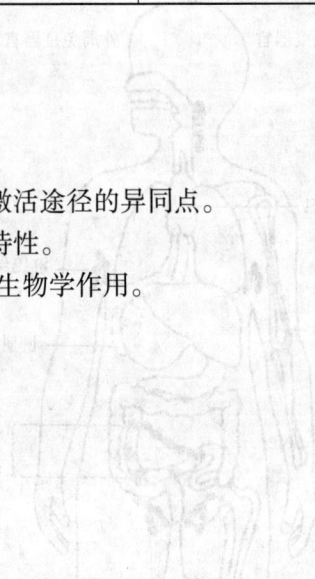

第五章　免疫系统

免疫系统(immune system)是机体执行免疫应答及实现免疫功能的一个重要系统。由免疫器官与组织、免疫细胞和免疫分子组成。

第一节　免疫器官与组织

免疫器官与组织是免疫系统的重要组成部分,是产生免疫细胞和发生免疫应答的场所。免疫器官按其发生和功能不同,可分为中枢免疫器官和外周免疫器官(图5－1)。

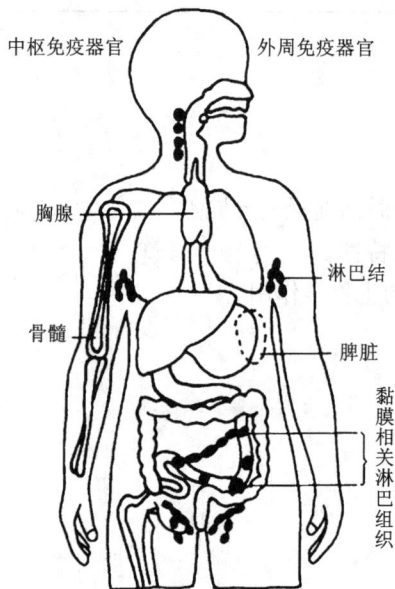

中枢免疫器官　　　　　外周免疫器官

胸腺

骨髓

淋巴结

脾脏

黏膜相关淋巴组织

图5－1　中枢免疫器官与外周免疫器官的分布

一、中枢免疫器官

中枢免疫器官(central immune organ)或称初级淋巴器官,是免疫细胞产生、分化、成熟的场所，并对外周免疫器官的发育起主导作用。人或其他哺乳类动物的中枢免疫器官包括骨髓和胸腺，禽类还有腔上囊(法氏囊)。

(一)胸腺

胸腺(thymus)位于胸骨后，分左右两叶，其表面有结缔组织形成的被膜，被膜伸入将胸腺实质分隔成若干小叶，小叶的外层为皮质(outex)，内层为髓质(medulla)。皮－髓质交界处含有大量血管。胸腺的功能主要有：

1. T淋巴细胞分化发育的主要场所

从骨髓迁入的淋巴样干细胞，在与独特的胸腺微环境基质细胞(TSC)的相互作用下，经过复杂的分化发育过程，最终成为功能性 CD4$^+$T 细胞及 CD8$^+$T 细胞而输出胸腺，定位于外周淋巴器官及组织。如果胸腺细胞发育异常，不能产生功能性 T 细胞，动物或人出生后则无 T 细胞免疫。

2. 免疫调节

胸腺具有重要的免疫调节作用。首先，多种胸腺基质细胞表面表达 MHC 分子，如皮质中的巨噬细胞、上皮细胞和树突状细胞均高表达 MHC Ⅱ类分子；髓质上皮细胞和 DC 表达 MHC Ⅰ、Ⅱ类分子；髓质巨噬细胞高表达 MHC Ⅰ类分子。胸腺中未成熟胸腺细胞与基质细胞表面 MHC 分子的相互作用对 T 细胞的成熟起重要作用。其次，胸腺基质细胞可分泌胸腺激素和多种细胞因子，不仅能促进 T 细胞分化成熟，对外周免疫器官和免疫细胞也具有调节作用。

3. 建立自身耐受及维持免疫自稳

T 细胞在胸腺内发育过程中，自身反应性 T 细胞通过抗原受体(TCR)与胸腺基质细胞表面表达的自身抗原肽－MHC 复合物呈高亲和力结合，引发阴性选择，自身反应性 T 细胞被消除或抑制，形成对自身抗原的耐受性。胸腺功能障碍时，TCR 基因重排异常，不能消除(或抑制)自身反应性 T 细胞克隆，表现为自身耐受中止，可能导致自身免疫病的发生。

(二)骨髓

骨髓(bone marrow)是人和其他哺乳动物的造血器官，也是各种免疫细胞的发源地。

骨髓位于骨髓腔中，分为红骨髓和黄骨髓，骨髓的功能主要有：

1. 各类血细胞和免疫细胞发生的场所

骨髓含有分化潜力强大的多能干细胞，它们可在某些因素作用下分化为不同的造血祖细胞，进而再分化为形态和功能不同的髓样干细胞和淋巴样干细胞。前者发育为红细胞系、粒细胞系、单核/巨噬细胞系和巨核细胞系等；后者发育成淋巴细胞系。另外，这两者可能都是树突状细胞的前体细胞。

2. B 细胞分化发育的场所

在胚胎期，B 细胞分化部位是胚肝；出生后至成年期，B 细胞仅在骨髓内发育成熟。如同 T 细胞在胸腺中的经历，B 细胞分化成熟过程中也需要基质细胞和细胞因子的参与，并伴随表面标志的变化。另外，非 T 非 B 的第三类淋巴细胞前体也在骨髓内增生、分化、成熟。

3. 再次体液免疫应答发生的场所

当抗原再次进入机体后，外周免疫器官内的记忆性 B 细胞经抗原刺激活化后，经淋巴液或血液迁移至骨髓，进一步分化为成熟浆细胞，并产生抗体（主要是 IgG，其次为 IgA），然后释放至血液循环。外周免疫器官发生的再次应答，产生抗体的速度快，但持续时间短；而骨髓可缓慢、持久地产生大量抗体，是血清抗体的主要来源。

二、外周免疫器官

外周免疫器官又称次级免疫器官（secondary immune organ），是成熟淋巴细胞定居的场所，也是这些淋巴细胞对外来抗原产生免疫应答的主要部位。外周免疫器官包括淋巴结、脾脏和黏膜相关淋巴组织。

（一）淋巴结

淋巴结（lymph node）广泛存在于全身非黏膜部位的淋巴通道上。淋巴结表面覆盖有结缔组织形成的被膜，淋巴结的实质分为皮质区和髓质区两个部分。皮质区有浅皮质区和深皮质区。靠近被膜下的为浅皮质区，是 B 细胞定居的场所，称非胸腺依赖区（thymus-independent area）。浅皮质区与髓质之间的深皮质区又称副皮质区，是 T 细胞定居的场所，称为胸腺依赖区（thymus-dependent area）。淋巴结的功能主要有：

1. 成熟 T、B 淋巴细胞定居的场所

T 细胞主要分布于副皮质区，而 B 细胞主要分布于浅皮质区，在髓质部分均有 T、B 细胞的分布。淋巴结内的淋巴细胞约 75% 为 T 细胞，25% 为 B 细胞。

2. 免疫应答发生的场所

巨噬细胞和树突状细胞等在周围组织中摄取抗原后可迁移至淋巴结，并将加工处理过的抗原肽提呈给 T 细胞，使其活化、增殖、分化为效应 T 细胞。淋巴结中的 B 细胞可识别和结合游离的或被滤泡树突状细胞捕获的抗原，通过 T－B 细胞的协同作用，B 细胞增殖、分化为浆细胞，并分泌抗体。淋巴结是免疫应答发生的主要场所之一。

3. 参与淋巴细胞的再循环

淋巴结中的淋巴细胞由淋巴结的输出淋巴管经胸导管进入血流，血流中的淋巴细胞再经皮质深区毛细血管后小静脉进入淋巴结实质,从而保持淋巴细胞在周身的循环,增加淋巴细胞与相应抗原的接触机会,有利于发挥免疫应答作用。

4. 过滤作用

侵入机体的病原微生物、毒素或其他有害异物,通常随组织淋巴液进入局部淋巴结。淋巴结中的巨噬细胞吞噬、清除抗原性异物,从而发挥过滤作用。

(二)脾脏

脾脏(spleen)是体内最大的淋巴器官。脾脏外有结缔组织被膜。脾脏实质分为白髓和红髓两部分。白髓由动脉周围淋巴鞘、淋巴滤泡和边缘区组成。动脉周围淋巴鞘为 T 细胞聚居区。淋巴滤泡为 B 细胞聚居区,受到抗原刺激后形成生发中心。红髓分为髓索和髓窦。髓索主要含 B 细胞、浆细胞、树突状细胞和巨噬细胞等。髓索围成无数髓窦,窦内为循环的血液,髓索内的巨噬细胞和树突状细胞可捕捉、吞噬、加工、提呈血液中的病原体等抗原。脾脏的功能主要有:

1. T 细胞和 B 细胞定居的场所

脾是各种成熟淋巴细胞定居的场所。B 细胞约占脾淋巴细胞总数的 60%,T 细胞约占 40%。

2. 免疫应答发生的场所

脾是机体对血源性抗原产生免疫应答的主要场所。血液中的病原体等抗原性异物经血液循环进入脾,可刺激 T 细胞、B 细胞活化、增殖,产生免疫应答。脾是体内产生抗体的主要器官。

3. 合成某些生物活性物质

脾可合成并分泌某些重要生物活性物质如补体、干扰素等。

4. 过滤作用

脾内的巨噬细胞和网状内皮细胞均有较强的吞噬作用,可清除血液中的病原体、衰老的红细胞、白细胞、免疫复合物等,从而发挥过滤作用。

附:黏膜相关淋巴组织

黏膜相关淋巴组织(mucosal - associated lymphoid tissue, MALT)主要指呼吸道、肠道及泌尿生殖道黏膜固有层和上皮细胞下散在的无被膜淋巴组织,以及某些带有生发中心的器官化的淋巴组织,如扁桃体、小肠的派氏集合淋巴结(Peyer's patches, PP)及阑尾等。MALT 是人体重要的防御屏障,也是发生局部特异性免疫应答的主要部位。

1. 黏膜相关淋巴组织的组成

MALT 根据其形态、结构、分布和功能可分成两部分：

（1）黏膜淋巴滤泡：如肠相关淋巴组织和支气管相关淋巴组织。黏膜淋巴滤泡主要由 3 个部分组成：①膜细胞（membranous cell，简称 M 细胞）：M 细胞通过表面受体与抗原结合将抗原吞饮入细胞内，对抗原进行处理和降解，继而传递给抗原提呈细胞。②抗原提呈细胞（APC）：主要包括树突状细胞、巨噬细胞和 B 细胞。③B 细胞：黏膜淋巴滤泡中 B 细胞表达是黏膜分泌型 IgA 的主要来源。

（2）弥散淋巴组织：主要包括：①上皮内淋巴细胞（IEL）：这类细胞主要是 CD8$^+$T 细胞，且多为 TCRγδ T 细胞。②固有层淋巴细胞（lamina propria lyphocyte，LPL）：这类细胞主要是活化的 T 细胞。③固有层的其他免疫细胞：主要有巨噬细胞、NK 细胞、肥大细胞、嗜酸性粒细胞和上皮细胞等。

2. MALT 的功能特点

MALT 与传统意义上的免疫系统有如下区别：①MALT 产生免疫球蛋白，主要为分泌型 IgA（secretory IgA，SIgA）。②MALT 内有一类能调节全身免疫应答的效应 T 细胞。③MALT 具有黏膜定向的细胞运输系统，它能使黏膜淋巴滤泡中的细胞迁移至广泛的黏膜上皮下淋巴组织中。④口服蛋白抗原刺激黏膜相关淋巴组织后常导致免疫耐受，这可能与机体产生免疫抑制效应的细胞因子如 TGF – β 等抑制淋巴细胞增生有关。MALT 是一个相对独立的免疫系统，不仅参与局部免疫，还与整个机体免疫系统有着密切的联系。

第二节 免疫细胞

免疫细胞（immunocyte）泛指所有参与免疫应答或与免疫应答有关的细胞，主要包括造血干细胞、淋巴细胞、单核 – 巨噬细胞、树突状细胞、粒细胞、肥大细胞、红细胞等。其中淋巴细胞（lymphocyte）是构成机体免疫系统最重要的细胞群体，主要包括 T 细胞、B 细胞、NK 细胞等。由于 T 细胞和 B 细胞可通过 TCR 和 BCR 特异识别抗原，从而活化、增殖、分化，并产生特异性免疫应答，故 T 细胞、B 细胞又称免疫活性细胞（immune competent cell，ICC）。

一、造血干细胞

造血干细胞（hemopoietic stem cell，HSC）具有自我更新和分化两种重要潜能，是机体各种血细胞的共同来源。造血干细胞可有三级分化水平，即多能干细胞（pleuripotent stem cell）、定向干细胞（committed stem cell）及其成熟的子代细胞。

　　多能干细胞可以发育为各种成熟血细胞。定向干细胞包括髓样干细胞和淋巴样干细胞两大类，前者可分化为红系干细胞、粒细胞 – 单核细胞系干细胞、巨核干细胞，并进一步分化成熟为相应血细胞；后者可分化为前体 B 细胞和前体 T 细胞，它们分别在骨髓和胸腺内发育为成熟 B 细胞和 T 细胞(图 5 – 2)。人造血干细胞的主要表面标志是 CD34 和 Kit(CD117)。

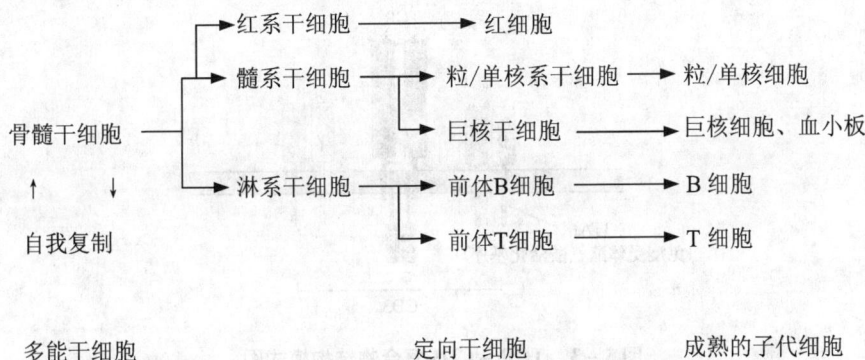

图 5 – 2　骨髓造血干细胞的分化与发育

二、T 淋巴细胞

　　T 淋巴细胞在胸腺(thymus)分化发育成熟，故被称为胸腺依赖性淋巴细胞(thymus-dependent lymphocytes)，简称 T 细胞。T 细胞通过其表面的特异性抗原识别受体(TCR)识别抗原，从而被激活并产生免疫效应，一方面介导特异性细胞免疫应答，同时还辅助体液免疫应答。

(一)T 淋巴细胞的膜分子

　　T 细胞表面的膜分子是形成 T 细胞免疫功能的主要物质基础，有些膜分子还是区分 T 细胞及 T 细胞亚群的重要标志。

　　1. TCR – CD3 复合体

　　TCR – CD3 复合体是 T 细胞抗原受体(T cell receptor, TCR)与一组 CD3 分子以非共价键结合而形成的复合物，是 T 细胞识别抗原和转导信号的主要单位。

　　TCR 是由两条不同肽链构成的异二聚体，主要为 αβ 型 TCR(TCRαβ)，少数为 γδ 型 TCR(TCRγδ)。TCR 的两条肽链均有膜外区、穿膜区、胞浆区三个组成部分，膜外区可分为可变区(V 区)与恒定区(C 区)。V 区为抗原结合部位,具有多样性。TCR 只能识别 MHC 分子提呈的抗原肽。

CD3 是 T 细胞的重要膜分子,它有 5 种肽链,即 γ、δ、ε、ξ 和 η,δ、ε 两条肽链以共价键形式组合,γε、ξξ 或 ξη 两条肽链以二硫键相连,CD3 分子的功能是转导 TCR 识别抗原所产生的第一活化信号。在 T 细胞膜上 TCR 与 CD3 分子总是以复合体的形式出现(图 5–3)。TCR 特异性地识别抗原分子中 T 细胞表位,通过 CD3 将特异性信号传导至 T 细胞内。

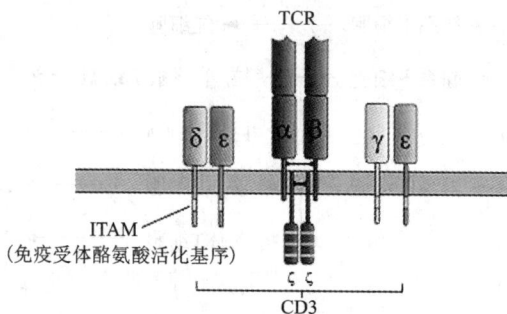

图 5–3 TCR–CD3 复合物结构模式图

2. CD4/CD8 分子

成熟 T 细胞表面的 CD4 与 CD8 分子表达相互排斥,依此将其分为 CD4+T 细胞和 CD8+T 细胞两大类。CD4 和 CD8 分子分别与抗原肽–MHC 复合物中的 MHC Ⅱ类分子和 MHC Ⅰ类分子结合,其主要功能是辅助 TCR 识别抗原和参与 T 细胞活化信号的转导。同时也是 CD8+ 和 CD4+T 细胞识别抗原分别具有 MHC Ⅰ类和Ⅱ类限制性的原因(图 5–4)。

CD4 分子是由一条肽链组成的跨膜蛋白,胞外区具有 4 个 Ig 样结构域,其中第一和第二结构域与 MHC Ⅱ类分子的非多态区结合。CD8 分子是由 α 和 β 两条肽链组成的跨膜蛋白,α 和 β 肽链的胞外区各含一个 Ig 折叠样结构域,能够与 MHC Ⅰ类分子的非多态区结合。

3. CD28、CD2、LFA–1、ICAM–1

CD28 分子是由两条肽链组成的同源二聚体,作为协同刺激分子,通过与抗原提呈细胞(APC)上的 CD80(B7)结合,产生 T 细胞活化的第二信号。

CD2 分子为一条含两个 Ig 样结构域的多肽链,也称淋巴细胞功能相关抗原–2(LFA–2),能与 APC 上的相应配体 LFA–3(CD48、CD58)结合,可增强 T 细胞与 APC 或靶细胞间的结合强度,有助于 T 细胞对抗原的识别以及参与辅助活化信号的传导。

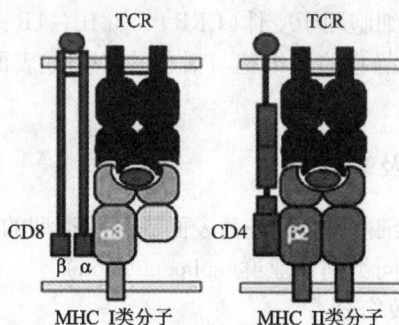

图5－4　**CD4分子和CD8分子与MHCⅡ类和Ⅰ类分子结合作用**

淋巴细胞功能相关抗原－1(LFA－1)和细胞间黏附分子－1(ICAM－1)的
作用是介导T细胞与抗原提呈细胞或靶细胞的黏附。T细胞表面LFA－1的配
体是抗原提呈细胞或靶细胞表面的ICAM－1(CD54)，T细胞表面ICAM－1的
配体是抗原提呈细胞(APC)或靶细胞表面的LFA－1(图5－5)。

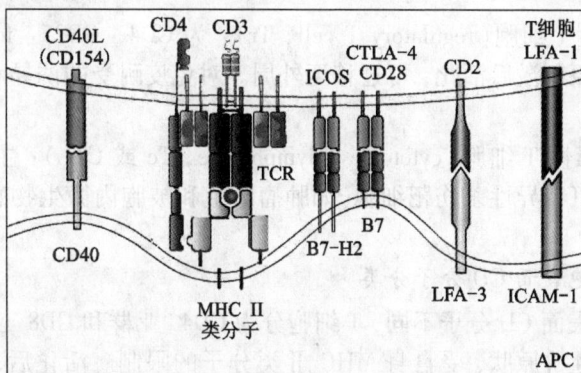

图5－5　**T细胞与APC表面的协同刺激分子相互作用**

4.丝裂原受体

T细胞表面表达有多种丝裂原(mitogen)受体，通过与相应丝裂原结合，可
以非特异性诱导静止T细胞活化、增殖、转化为淋巴母细胞。刀豆素A
(ConA)、植物血凝素(PHA)是最常见的刺激T细胞转化的丝裂原。美洲商陆
(PWM)除诱导T细胞活化外，还可诱导B细胞活化。

5．细胞因子受体

T 细胞表面有多种细胞因子受体(CKR)，如 IL－1R、IL－2R、IL－4R、IL－6R 以及 IL－7R 等。静止的 T 细胞与活化的 T 细胞表面 CKR 的数目和亲和力相差很大。

三、T 细胞亚群及功能

T 细胞是不均一的细胞群体，按其表面膜分子类型的不同和生物学作用的差别，可以将其分为不同类别和亚群(subpopulation)。

1．根据 T 细胞的功能分类

根据 T 细胞的功能不同分为辅助性 T 细胞、调节性 T 细胞和细胞毒性 T 细胞等。

(1)辅助性 T 细胞(helper T lymphocyte, Th)：为 $CD4^+ CD25^-$ T 细胞。能够辅助其他 T 细胞和 B 细胞的活化。根据 Th 的作用不同分为：①Th1 细胞：主要辅助 CTL 细胞活化，介导细胞免疫应答；②Th2 细胞：主要辅助 B 细胞活化，介导体液免疫应答；③Th3 细胞：分泌 TGF－β，对免疫应答起负反馈调节作用。初始 $CD4^+$T 细胞在抗原刺激下分化为 Th0，Th0 进一步分化为 Th1、Th2、Th3 亚型。

(2)调节性 T 细胞(regulatory T cell, Tr)：为 $CD4^+ CD25^+ foxp3^+$T 细胞。在胸腺接受抗原刺激后活化，可迁移至外周。对免疫耐受的诱导和维持具有重要意义。

(3)细胞毒性 T 细胞(cytotoxic T lymphocyte, Tc 或 CTL)：主要为 $CD8^+$T 细胞。活化后可特异性杀伤靶细胞(如肿瘤细胞和被胞内微生物感染的自身细胞等)。

2．按 T 细胞表面 CD 分子分类

按 T 细胞表面 CD 分子不同，T 细胞分为 $CD4^+$亚群和 $CD8^+$亚群。$CD4^+$T 细胞识别外源性抗原肽，受自身 MHC Ⅱ类分子的限制。活化后，分化的效应细胞主要为 Th 细胞。$CD8^+$T 细胞识别内源性抗原肽，受自身 MHC Ⅰ类分子的限制。活化后，分化的效应细胞为 Tc 细胞。

3．根据 TCR 肽链组成分类

根据 TCR 分子肽链组成的不同，T 细胞分为 TCRαβ 亚群与 TCRγδ 亚群。TCRαβ T 细胞均为 $CD4^+$ 或 $CD8^+$T 细胞，是参与特异性免疫应答的主要细胞群。TCRγδT 细胞为 $CD4^-$ 和 $CD8^-$T 细胞，是非特异性免疫应答的组成之一。

四、B 淋巴细胞

B 淋巴细胞简称 B 细胞，在骨髓中分化成熟后经血流到达并定居于外周淋巴器官。B 细胞接受抗原刺激后分化为浆细胞,从而介导特异性体液免疫应答。

(一)B 淋巴细胞的膜分子

1.BCR－CD79a/b 复合物

B 细胞表面最主要的膜分子是 B 细胞抗原受体(B cell receptor, BCR)复合物。BCR 复合物由能识别并结合抗原的胞膜免疫球蛋白(mIg)和能传递抗原刺激信号的 Igα(CD79a)/Igβ(CD79b)异源二聚体组成。

BCR 是由 4 条肽链组成的 mIg,其中 V 区是抗原结合部位,具有多样性。mIg 主要为 mIgM 和 mIgD。Igα 和 Igβ 均属 Ig 超家族成员,两者借二硫键相连,构成二聚体,并以非共价键与 BCR 结合,形成 BCR－CD79a/b 复合体。BCR 特异地识别抗原分子中的 B 细胞表位,并产生活化信号 Igα(CD79)和 Igβ(CD79b)可将 BCR 的特异性识别信号传导至 B 细胞内(图 5-6)。

2.CD80/86、CD40

CD80 与 CD86 分别又称 B7-1 与 B7-2,均为含 2 个 Ig 样结构域的肽链。两者均能与 T 细胞的 CD28 分子结合,提供 T 细胞活化的第二信号,是 B 细胞上的协同刺激分子。CD40 属肿瘤坏死因子受体超家族成员(TNFRSF),其配体(CD40L, CD154)表达于活化的 T 细胞。CD40 与 CD40L 结合在 B 细胞分化成熟中起十分重要作用。

3.Fc 受体与补体受体

CD32(FcγRⅡ)、CD23(FcεRⅡ)均为 B 细胞的 Fc 受体,CD32 介导 B 细胞活化抑制信号的传导。CD23 主要参与 IgE 合成的调节。CD35(CD1)、CD21(CR2)为 B 细胞膜上的补体受体,均为 B 细胞激活的调节物。

4.丝裂原结合蛋白

B 细胞表面有结合丝裂原,如脂多糖(LPS)受体、美洲商陆(PWM)等的膜分子。

5.细胞因子受体

活化的 B 细胞可表达多种细胞因子受体,如 IL-1R、IL-2R、IL-4R、IL-5R 以及 IFN-rR 等。

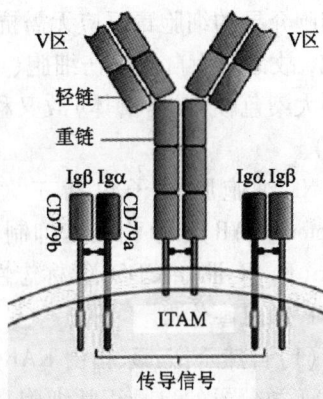

图 5-6 BCR－CD79a/b
复合物结构模式图

（二）B 细胞亚群及其功能

根据是否表达 CD5 分子，可将人 B 细胞分为 B1（CD5$^+$）细胞和 B2（CD5$^-$）细胞。B1 细胞的抗原识别谱较窄，主要识别 TI－2 型抗原；B2 细胞即通常所称的 B 细胞，主要识别 TD－Ag，是参与体液免疫应答的主要效应细胞，还是专职抗原提呈细胞（APC）。

五、自然杀伤细胞

自然杀伤细胞来源于骨髓，主要存在于血液和淋巴样组织特别是脾中。这类细胞介导的细胞毒反应无需抗原刺激，可直接杀伤肿瘤细胞和病毒感染的靶细胞，故命名为自然杀伤细胞（natural killer cell，NK cell）。NK 细胞胞浆中含有粗大染色颗粒（溶酶体）故又称为大颗粒淋巴细胞（large granular lymphocyte，LGL）。

NK 细胞膜分子包括三大类，即杀伤细胞活化受体（killer activatory receptor，KAR）、杀伤细胞抑制受体（killer inhibitory receptor，KIR）以及 CD3、CD16（FcγR Ⅲ）、CD56 等标志性膜分子。NK 细胞的生物学作用主要有：

1. 细胞毒作用

（1）自然杀伤：系指由 KAR 介导的无须抗原刺激的细胞毒作用。对于表达 MHC Ⅰ类分子的自身正常细胞，由于 KIR 的存在可有效阻止 NK 细胞的激活，确保自身组织不受攻击。对于异种细胞、同种异型细胞以及受病毒感染或恶变的自身细胞，因其缺乏可供 KIR 识别的配体（MHC Ⅰ类分子），可使 NK 细胞失去负调节信号而被激活，产生自然杀伤作用。

（2）ADCC：抗体 IgG 与靶细胞表面相应表位结合后，再通过 Fc 段与 NK 细胞的 FcγRⅢ结合，从而激活 NK 细胞的细胞毒作用，使 NK 细胞对靶细胞产生定向非特异性杀伤作用。

2. 免疫调节作用

NK 细胞活化后，可通过分泌 IFN－γ、IL－2 和 TNF 等发挥免疫调节作用。

六、抗原提呈细胞

凡能加工、处理抗原，表达 MHC 分子，并启动特异性免疫应答过程的细胞，均可称为抗原提呈细胞（APC）。APC 是包括多种细胞的一个功能性细胞群体。按表达 MHC 分子的方式，APC 可分为专职与非专职两类。前者包括单核/巨噬细胞、树突状细胞和 B 细胞主要表达 MHC Ⅱ类和 MHC Ⅰ类分子，后者如内皮细胞、上皮细胞等仅表达 MHC Ⅰ类分子。

(一)单核/巨噬细胞

游离于血液中的单核细胞(monocyte)及存在于体腔和各种组织中的巨噬细胞(macrophage, Mφ)均来源于骨髓干细胞,它们具有很强的吞噬能力,且细胞核不分叶,故命名为单核吞噬细胞系统(mononuclear phagocyte system, MPS)。单核/巨噬细胞是一类主要的抗原提呈细胞,在特异性免疫应答的诱导与调节中起着关键的作用。巨噬细胞表面有多种膜分子,如 MHC 分子、黏附分子、调理性受体(如 FCR、CR 等)、模式识别受体(PRR)等。MHC 分子,尤其 MHCⅡ类分子是巨噬细胞发挥抗原提呈作用的关键性效应分子。单核/巨噬细胞的生物学作用主要有:

1. 抗原提呈

巨噬细胞表面的 MHC Ⅱ类分子可协同抗体和补体的调理作用,形成了对抗原的强大吞噬能力,使巨噬细胞成为体内最为理想的具有抗原处理与提呈能力的细胞。

2. 吞噬作用

巨噬细胞可借助 PRR、FCR 和 CR 识别和结合抗原,通过吞噬、消化作用杀灭病原微生物。

3. 炎症调节

巨噬细胞通过产生活性因子、表达黏附分子和细胞因子受体等参与炎症反应。

4. 损伤修复

清道夫受体(scavenger receptor, SR)介导的吞噬作用以及巨噬细胞分泌的多种酶和细胞因子对组织修复和重建可产生有利的影响,故巨噬细胞也是创伤或炎症所致损伤的重要修复因素。

(二)树突状细胞

树突状细胞(dendritic cell, DC)因形态呈星状或表面呈树枝状而得名。根据来源不同,DC 分为两类,即来源于髓系干细胞的髓样树突状细胞(myeloid DC)和来源于淋巴系干细胞的淋巴样树突状细胞(lymphoid DC)。树突状细胞是体内不同于 MPS 细胞的另一类重要的抗原提呈细胞。成熟树突状细胞高表达 MHCⅠ/Ⅱ类分子和共刺激分子如 B7 和 ICAM - 1 等。CD11、CD1α、CD83是人成熟 DC 的特有标志。树突状细胞的生物学作用作用主要有:

1. 抗原提呈

树突状细胞是已知 APC 中抗原提呈能力最强的细胞,其表面 MHC - 抗原肽的表达较 B 细胞和巨噬细胞高 10~100 倍。抗原提呈效率高,少量抗原和少数 DC 即可激活 T 细胞,在混合淋巴细胞反应中,1 个 DC 可激活 300~1000 个

T 细胞。

2. 免疫调节作用

树突状细胞可通过分泌的细胞因子如 IL－12、IFN－α、IFN－β、IL－1β、IL－10、TGF－β 参与固有和适应性免疫应答。

（三）B 细胞

活化的 B 细胞能表达丰富的 MHCⅡ类分子，细胞可藉其表面的 BCR 结合可溶性抗原，抗原经过加工、处理后，以抗原肽－MHC 分子复合物形式提呈给 T 细胞。

附：其他免疫细胞

1. 中性粒细胞

中性粒细胞（neutrophil）表面有趋化因子受体，在趋化因子作用下，中性粒细胞呈阿米巴样定向移动，到达炎症病灶。中性粒细胞的中性颗粒含溶酶体酶，如蛋白酶、过氧化物酶、吞噬素等，以及嗜天青颗粒中的防御素、组织蛋白酶 G、BPI 因子等可参与吞噬消化异物、溶菌、杀菌等功能。

2. 嗜酸性粒细胞

嗜酸性粒细胞（eosinophil）表面有补体受体如 C3aR、C5aR、C567R 和嗜酸性粒细胞趋化因子（ECF－A）受体。嗜酸性粒细胞具有趋化作用和一定的吞噬杀伤能力。胞内颗粒中含大量水解酶，如过氧化物酶、过氧化氢酶等。嗜酸性粒细胞可释放具不同生物学功能的内容物，如释放组胺酶可灭活组胺等，并可抑制肥大细胞脱颗粒，从而对Ⅰ型超敏反应有拮抗和调节作用。嗜酸性粒细胞对于寄生虫具有毒性作用，是限制体内寄生虫感染扩展的重要因素。

3. 嗜碱性粒细胞

嗜碱性粒细胞（basophil）的胞内颗粒中含有肝素、组胺、血清素、慢反应物等，可以代谢为前列腺素、白三烯等物质和一系列水解酶类。嗜酸性粒细胞表面具有 IgE 的高亲和力受体 FcεRⅠ和 C3a、C5a、C567 受体，故嗜碱性粒细胞参与Ⅰ型超敏反应，参与机体抗肿瘤免疫应答。

4. 肥大细胞

对中性粒细胞与嗜酸性粒细胞有趋化作用。其表面具有 IgE 的高亲和力受体（FcεRⅠ），可因结合 IgE 而激活。激活的肥大细胞释放颗粒所含的物质可引起一系列的血管变化与炎症反应。组织内的肥大细胞成为炎症反应的"开关"，黏膜下的肥大细胞是Ⅰ型超敏反应的重要介导者。

第三节 免疫分子

一、细胞因子

细胞因子(cytokine，CK)是细胞受到某种刺激后合成并分泌的一类短肽分子，能介导细胞与细胞之间相互作用，在免疫应答过程中具有重要功能。

(一)细胞因子的分类

细胞因子有多种分类方法，按来源分为：淋巴因子(lymphokines)，主要由淋巴细胞(T淋巴细胞、B淋巴细胞和NK细胞等)产生；单核因子(monokines)，主要由单核细胞或巨噬细胞产生。按细胞因子的主要功能分为六大类(或称六个家族)：①白细胞介素(IL)：主要介导白细胞之间相互作用；②干扰素(IFN)：干扰病毒在宿主细胞内生物合成或参与调节免疫应答；③肿瘤坏死因子(TNF)：能使肿瘤发生出血坏死，并可特异性杀伤靶细胞；④集落刺激因子(CSF)：能刺激多能造血干细胞和不同发育分化阶段的造血干细胞进行增殖分化，并在半固体培养基中形成相应细胞集落；⑤生长因子(GH)：具有刺激细胞生长的作用；⑥趋化性细胞因子：具有趋化免疫细胞定向移动的作用。

(二)细胞因子的共同特点

细胞因子的种类繁多，生物学作用各异，但具有以下共同的特征：①产生的刺激性。细胞受到刺激后合成CK，刺激消失则CK合成终止。②产生的多源性。一种CK可由不同类型的细胞产生。③作用的高效性。大多数CK作用效应极高，微量CK即可产生强大效应。④作用的局部性。多数细胞因子以自分泌(autocrine)和旁分泌(paracrine)的方式在局部发挥生物学效应(图5-7)。

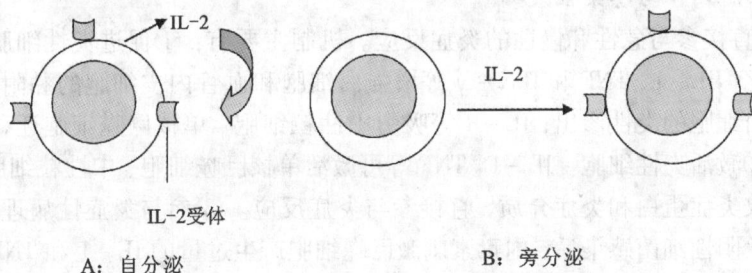

IL-2

IL-2受体

A：自分泌

B：旁分泌

图5-7 细胞因子的自分泌和旁分泌作用

但有些细胞因子在高剂量分泌时可以进入循环系统作用于远处的靶细胞，表现为内分泌（endocrine）效应。⑤作用的多向性：一种 CK 可作用于多种靶细胞，产生多种生物学效应，其作用效应取决于被作用的靶细胞。⑥作用的联合效应：几种不同 CK 作用于同一种靶细胞，产生相同（或相近）、相加、协同或拮抗效应。⑦作用的网络效应：众多 CK 在机体内相互诱生、相互促进或相互抑制，形成十分复杂的 CK 网络，调节免疫应答。

（三）细胞因子的生物学作用

1. 抗感染作用和抗肿瘤作用

由单核－巨噬细胞产生的 CK 如 IFN-α/β、IL－15 和 IL－12，有强大的抗病毒、抗细菌感染作用和抗肿瘤作用。

2. 参与免疫应答和免疫调节

趋化细胞因子如单核细胞趋化蛋白（MCP）可趋化免疫细胞到达炎性病灶，发挥免疫效应；如 IL－4、IL－5、IL－13 可促进 B 细胞活化、增殖和分化为抗体产生细胞；IL－2、IL－7、IL－18 等活化 T 细胞并促进其增殖。

3. 刺激造血细胞增生分化

有些细胞因子（如集落刺激因子）可刺激造血干细胞或不同发育分化阶段的造血细胞增殖分化。

4. 促进凋亡与直接杀伤靶细胞

细胞因子如 TNF－α 作用于 NK、CTL 等细胞使其发挥细胞毒作用；TNF－α 在体外可诱导肿瘤细胞、树突状细胞、大鼠肝细胞和小鼠胸腺细胞凋亡；IL－2、TNF、IFN－γ 可通过促进 Fas 抗原表达而间接诱导细胞凋亡。

（四）细胞因子与临床

在某些病理过程中常伴有细胞因子的异常表达，并直接影响疾病的发生、发展和预后。

1. 细胞因子与感染性疾病

CK 直接参与急性和慢性的炎症反应。机制主要有：①促进炎性细胞的渗出与趋化。IL－1、TNF 和 IFN－γ 等增强白细胞和血管内皮细胞的黏附作用，有助于白细胞的炎性渗出；IL－8 等吸引中性粒细胞、单核巨噬细胞迁移至病灶处。②激活炎性细胞。IL－1、TNF 等可激活单核巨噬细胞、中性粒细胞，促进其释放炎症蛋白和炎症介质，直接参与炎症反应。③参与炎症性病理损害。某些革兰阴性细菌感染后，内毒素刺激巨噬细胞产生过量的 IL－1 和 TNF－α，导致休克的发生。

2. 细胞因子与肿瘤

有些细胞因子具有抗肿瘤的活性，如：TNF－α 可直接杀伤肿瘤细胞，IFN、

IL－4可抑制多种肿瘤细胞的生长，有些细胞因子在不同的条件下表现为抑瘤或抗瘤活性。但有些细胞因子也能促进肿瘤细胞的生长。

3.细胞因子与移植排斥反应

急性移植排斥反应发生时，患者血清中IL－2、IL－1、TNF－α、IFN－γ和IL－6等细胞因子水平升高。而IL－10作用恰好相反，能抑制移植排斥反应的发生。

4.细胞因子与免疫性疾病

细胞因子的异常可导致疾病的发生，反之，某些疾病也可导致细胞因子的异常表达。例如：IFN－γ等可诱导某些自身组织细胞表达MHCⅡ类抗原，导致自身组织的损害或自身免疫病的发生。系统性红斑狼疮等自身免疫病患者血清中IL－2水平升高。

二、主要组织相容性复合体及其编码分子

1.MHC的概念

在不同种属的生物之间或同种属的不同个体之间进行组织和器官的移植会发生排斥反应，这种组织不相容的现象其实是细胞表面的组织相容性抗原（histocompatibility antigen）诱导的免疫应答。组织相容性抗原系统约20多种，其中能引起强烈排斥反应的抗原称为主要组织相容性抗原（MHC分子），引起较弱排斥反应的称为次要组织相容性抗原。编码MHC分子的基因群称为主要组织相容性复合体（MHC），所有脊椎动物都有MHC，人类的MHC又称为HLA复合体，由第6号基因群构成，其编码的分子即为人类主要组织相容性抗原（人类MHC分子），又称人类白细胞抗原（HLA）。

2.MHC的基因结构

人类的MHC位于第6号染色体的短臂上，共224个基因座位（其中128个为功能性基因可编码产物，其余为假基因），分为Ⅰ区、Ⅱ区和Ⅲ区。Ⅰ区位于远离着丝点的一方，主要包括B、C、A三个座位，编码经典的MHCⅠ类分子的α链（β2微球蛋白由第15号染色体的基因编码）。Ⅱ区位于靠近着丝点的一方，主要由DP、DQ、DR三个亚区组成，每个亚区包括2个或2个以上的基因座位，A、B分别编码MHCⅡ类分子的α链和β链。Ⅲ区基因位于Ⅰ区、Ⅱ区中间，编码产物为参与炎症反应的免疫相关分子，如补体片段，TNF等（图5－8）。

3.MHC的遗传特征

MHC的遗传具有多态性、共显性、单元型遗传和连锁不平衡等特征。①多态性。指一个基因等位上存在多个等位基因。在一个机体中MHC的一个基因座位上最多只能存在两个等位基因，因此，群体中的不同个体在等位基因拥有

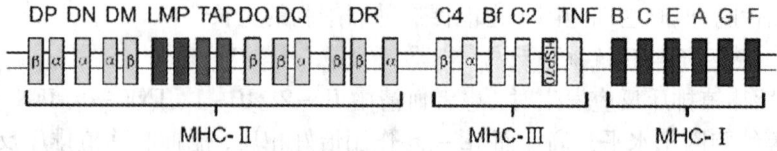

图5－8　人类 HLA 复合体结构示意图

状态上存在着不同基因型的差别，在群体中可能出现的 HLA 基因型别可达 10^8 $\sim 10^{10}$ 之多。②共显性。HLA 复合体中的每一对等位基因均为共显性。③单元型遗传。同一条染色体上 HLA 等位基因的组合称单元型，在遗传过程中，HLA 单元型作为一个完整的遗传单位由亲代传给子代称为单元型遗传。④连锁不平衡。指不同等位基因在同一条染色体上出现的频率大于随机组合的预期值。例如北欧白人中 HLA－A1 和 HLA－B8 单出现频率分别为 0.17 和 0.11。若按随机组合计算，其单元型 A1－B8 的预期频率应为 $0.17 \times 0.11 = 0.019$。但实际测得的 A1－B8 单元型频率为 0.088，远远高于预期频率，即 A1－B8 单元型处于连锁不平衡遗传。

MHC 多态性是一个群体概念，即群体中不同个体在等位基因拥有状态上存在的差别。HLA 基因复合物是人体中多态性最丰富的基因系统，其等位基因的数目有 2641 个之多，且均为共显性基因。因此，人群中除同卵双生外，无关个体间 HLA 型别完全相同的可能性极小。

4. MHC 编码产物的结构与分布

经典的 HLA Ⅰ类分子由 α 链和 β2 微球蛋白(即 β2m)组成，分布于所有有核细胞和血小板表面。经典的 HLA Ⅱ类分子由 α 链和 β 链组成，分布于抗原提呈细胞(如 B 细胞、树突状细胞、巨噬细胞)、活化的 T 细胞、胸腺上皮细胞和血管内皮细胞表面。HLA Ⅰ和Ⅱ均可分为肽结合区、Ig 样区、跨膜区和胞浆区。肽结合区为可变区，其结构差异决定了 HLA 与抗原肽结合的亲和力和 HLA 分子的多态性。HLA Ⅰ的 α 链穿膜而 β2m 不穿膜；HLA Ⅱ的 α 链和 β 链均穿膜(图5－9)。

5. MHC 分子的功能

(1)呈递抗原并限制性识别 T 细胞：MHC 分子最主要的功能是呈递抗原。MHC 分子通过 Ig 样区与 CD4 或 CD8 结合，Ⅰ类分子结合 CD8，Ⅱ类分子结合 CD4，称为 MHC 的限制性。APC 摄取抗原并将其加工处理后，内源性抗原肽(如肿瘤抗原或病毒抗原)结合于 MHC Ⅰ类分子的肽结合区，形成抗原肽/ MHC Ⅰ复合物转运至膜表面，CD8$^+$ T 淋巴细胞通过 TCR 识别抗原肽，同时

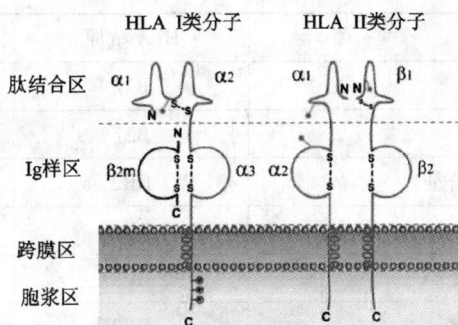

图 5 – 9 MHC 编码产物的结构

CD8 与 MHC Ⅰ类分子结合，激活 CTL 细胞，介导细胞免疫；而外源性抗原（如细菌，外毒素抗原等）结合于 MHC Ⅱ类分子肽结合区，呈递给 $CD4^+T$ 细胞，$CD4^+T$ 淋巴细胞通过 TCR 识别抗原肽，CD4 与 MHC Ⅱ类分子结合，激活 Th 细胞，发生体液免疫应答。

（2）调节免疫：由于 MHC 分子能呈递抗原，启动特异性免疫应答，因此不同个体间 MHC 分子表达水平的高低直接影响免疫应答的强弱。

（3）参与免疫细胞分化成熟及中枢耐受：T 细胞在胸腺内发育时，胸腺基质细胞表面的 MHC 分子参与 T 细胞的选择性发育，使外周血成熟 T 细胞为单阳性（即 $CD4^+T$ 或 $CD8^+T$），并获得自身耐受性（参见第五章）。

（4）诱导移植排斥：MHC 具有复杂的多态性，因此其编码的产物在不同个体间和种属间具有很大差异，这些产物表达在细胞表面作为抗原，在移植后刺激受者的淋巴细胞发生强烈的免疫应答，清除移植物细胞产生排斥。

6. HLA 与临床

（1）器官移植：移植成败的关键是供受者间主要组织相容性抗原的相容程度。根据 HLA 单倍型遗传特点，从有亲缘关系的人群中寻找供者，其供受者 HLA 抗原型别相同的几率比无亲缘关系的人群高。

（2）HLA 与疾病的关联：HLA 与疾病关联是指带有某些特定 HLA 型别的个体易患某一疾病（阳性关联）或对某种疾病有较强的抵抗力（阴性相关）。通常以相对风险率（relative risk, R. R）来评价 HLA 与疾病的关联程度（表 5 – 2）。

表 5 – 2　与 HLA 关联的自身免疫病一览表

疾病	HLA 抗原	相对风险程度
强直性脊柱炎	B27	55 ~ 376
急性前葡萄膜炎	B27	10.0
肾小球性肾炎咯血综合征	DR2	15.9
多发性硬化	DR2	4.8
乳糜泻	DR3	10.8
突眼性甲状腺肿	DR3	3.7
系统性红斑狼疮	DR3	5.8
胰岛素依赖性糖尿病	DR3/DR4	25.0
类风湿关节炎	DR4	4.2
寻常天疱疮	DR4	14.4
淋巴瘤性甲状腺肿	DR5	3.2

（3）HLA 与亲子鉴定和法医学：HLA 系统所显示的多基因性和多态性，意味着两个无亲缘关系个体之间，在所有 HLA 基因座位上拥有相同等位基因的机会几乎等于零。而且，每个人所拥有的 HLA 等位基因型别一般终生不变。这意味着特定等位基因及其以共显性形式表达的产物，可以成为不同个体用以显示个体性（individuality）的遗传标志。据此，对 HLA 基因或编码产物（表现型）进行检测，可作为法医学上个体认定及亲子鉴定的重要手段。

三、白细胞分化抗原

（一）白细胞分化抗原的概念

白细胞分化抗原（leukocyte differentiation antigen，LDA）是指血细胞在分化为不同谱系（lineage）、成熟细胞的不同阶段和活化过程中，出现或消失的细胞表面分子。白细胞分化抗原除表达于白细胞外，还表达于红细胞、单核 – 巨噬细胞、血小板、内皮细胞、成纤维细胞等。白细胞分化抗原大部分是穿膜的蛋白或糖蛋白，由膜外区、跨膜区和胞浆区三部分组成。根据膜外区结构不同分为免疫球蛋白超家族（IgSF）、整合素家族、C 型凝集素超家族、细胞因子受体家族、肿瘤坏死因子超家族（TNFSF）和肿瘤坏死因子受体超家族（TNFRSF）。

（二）CD 的概念

应用单克隆抗体鉴定为主的方法，将来自不同实验室的单克隆抗体所识别的同一分化抗原，统称为 CD（cluster of differentiation）。人 CD 的编号已从 CD1 命名至 CD350，可大致划分为 14 个组。

CD 分子广泛参与免疫细胞识别、信号转导、增殖和分化，同时某些 CD 分子还与免疫病理损伤有关。

四、黏附分子

黏附分子（cell - adhesion molecules，CAM）是指由细胞产生、存在于细胞表面、介导细胞与细胞间或细胞与基质间相互接触和结合的一类分子。按黏附分子的结构特点分为以下五类：①整合素家族，广泛分布于组织细胞，主要介导细胞与细胞外基质的黏附，使细胞得以附着而形成整体；②免疫球蛋白超家族 IGSF，主要参与细胞与细胞之间相互识别、相互作用；③选择素家族，主要表达于白细胞、活化的血管内皮细胞和血小板表面，可在血流状态下介导白细胞与血管内皮间的起始黏附和脱离，在炎症发生、淋巴细胞归巢中发挥重要作用；④钙离子依赖的黏附分子家族，是一种介导细胞间相互聚集的黏附分子，在有 Ca^{2+} 存在时可以抵抗蛋白酶的水解作用；⑤黏蛋白样家族。为一组富含丝氨酸和苏氨酸的糖蛋白，其分子具有大量外延结构，从而可为选择素提供唾液酸化的糖基配位。

黏附分子参与机体多种重要的生理功能和病理过程。例如：作为免疫细胞识别中的辅助受体和协同刺激信号；参与炎症反应；参与免疫细胞的发育和分化；在淋巴细胞归巢中发挥重要作用。

〔复习思考题〕

1. 简述中枢免疫器官和外周免疫器官的组成和功能。
2. 试述 T 细胞各亚群的功能和 B 细胞的主要表面分子。
3. 试述单核吞噬细胞的生物学功能。
4. 细胞因子的分类及生物学活性有哪些？
5. 细胞因子有哪些临床应用及应用前景？
6. 试述 HLA Ⅰ、Ⅱ类分子的结构、组织分布和功能。

第六章　免疫应答

第一节　免疫应答概述

一、免疫应答概念

免疫应答是机体对抗原所发生的一系列反应，包括 APC 对抗原的加工、处理和提呈，抗原特异性淋巴细胞对抗原的识别、活化、增殖、分化以及产生生物学效应的全过程。

免疫应答的结果是正常免疫生理平衡被打破、新的平衡状态建立的过程。

二、免疫应答的特点

免疫应答的主要特点包括排异性、特异性、记忆性和放大性。

1. 排异性

免疫应答本质就是排异性。机体的免疫系统能识别"自己"和"非己"，对"自己"成分不发生排斥反应，但对"非己"成分具有排斥和清除的作用。

2. 特异性

免疫应答是抗原选择性刺激具有相应抗原识别受体的特异性淋巴细胞而诱发产生的。机体存在含有不同抗原受体的 T、B 细胞克隆。当某一抗原进入机体后，可诱导具有相应受体(TCR/BCR)的 T、B 细胞识别该抗原，发生免疫应答。而免疫应答的效应物质(抗体和效应 T 细胞)也只能与相应抗原特异性结合发挥排异作用。这就是免疫应答的特异性。

3. 记忆性

已被某一抗原免疫的机体，当再次接触相同抗原时，能迅速发挥排异效应的现象称为免疫应答的记忆性(immune memory)。免疫记忆的物质基础是机体对抗原初次应答时产生的记忆细胞。

4. 放大性

免疫应答的过程是一个逐级扩大免疫功效的过程。T、B 细胞接受抗原刺激后活化、增殖、分化形成较多的效应细胞，而效应细胞又可产生更多的效应分子，进而导致较强的排异效应，此即免疫应答的放大性。

三、免疫应答的类型

广义讲，体内发生的所有免疫反应均属于免疫应答。一般来讲，机体的免疫应答根据应答特性分为两种类型：一是固有免疫应答，又称为非特异性免疫；二是适应性免疫应答，又称为特异性免疫。

(一)固有免疫应答

1.概念

固有免疫应答是在种系进化和个体发育过程逐渐形成的一系列防御功能，是机体抵御病原体的第一道防线。因其与生俱来，作用无针对性，又称为非特异性免疫应答。

2.组成

参与固有免疫应答的物质主要包括组织屏障、固有免疫细胞、固有免疫分子，如补体、细胞因子及具有抗菌作用的多肽、蛋白和酶类物质。

3.特点

与生俱来；能遗传给后代；对病原体应答迅速；作用无针对性；是适应性免疫应答的基础。

(二)适应性免疫应答

1.概念

适应性免疫应答是个体出生后，在生活过程中接触病原微生物等特定抗原后产生的免疫，仅针对该抗原发生反应，又称特异性免疫。

2.分类

适应性免疫应答可分为 B 细胞介导的体液免疫应答和 T 细胞介导的细胞免疫应答。参与适应性免疫应答的细胞主要包括 T 细胞、B 细胞和抗原提呈细胞。

3.特点

出生后逐渐形成；可被动转移；有明显的针对性；建立在固有免疫应答的基础上，同时又促进固有免疫应答。

两种免疫应答的特点见表6-1。

表6-1　两种免疫应答的特点

项目	固有免疫应答	适应性免疫应答
细胞组成	黏膜和上皮细胞、吞噬细胞、NK 细胞	T 细胞、B 细胞、抗原提呈细胞
作用时相	即刻～96 小时	96 小时后
作用特点	非特异作用，抗原识别谱较广，不经克隆扩增和分化即可发挥免疫效应	特异性作用，抗原识别专一，经克隆扩增和分化成为效应细胞而发挥作用
作用时间	无免疫记忆，作用时间短	有免疫记忆，作用时间长

四、免疫应答过程

免疫应答的基本过程可分为三个阶段：

1. 抗原识别阶段

此阶段包括对抗原的摄取、处理和加工，抗原的呈递和对抗原的识别（分别由 APC、T 细胞、B 细胞完成）。

2. 免疫细胞的活化和分化阶段

此阶段包括抗原与识别细胞受体的交联膜信号的产生与传递，细胞活化、增殖与分化，以及免疫活性物质的形成与释放（主要由 T 和 B 细胞完成）。

3. 免疫应答的效应阶段

此阶段主要包括效应分子和效应细胞对非已细胞或分子的清除作用及对免疫应答的调节作用。

第二节 B 细胞介导的体液免疫应答

B 细胞介导的体液免疫应答，是指在抗原刺激下 B 细胞活化、增殖、分化为浆细胞，合成并分泌抗体，通过抗体发挥免疫作用的应答过程。因抗体存在于血清等体液中，故称体液免疫。B 细胞识别的抗原有 TDAg 和 TIAg，这两类抗原刺激机体产生免疫应答的机制不同。B 细胞对 TDAg 的应答需要 APC 细胞和 Th2 细胞参与，而对 TIAg 的应答则不需要 Th 细胞参与。

一、TD 抗原诱导的体液免疫应答

（一）抗原递呈与识别阶段

绝大多数蛋白质抗原为 TD - Ag（如病原微生物、血细胞、血清蛋白等）。B 细胞通过非特异性胞饮或表面抗原受体的介导作用摄入抗原，将其加工、处理成抗原肽 - MHC Ⅱ类分子复合物，并转移至细胞表面，然后将抗原提呈给 Th 细胞，供其识别。此外，其他 APC 如单核 - 巨噬细胞、DC 细胞也可摄取、处理、加工抗原，将抗原提呈给 $CD4^+$ Th 细胞。$CD4^+$ Th 细胞识别 B 细胞或其他 APC 表达的抗原肽 - MHC Ⅱ类分子后启动活化。B 细胞表面的抗原受体 BCR 可识别抗原，并与之结合构成 B 细胞活化第一信号。

（二）B 细胞活化、增殖、分化阶段

B 细胞活化、增殖、分化需要 Th 细胞的辅助。Th 细胞至少以两种方式辅助 B 细胞：①Th 细胞与 B 细胞直接接触，向 B 细胞提供第二活化信号及 Th 细胞产生的细胞因子促进 B 细胞增殖与抗体产生。②B 细胞通过 BCR 识别抗原

产生第一信号，经 Igα – Igβ（CD79）将信号转移至胞内；B 细胞表面的 CD40
与活化 Th 细胞表面的 CD40L（CD154）结合，构成第二活化信号（图 6 – 1）。在
双信号刺激下，B 细胞活化，表达多种细胞因子受体。在效应 Th2 细胞分泌的
IL – 4、IL – 5、IL – 6、IL – 10 等细胞因子作用下，进一步增殖、分化为浆细胞。
也有部分细胞形成记忆细胞（图 6 – 1）。

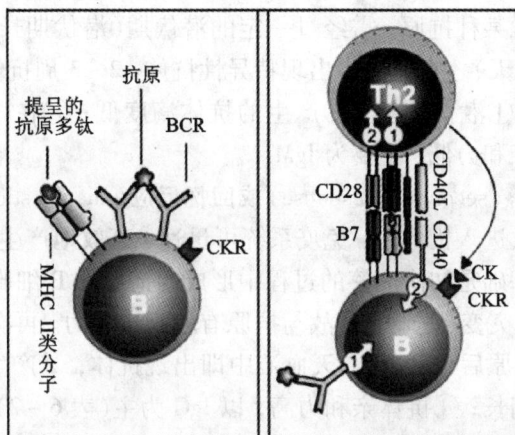

图 6 – 1 B 细胞活化双信号示意图

（三）效应阶段

B 细胞在分化过程中因受不同细胞因子作用，形成产生不同类型抗体的浆
细胞。浆细胞产生、分泌抗体。抗体可直接对病毒或外毒素发挥中和作用，但
抗体并不具有独立杀伤和清除抗原的作用。因此，体液免疫应答的最终效应是
通过借助机体的其他免疫细胞或分子的协同作用实现的。如抗原抗体结合形成
的免疫复合物激活补体，可引起细胞溶解；表达 IgG Fc 段受体的吞噬细胞及
NK 细胞通过调整吞噬及 ADCC 作用杀伤结合有 IgG 抗体的靶细胞。

二、B 细胞对 TI – Ag 的免疫应答

少数抗原物质如某些细菌多糖、多聚蛋白质及脂多糖等，不需 Th 细胞辅
助，可单独刺激 B 细胞产生抗体，这类抗原称为胸腺非依赖性抗原即 TI – Ag。
TI – Ag 可分成两大类：TI – 1Ag 抗原和 TI – 2Ag。

TI – 1Ag 如细菌脂多糖，含有细胞丝裂原和重复细胞表位，能刺激不成熟
的 B 细胞活化。在高浓度时，这类抗原可多克隆地诱导 B 细胞活化；在低浓度
时，只能通过与 BCR 结合激活 B 细胞。TI – 2Ag 如荚膜多糖、聚合鞭毛素，它

们具有多个重复出现的细胞表位，只能激活成熟的 B 细胞。

B 细胞受 TI－1Ag 或 TI－2Ag 激活后，可增殖、分化为浆细胞，产生 IgM 类抗体。但 TI－1Ag 抗原不能诱导 Ig 类别转换及记忆细胞形成。

三、抗体产生的一般规律

（一）初次应答（primary response）

机体首次接触某种抗原，需经过一定的潜伏期（潜伏期长短与抗原性质有关，一般为 5～10 天）才在血液中出现特异性抗体，2～3 周抗体浓度达到高峰。初次应答特点是：①潜伏期长；②产生的抗体滴度低；③在体内持续时间短；④抗体与抗原的亲和力低，主要为 IgM。

（二）再次应答（secondary response）或回忆反应（anamnestic response）

相同抗原再次进入机体后，免疫系统可迅速、高效地产生特异性应答。再次应答的细胞学基础是初次应答的过程中形成的记忆性 B 细胞，由于记忆性 B 细胞经历了增殖、突变、选择等，故与抗原有较高亲和力。再次应答特点是：①潜伏期短，接触抗原后一般 1～3 天血液中即出现抗体；②产生的抗体滴度高；③在体内持续时间长；④抗体亲和力高，以 IgG 为主（表 6－2）。

表 6－2　初次应答与再次应答的比较

比较点	初次应答	再次应答
应答场所	胸腺依赖区	生发中心
抗体生成潜伏期	5～10 天	1～3 天
抗体生成量	低	高
持续时间	短	长
抗体类别	IgM 为主，IgG	IgG 为主，IgA、IgE
抗体亲和力	低	高
免疫剂量	高	低
记忆 B 细胞	很少	多
浆细胞寿命	短	长

初次应答和再次应答抗体产生的规律在医学上具有重要意义：① 制定最佳免疫方案，用于制备免疫血清或预防接种；② 检测 IgM 作为传染病的早期诊断或新生儿宫内感染诊断；③ 根据疾病的早期和恢复期双份血清抗体效价增

长(一般为 4 倍或以上)进行病原微生物感染的辅助诊断。

第三节 T 细胞介导的细胞免疫应答

T 细胞介导的细胞免疫应答,通常由 TDAg 引起,在多种免疫细胞协同作用下完成。此过程主要有 APC、Th1 细胞、Tc 细胞等参与,另外还有巨噬细胞和 NK 细胞参与。

一、细胞免疫应答的过程

细胞免疫应答的过程主要包括三个阶段:抗原递呈与识别阶段;T 细胞活化、增殖、分化阶段;效应细胞产生效应的阶段。

1. 抗原提呈与识别阶段

(1)外源性抗原的提呈与识别:外源性抗原指来源于细胞外的抗原物质,如细菌或细胞等。外源性抗原进入细胞后,首先被 APC 摄入胞内形成内体,内体与溶酶体融合成内体溶酶体。在酸性环境中,抗原被蛋白水解酶降解为 10~17 个氨基酸残基的多肽,并与内质网合成的 MHC Ⅱ类分子结合形成抗原肽 – MHC Ⅱ类分子复合物,表达于 APC 表面,并被提呈给 Th 细胞,供其识别。Th 细胞通过 TCR 识别 APC 表面表达的抗原肽 – MHC Ⅱ类分子,然后启动活化过程。

(2)内源性抗原的提呈与识别:内源性抗原指在细胞内合成的抗原,如病毒感染细胞合成的病毒蛋白和肿瘤细胞合成的肿瘤抗原等。内源性抗原在胞浆内被蛋白酶体(proteasome)降解为 8~10 个氨基酸残基的多肽,经抗原加工转运体(TAP)转移至内质网中,与新合成的 MHC Ⅰ类分子结合形成抗原肽 – MHC Ⅰ类分子复合物,表达于靶细胞表面,然后被递呈给 Tc 细胞,供其识别。Tc 细胞通过 TCR 识别靶细胞表面的抗原肽 – MHC Ⅰ类分子,然后启动活化过程。

2. T 细胞活化、增殖、分化阶段

(1)CD4$^+$T 细胞活化:初始 CD4$^+$T 细胞通过表面 TCR – CD3 复合分子与 APC 表面相应抗原肽 – MHC Ⅱ类分子复合物特异性结合,并在 CD4 分子与 APC 表面相应配体(MHC Ⅱ类分子 Ig 样区)辅助作用下产生活化第一信号;进而通过表面黏附分子间(CD28 与 B7 等)的相互作用产生协同刺激信号,即 CD4$^+$T 细胞活化第二信号。在上述两种信号刺激下 CD4$^+$T 细胞活化表达 IL – 2、IL – 4、IL – 12 等受体,并分泌 IL – 2、IL – 4、IL – 6、IL – 12、IFN – γ 等细胞因子。IL – 2 可选择性促进活化的 T 细胞增殖。在以 IL – 2 为主的细胞因子作用下，CD4$^+$T 细胞可增殖分化为效应 T 细胞，其中 Th1 主要介导细胞免疫。Th2 主要辅助体液免疫。

（2）CD8$^+$T 细胞活化：初始 CD8$^+$T 细胞的活化也需要两个信号：CD8$^+$T 细胞通过表面 TCR 分子与靶细胞/抗原提呈细胞表面相应抗原肽特异性结合，同时 T 细胞表面的 CD8 分子与靶细胞上的 MHC Ⅰ类分子结合，从而获得 T 细胞活化的第一信号，此信号经 CD3 分子传入细胞内。T 细胞上的黏附分子与靶细胞上的相应配体分子（主要是 CD28 与 B7）结合，形成 T 细胞活化的第二信号（图 6 - 1）。受到上述两个活化信号的刺激，以及在活化的 Th 细胞分泌的细胞因子作用下，CD8$^+$细胞活化、增殖、分化为效应 T 细胞。

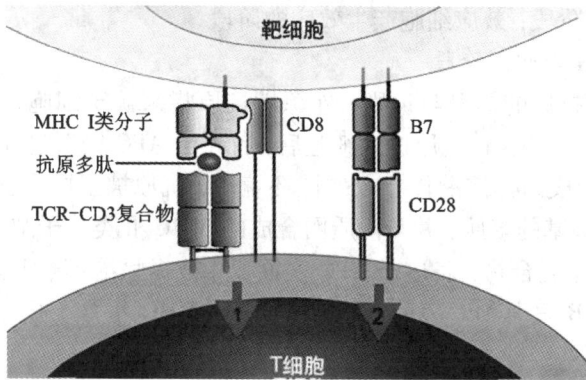

图 6 - 2　CD8$^+$T 细胞活化双信号示意图

3. 效应细胞产生效应阶段

参与效应阶段的细胞主要是效应 Th1 和 Th2 细胞和效应 Tc 细胞，二者作用各异。

（1）效应 Th1 细胞的作用：效应 Th1 细胞再次接受相应抗原刺激后，可释放 IL - 2、GM - CSF、IFN - γ、TNF - β 等细胞因子，刺激骨髓产生新的巨噬细胞，并使局部组织血管内皮细胞黏附分子表达增加，吸引吞噬细胞黏附其表面，进而导致以淋巴细胞和单核巨噬细胞浸润为主的组织炎症反应，又称迟发型超敏反应。

（2）效应 Th2 细胞的作用：辅助活化 B 淋巴细胞，辅助体液免疫。

（3）效应 Tc 细胞的作用：效应 Tc 细胞对靶细胞具有特异性杀伤作用。当效应 Tc 细胞识别抗原活化后，可排出胞浆颗粒，释放穿孔素和颗粒酶。穿孔素的结构与 C9 有同源性，其作用与补体的膜攻击复合物类似。在 Ca^{2+} 存在下，它能嵌入靶细胞膜中，聚合成跨膜通道，使大量离子和水分子进入细胞，造成细胞溶解。颗粒酶主要为丝氨酸蛋白酶，它单独不能发挥作用，只有当穿孔素在靶细胞形成孔道后，才能进入细胞，活化胞内核酸酶，裂解 DNA，导致靶细胞的程序性死亡(programmed cell death，PCD)，又称细胞凋亡(apoptosis)。

此外，活化后的 Tc 还可表达或释放 Fas 配体，与靶细胞上的受体 Fas 结合后，启动致死信号，活化丝氨酸蛋白酶，也可导致靶细胞凋亡。

效应 Tc 细胞的杀伤作用特点是：①特异性杀伤作用；②具有 MHC 限制性；③可连续杀伤多个靶细胞。

二、细胞免疫的生物学效应

(一)抗感染作用

细胞免疫主要针对胞内寄生菌(如结核分枝杆菌、伤寒沙门菌属、麻风分枝杆菌等)、病毒、真菌及某些寄生虫感染。

(二)抗肿瘤作用

效应 Tc 细胞可直接杀伤带有相应抗原的肿瘤细胞；细胞免疫过程中产生的某些细胞因子(如 TNF、IFN 等)在抗肿瘤免疫中具有一定的作用。

(三)免疫损伤

亦可导致迟发型超敏反应、移植排斥反应及某些自身免疫性疾病等。

表6－2　体液免疫应答和细胞免疫应答的特点比较

项目	体液免疫应答	细胞免疫应答
抗原	TD－Ag,TI－Ag,TD－Ag	
介导细胞	APC,Th2,B	Tc,Th1,Th2,NK、巨噬细胞
效应物质	抗体	淋巴因子,效应 Tc
反应速度	较快初次应答:1～2周;再次应答:1～2天	反应较慢,再次接触抗原24小时后才出现反应
被动转移物质	特异性抗体	致敏的效应 T 细胞
免疫生理效应	中和作用,调理作用,ADCC 效应,活化补体	抗胞内感染,抗肿瘤细胞
免疫病理效应	超敏反应(Ⅰ、Ⅱ、Ⅲ型)	超敏反应(Ⅳ型)

第四节　免疫耐受

一、免疫耐受的概念

免疫耐受（immunologic tolerance）是指机体免疫系统接受某种抗原作用后产生的特异性免疫无应答状态（state of specific unresponsiveness），属负免疫应答的范畴。免疫耐受是免疫应答的一种特殊形式，自身抗原或外来抗原均可诱导产生免疫耐受，这些抗原称为耐受原。由自身抗原诱导产生的免疫耐受称为自身耐受（self tolerance），对自身抗原的耐受在维持自身稳定，避免自身免疫病的发生中具有重要意义。

二、免疫耐受的分类

（一）天然免疫耐受

1945 年 Owen 发现一对异卵双生小牛由于在胚胎期胎盘血管融合而发生血液交流，在他们的血流中可同时存在两种不同血型抗原的红细胞，而不产生相应血型抗体。这种血型嵌合体小牛不仅允许对不同血型的红细胞在体内长期存在，而且还能接受对方的皮肤移植物而不发生排斥反应。但不能接受其他无关个体的皮肤移植，Owen 称这一现象为天然免疫耐受。

（二）人工诱导的免疫耐受

Medawar 等 1953 年证实了 Owen 的观察，建立了实验性免疫耐受模型。Medawar 等先将 CBA 品系小鼠的骨髓细胞注入 A 品系胚胎期或新生期小鼠体内，待小鼠出生 8 周后，移植 CBA 品系小鼠的皮肤，该皮肤可长期存活不被排斥。实验揭示，不仅胚胎期能诱导免疫耐受，新生期也能诱导免疫耐受。Dresser 等（1962）发现，在一定条件下，用去凝聚的可溶性蛋白也可诱导成年动物产生耐受，但与胚胎期和新生动物相比，诱导成年动物耐受较难，且不持久。

三、诱导免疫耐受的条件

同一种抗原，因条件不同，既可是免疫原，也可以是耐受原。抗原物质进入机体能否诱导产生免疫耐受主要取决于抗原和机体两方面的因素。

（一）抗原因素

1.抗原性质

一般而言，小分子、可溶性、非聚合单体物质，如人丙种球蛋白、多糖和脂多糖等多为耐受原。这些小分子可溶性抗原在体内不易被吞噬细胞摄取，有可能以最适浓度,通过直接与淋巴细胞作用的方式诱导机体产生免疫耐受。

2.抗原剂量

诱导耐受所需抗原剂量随抗原种类、耐受细胞类型、动物种属、品系和年龄而异。研究表明,TD抗原无论剂量高低均可诱导T细胞产生耐受。低剂量TD抗原不能诱导B细胞耐受,只有高剂量TI抗原才能诱导B细胞产生耐受。其中小剂量抗原引起的耐受称低带耐受(Low – zone tolerance),大剂量抗原引起的耐受称高带耐受(high – zone tolerance)。

3.抗原注射途径

一般而言,抗原经静脉注射最易诱导产生免疫耐受,腹腔注射次之,皮下和肌内注射最难。此外,口服抗原,可诱导胃肠道局部黏膜免疫,而致全身免疫耐受。此种现象称为耐受分离(split tolerance)。

4.抗原表位特点

有些情况下,诱导免疫应答还是诱导耐受与抗原表位的特点有关。例如用鸡卵溶菌酶(HEL)免疫小鼠可诱导免疫耐受,如去除N端3个氨基酸,可诱导抗体产生。因为鸡卵溶菌酶蛋白(hen egg lysosome,HEL)的N端的表位诱导Tr细胞活化,从而抑制Th的功能,引起耐受;其C端的表位诱导Th活化,导致免疫应答。

(二)机体因素

1.年龄

免疫系统的发育程度与年龄相关。免疫耐受的诱导在胚胎期最容易,新生期次之,成年期最难。

2.动物的种属和品系

动物的种属和品系不同,诱导和维持免疫耐受的难易程度也不相同。同一种属不同的品系诱导的难易程度也有差异。

3.免疫抑制药的应用

免疫抑制状态下易于诱导耐受。成年机体单独用抗原不易诱导免疫耐受,若抗原和免疫抑制药共同应用,则可成功诱导免疫耐受。

四、免疫耐受的机制

免疫耐受可分为中枢耐受和外周耐受两种类型。中枢耐受是指在胚胎期以及在T、B细胞发育过程中接触自身抗原所形成的耐受,此种耐受持续终生。外周耐受是指T、B细胞已发育成熟或具有功能后对自身抗原和异己抗原产生的耐受。此种耐受往往由某些诱导因素引起,随着诱导因素的消失,耐受可逐渐解除。两类耐受的形成机制有所不同。

（一）中枢耐受

中枢耐受发生在中枢免疫器官内，其发生机制多为克隆清除。未成熟 T 细胞识别胸腺内 APC 携带的自身抗原并与之发生高亲和力结合后，出现阴性选择而被克隆清除，由此 T 细胞对该抗原形成自身耐受。骨髓内未成熟 B 细胞（IgM^+IgD^-）识别自身抗原后也出现克隆消除。阴性选择清除的是针对机体组织细胞普遍表达的共同自身抗原的 T 细胞、B 细胞，针对不表达于中枢免疫器官内的组织特异性抗原（tissue – specific Ag）T 细胞、B 细胞仍存在，虽然其处于克隆不活化（clonal inactivation）状态，但存在潜在的发生自身免疫病的危险。

（二）外周耐受

1. 克隆无能

有些表达组织特异性抗原的细胞不表达 B7 和 CD40。在无炎症情况下，APC 亦不能活化，故自身应答性淋巴细胞只能识别抗原产生第一信号，不产生第二信号，细胞不能充分活化，致克隆无能状态（clonal anergy）。

2. 免疫忽视

外周组织特异性抗原浓度太低，不足以活化相应的自身应答性 T 细胞及 B 细胞，或 TCR 亲和力低，自身应答性淋巴细胞与组织特异性抗原并存，在正常情况下，不引起自身免疫病，称为免疫忽视（immunological ignorance）。

3. 缺乏 Th 细胞的辅助作用

TD 抗原刺激 B 细胞产生抗体需 Th 细胞的辅助，若缺乏 Th 细胞的作用，B 细胞则不能活化。体内某些组织特异性抗原可被自身应答性 B 细胞识别，但自身应答性 Th 细胞不活化，因此，B 细胞处于免疫无能状态。

4. Tr 细胞的作用

动物实验证明耐受动物体内存在 Tr 细胞。将耐受动物 T 细胞转输给同品系正常动物后，可使后者获得耐受性。一般认为，Tr 细胞是通过释放 TGF – β，抑制 Th 细胞和 Tc 细胞功能，引发免疫耐受的。

五、免疫耐受与临床医学

免疫耐受的诱导、维持和破坏与许多临床疾病的发生、发展和转归有关。免疫耐受的研究对临床实践具有重要意义。目前临床应用有两个方面的设想，一是建立免疫耐受以治疗超敏反应性疾病和预防器官移植排斥反应。抗原刺激相应 T 细胞、B 细胞克隆，使其活化、增殖、分化，产生免疫应答。如果能阻断反应的进行，就能达到免疫耐受的目的。因此可从抑制特异性免疫应答和拮抗抗原两方面入手。主要的方法有：口服免疫原、静脉注射抗原、移植骨髓及胸腺、脱敏治疗、防止 IgE 类 Ab 产生、防止感染、诱导产生特异拮抗性免疫细胞、自身抗原肽拮抗剂的作用等；二是打破免疫耐受，以治疗肿瘤和病毒感染性疾病（持续感染）。主要方法有：采用免疫原及免疫应答分子治疗肿瘤患者、合理使用细胞因子及细胞因子抗体、采取多重抗感染措施防止病原体产生抗原拮抗分子。

第五节　免疫调节

免疫调节是指免疫应答过程中免疫细胞与免疫分子之间以及与神经内分泌系统等之间的相互作用，共同调节免疫应答的全过程，使免疫应答维持合适的强度，以保证机体内环境的稳定。这是免疫系统在识别抗原、启动应答和产生记忆之外的另一项重要功能。

免疫调节是一种精细、复杂、涉及基因、分子、细胞、整体和群体等不同水平调节的免疫生物学现象，是在免疫系统进化过程中，机体形成的多方位、多层次的免疫调控机制。

一、分子水平上的免疫调节

（一）抗体的免疫调节作用

抗体具有负反馈调节作用。采用人工方法提高机体某一种特异性抗体水平，则机体产生该特异抗体的能力迅速下降。其可能的原理是：抗体水平增高加速抗原的清除，使抗原浓度降低；另外是通过 Id – AId 网络调节，免疫应答产生的大量抗体（Ab1），诱导产生抗独特型抗体（Ab2）。Ab2 分子的 CDR 与 BCR 的 V 区结合，Fc 段与 B 细胞表面 FcR 结合，使 BCR 与 FcR 交联，产生抑制信号，终止 B 细胞的分化与分泌抗体。

（二）补体分子的调节作用

滤泡树突状细胞（FDC）通过大量表达的 C3b 受体捕捉 C3b – Ag – Ab 复合物，并表达在细胞表面，可持续活化 B 细胞。另外，BCR 识别抗原时需要辅助受体的参与。B 细胞的辅助受体为 CD19 – CD21 – CD81 – leu13 信号复合物。当 BCR 与抗原分子结合后，共价结合在抗原上的 C3d 可与 CD21（CR2）交联，再通过 CD19 分子活化胞内蛋白酪氨酸激酶，传递活化信号，启动 B 细胞活化的辅助性途径。辅助受体参与能明显提高抗原对 B 细胞激活的阈值。

（三）细胞因子的调节作用

细胞因子之间通过合成与分泌的相互调节、受体表达的相互调控、生物学效应的相互影响而组成细胞因子网络，这一网络是免疫细胞间相互影响与调节的重要方式。如 T 细胞产生 IL – 2、IL – 4、IL – 5、IL – 6 等细胞因子，刺激 B

细胞的分化、增殖和抗体的产生；而 B 细胞产生 IL - 12 调节 Th1 细胞活性和 Tc 细胞的活性。

二、细胞水平上的免疫调节

(一) T 细胞的免疫调节

调节性 T 细胞分为自然调节 T 细胞和适应性调节 T 细胞两类。

1. 自然调节 T 细胞

自然调节 T 细胞在胸腺内诱导产生，是表型为 CD4 + CD25 + foxp3 + 的 T 细胞，主要通过细胞接触抑制自身反应性 T 细胞介导的局部应答，而不依赖细胞因子的作用。

2. 适应性调节 T 细胞

适应性调节 T 细胞主要包括 Th 细胞和 Tr1 细胞。适应性调节 T 细胞发挥作用也通过细胞接触，但必须有特定的细胞因子参加。Th 细胞分为 Th1 和 Th2 两个亚群，两个亚群经分泌细胞因子相互调节。Th1 细胞分泌 IFN - γ 抑制 Th2 细胞的增殖和功能；Th2 细胞产生 IL - 4、IL - 10，可抑制 Th1 细胞的活性。Tr1 细胞主要通过分泌 TGF - β 抑制细胞免疫和体液免疫，发挥负反馈调节作用。

(二) 独特型网络调节

Jerne 等于 20 世纪 70 年代提出网络学说，根据这一学说，当抗原进入机体时，刺激相应 B 细胞克隆大量扩增，产生大量的特异性抗体(Ab1)，Ab1 高变区的独特型表位可刺激产生抗独特型抗体(Ab2)。Ab2 又能继续诱导 Ab3 的产生，如此反复，构成独特型网络。根据相互识别的结果，将独特型网络分为 4 组：①抗原反应细胞(antigen reactive cell，ARC)组。外来抗原被 ARC 上抗原受体识别，刺激此类细胞增殖和产生相应抗体，构成网络的核心。②ARC 抑制细胞，即抗独特型组(anti - idiotype set)。该细胞抗原受体可识别 ARC 的独特型决定簇，并与其结合后有抑制 ARC 应答作用。③ARC 激发细胞，又称内影像组(internal image set)。该组细胞的独特型决定簇与外来抗原决定簇的结构相似，可模拟外来抗原对 ARC 细胞构成刺激。④与 ARC 独特型决定簇相同的细胞，即非特异性平行组(unspecific parallelset)。可被 ARC 抑制细胞识别，刺激其对 ARC 细胞的抑制作用。独特型网络中的免疫细胞相互间受到多方牵制，从而维持免疫系统的自稳。外来抗原只是打破了 Ab1 和 Ab2 之间的平衡，选择网络中相应细胞克隆，使之激活和扩增，并激活下一级 AId 产生。Id - AId 的级联反应呈周期性循环，但并非简单的重复，而是随着各级 Id - AId 应答的逐渐减弱，达到新的平衡。

三、基因水平上的免疫调节

机体的免疫应答受遗传的控制，控制免疫应答的基因主要有两类：一是编码识别抗原分子的基因，如免疫球蛋白基因和 T 细胞抗原受体基因，这类基因产物是免疫系统识别"自己"与"非己"的物质基础，也是决定免疫应答特异性的分子基础；二是编码控制免疫应答分子的基因，存在于 MHC 中，主要包括控制免疫细胞间相互作用的基因和控制机体对特定抗原发生免疫应答能力的基因。后者又称为免疫应答基因(immune response gene，Ir 基因)，人的 Ir 基因位于 HLA Ⅱ 类基因区内。故在群体水平，不同的个体由于遗传背景不同，对同一抗原的应答能力同样存在差异。

四、神经 - 内分泌 - 免疫系统相互调节

免疫系统与神经、内分泌系统存在广泛的联系，三者相互作用、相互影响，构成复杂的神经 - 内分泌 - 免疫调节网络，共同维持机体内环境的平衡。

近年来，证实精神心理因素如应激、抑郁、焦虑等会导致免疫功能的变化。中枢神经系统(CNS)对免疫调控的途径为 CNS→垂体→肾上腺→激素→免疫细胞或 CNS→神经递质→免疫细胞。参与的介质有神经肽、神经递质和激素，其作用是通过受体介导而实现的。几乎所有的免疫细胞上都有不同神经递质和激素受体，也提示神经和内分泌对免疫功能的调控作用。

免疫系统也可以通过多种途径影响神经内分泌系统。如免疫细胞分泌的 IL - 1，可刺激下丘脑使体温升高，又可作用于垂体，通过 ACTH 促使肾上腺皮质激素释放。神经内分泌系统和免疫系统之间有一完整的调节环路。它们之间的相互作用说明机体对各种刺激的反应所表现出的整体性。

〔复习思考题〕

1. 试述 B 细胞产生特异性抗体的过程。
2. Th1 效应细胞是如何清除感染病原体的？
3. CTL 效应细胞是如何杀伤靶细胞的？
4. 免疫耐受产生和维持的机制是什么？
5. 研究免疫耐受产生和维持的机制有何临床意义？
6. 免疫系统内的调节机制主要有哪些？

第七章 超敏反应

超敏反应(hypersensitivity)又称变态反应(ellergy),是指机体受相同抗原再次刺激所致的功能紊乱和/或组织损伤等病理性免疫反应。引起超敏反应的抗原物质称为变应原(allergen)。1963年Gell和Coombs根据超敏反应发生速度、机制和临床特点,将其分为四型:Ⅰ型,速发型超敏反应;Ⅱ型,细胞毒型或细胞溶解型超敏反应;Ⅲ型,免疫复合物型或血管炎型超敏反应;Ⅳ型,迟发型超敏反应。

第一节 Ⅰ型超敏反应

Ⅰ型超敏反应在四型超敏反应中发生速度最快,一般在再次接触变应原后数分钟内出现反应,故称速发型超敏反应(immediate hypersensitivity),是临床最常见的一种超敏反应。其主要特征是:①再次接触变应原后发生,反应快、消退也快;②以功能性紊乱为主;③抗体以IgE为主;④具有明显的个体差异和遗传倾向;⑤无补体参与。

一、Ⅰ型超敏反应的发生机制

(一)参与的主要成分

1. 变应原

种类繁多,根据变应原进入机体的途径,将其分为:①吸入性变应原,如花粉、尘螨、真菌孢子等;②摄入性变应原,如牛奶、鱼虾及口服药物等;③注入性变应原,如注射药物(青霉素)、生物制剂(疫苗及免疫血清)等;④接触性变应原,如合成化合物、金属(镍、铬)等。

2. 抗体

引起Ⅰ型超敏反应的抗体主要为IgE,其在正常人血清中其含量极低,超敏患者明显升高。IgE主要由鼻咽、扁桃体、气管和胃肠道等处黏膜下固有层的浆细胞产生,这些部位也是变应原易于侵入而引发过敏反应的部位。

3. 细胞

主要有肥大细胞、嗜碱性粒细胞。这类细胞表面均表达高亲和力IgE Fc受体,可与IgE结合,形成致敏细胞。

4.生物活性介质

致敏细胞内含有大量颗粒,受刺激时可合成和释放多种生物活性介质,如组胺、激肽原酶、白三烯、血小板活化因子、前列腺素 D_2 及多种细胞因子(IL – 4、IL – 5、IL – 13、TNF – α)等。

(二)发生机制(图7 – 1)

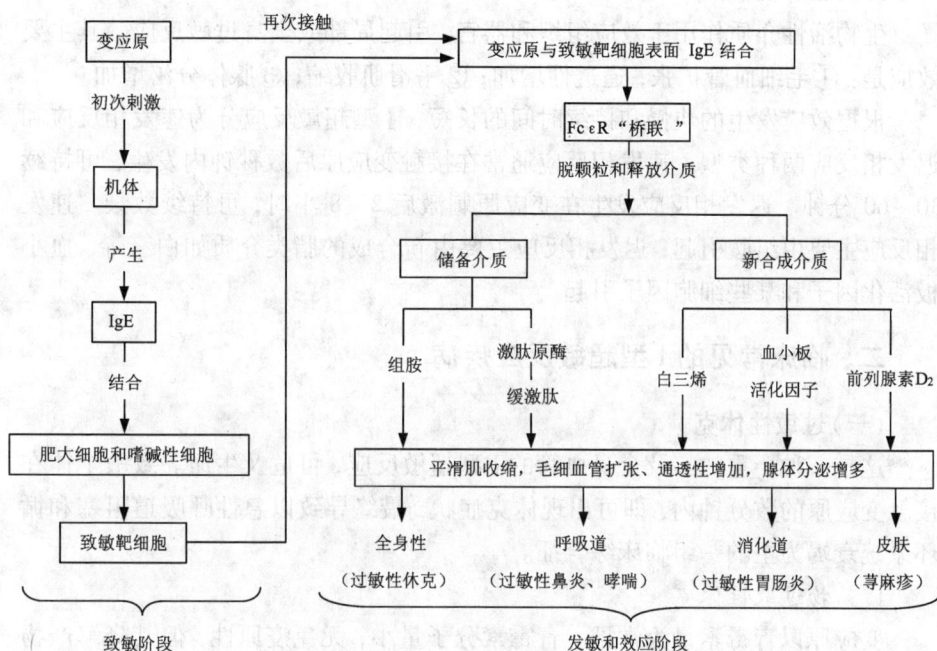

图7 – 1 I型超敏反应发生机制示意图

1.致敏阶段

变应原进入机体后,可诱导 B 细胞分化为浆细胞而产生 IgE 抗体。IgE 为亲细胞抗体,其 Fc 段可与肥大细胞和嗜碱粒细胞表面相应的 FcεRI 结合,使机体处于对该变应原的致敏状态。表面结合 IgE 的肥大细胞、嗜碱性粒细胞称为致敏细胞,其致敏状态可维持数月甚至更长,如长期不接触变应原,致敏状态可逐渐消失。

2.发敏阶段

相同变应原再次进入机体,与致敏肥大细胞/嗜碱粒细胞表面两个或两个以上相邻 IgE 特异性结合,导致 FcεRI 发生"桥联"反应,诱导肥大细胞/嗜碱性粒细胞脱颗粒,合成并释放生物活性介质。"桥联"反应机制是:①FcεRI"桥联"可激活甲基转移酶，使细胞膜磷脂甲基化，从而激活钙通道；②FcεRI"桥联"可抑制腺苷酸环化酶，使 cAMP 减少，促进细胞内储存的钙释放入胞浆；③FcεRI"桥联"可通过 G 蛋白的作用激活磷脂酶 C，后者将二磷酸磷酯酰肌醇（PIP_2）水解为三磷酸肌醇（IP_3）和甘油二酯（DG），使胞内储存钙释放，在钙的参与下，细胞内颗粒大量释放到细胞外。

3. 效应阶段

生物活性介质作用于效应组织和器官，引起局部或全身过敏反应。其主要效应是：①毛细血管扩张，通透性增加；②平滑肌收缩；③腺体分泌增加。

根据效应发生的快慢和持续时间的长短，I 型超敏反应分为速发相反应和迟发相反应两种类型。速发相反应通常在接触变应原后数秒钟内发生，可持续 30 ~ 60 分钟。迟发相反应发生在变应原刺激后 2 ~ 8 小时，可持续数天。速发相反应主要由组胺引起；迟发相反应主要由新合成的脂类介质如白三烯、血小板活化因子和某些细胞因子引起。

二、临床常见的 I 型超敏反应疾病

（一）过敏性休克

这是一种严重的累及全身血管的 I 型超敏反应，可危及生命。致敏个体在接触变应原的数分钟内，即可出现休克症状，最终导致以急性呼吸道阻塞和循环系统衰竭为主的一组临床综合征。

1. 药物过敏性休克

变应原以青霉素最为常见。青霉素分子量小，无免疫原性，但其降解产物青霉噻唑醛酸或青霉烯酸可与体内组织蛋白结合后诱发过敏性休克。临床上少数人在初次使用青霉素时也可发生过敏性休克，可能与其吸入空气中青霉菌孢子而使机体处于致敏状态有关。青霉素制剂在弱碱性溶液中易形成青霉烯酸，因此使用青霉素时应临用前配制，放置后不可使用。此外，头孢菌素、四环素、普鲁卡因、中药注射液（如鱼腥草注射液）等也可引起过敏性休克。

2. 血清过敏性休克

又称血清过敏症或再次血清病。常发生于既往曾用过动物免疫血清，机体已处于致敏状态，再次接受同种动物免疫血清的个体。临床上使用破伤风抗毒素或白喉抗毒素进行治疗或紧急预防时，可出现此种反应。

（二）呼吸道过敏反应

常因吸入花粉、尘螨、真菌孢子和动物毛屑等变应原或因呼吸道病原微生物感染引起。主要表现为支气管哮喘和过敏性鼻炎。

1.支气管哮喘

是由于支气管平滑肌痉挛、腺体分泌增加而引起的哮喘和呼吸困难。有速发相反应和迟发相反应两种类型。

2.过敏性鼻炎

过敏性鼻炎是由于鼻黏膜水肿、腺体分泌增加而出现流涕、喷嚏等临床症状。

(三)消化道过敏反应

少数人进食鱼、虾、蟹、蛋、奶等食物后可发生过敏性胃肠炎，出现恶心、呕吐、腹痛和腹泻等症状，严重者也可发生过敏性休克。主要与胃肠道黏膜表面分泌型 IgA 含量明显减少和蛋白水解酶缺乏有关。

(四)皮肤过敏反应

皮肤过敏反应可由药物、食物、花粉、动物皮毛及肠道寄生虫等引起。主要包括荨麻疹、特应性皮炎(湿疹)和血管性水肿等。

三、Ⅰ型超敏反应疾病的防治原则

Ⅰ型超敏反应的防治原则是：寻找变应原，避免再接触；脱敏治疗；切断或干扰超敏反应发生过程中某些环节，以终止后续反应。

(一)查明变应原

查明变应原并避免再次接触是预防Ⅰ型超敏反应发生最有效的方法。临床检测变应原最常用的方法是皮肤试验。该种皮肤试验方法是：将容易引起过敏反应的药物、生物制品或其他可疑变应原(如青霉素、抗毒素血清、花粉等)做相应稀释后(青霉素 25U、抗毒素血清 1:100000、花粉 1:10000)，取 0.1 mL 在受试者前臂作皮内注射，15~20 分钟后观察结果。如注射部位皮肤出现红晕、风团，直径 >1 cm 则为皮肤试验阳性。

(二)脱敏治疗

常用于无法避免接触的异种血清或某种特异性变应原引起的超敏反应。

1.异种免疫血清脱敏疗法

抗毒素皮试阳性但又必须使用者，可采用小剂量、短时间隔(20~30 分钟)多次注射抗毒素的方法进行脱敏治疗。其机制可能是小剂量变应原所致生物活性介质释放量较少，不足以引起明显临床症状，而且，短时间内小剂量多次反复注射变应原(抗血清)，可使体内致敏靶细胞内的过敏介质被逐步耗尽。然后大量注射治疗剂量抗血清就不会发生过敏反应。但此种脱敏是暂时的，经一定时间后机体又可重新被致敏。

2.特异性变应原脱敏疗法

对已查明而难以避免接触的变应原如花粉、尘螨等，可采用小剂量、间隔较长时间、反复多次皮下注射的方法进行脱敏治疗。其作用机制可能与改变抗原进入途径，诱导机体产生大量特异性 IgG 类抗体，IgG 抗体与再次进入的变应原结合，阻止变应原与肥大细胞或嗜碱性粒细胞表面相应 IgE 结合，从而阻断 I 型超敏反应的发生。此种 IgG 类抗体又称封闭抗体。

（三）药物防治

针对 I 型超敏反应的发生和发展过程，药物可以切断或干扰其中某个环节，防止或减轻过敏反应的发生。

1.抑制生物活性介质合成和释放

抑制生物活性介质合成和释放药，比如阿司匹林为环氧合酶抑制剂，可抑制前列腺素等介质生成；色甘酸二钠可稳定细胞膜，阻止致敏靶细胞脱颗粒和释放生物活性介质。

2.生物活性介质拮抗药

生物活性介质拮抗药，比如，苯海拉明、扑尔敏、异丙嗪等抗组胺药物，可与组胺竞争效应器官细胞膜上的组胺受体，抑制组胺活性；乙酰水杨酸为缓激肽拮抗剂；扎鲁司特、孟鲁司特为白三烯拮抗剂。

3.改善效应器官反应性

改善效应器官反应性，比如肾上腺素不仅可解除支气管平滑肌痉挛，还可使外周毛细血管收缩以升高血压，因此在抢救过敏性休克时具有重要作用；葡萄糖酸钙、维生素 C、氯化钙等除可解痉外，还能降低毛细血管通透性和减轻皮肤与黏膜的炎症反应。

4.中医中药治疗

以中医药理论为基础，对过敏性疾病进行辨证施治。

第二节　Ⅱ型超敏反应

Ⅱ型超敏反应是由血清中抗体（IgG、IgM）与靶细胞表面相应抗原结合，激活补体并在吞噬细胞和 NK 细胞等作用下，引起的以细胞溶解或组织损伤为主的病理性免疫应答。又称细胞溶解型或细胞毒型超敏反应。其主要特征是：①参与抗体主要是 IgG 和 IgM；②补体、巨噬细胞和 NK 细胞参与致病；③靶细胞主要是血细胞和某些组织细胞。

一、Ⅱ型超敏反应的发生机制

(一)靶细胞及其表面抗原

正常组织细胞、改变的自身组织细胞均可成为Ⅱ型超敏反应中被杀伤的靶细胞。

1. 同种异型抗原

即组织细胞表面固有抗原，如红细胞 ABO 血型抗原和 Rh 抗原、HLA 抗原、血小板抗原、肺基底膜抗原、肾基底膜抗原等。

2. 自身修饰抗原

由于微生物感染、药物或多种理化因素的作用，导致自身细胞或组织结构发生改变，以致免疫系统将它们视为异物而产生应答。

3. 异嗜性抗原

某些病原微生物与自身组织抗原有交叉反应性，如乙型溶血性链球菌细胞壁成分与人肾小球基底膜间有共同抗原，故抗链球菌抗体也能与肾小球基底膜结合，发生交叉反应，引起自身组织损伤。

4. 半抗原

如某些化学制剂、药物、病原微生物等半抗原，吸附于血清蛋白或血细胞表面而成为完全抗原，可刺激机体产生特异性抗体，介导被吸附细胞的损伤。

(二)抗体、补体和效应细胞的作用

参与Ⅱ型超敏反应的抗体主要是 IgG（IgG_1、IgG_2 和 IgG_3）和 IgM，少数为 IgA。这些抗体与细胞膜表面相应抗原结合后，主要通过三条途径损伤靶细胞（图 7 - 2）。

1. 补体介导的细胞溶解

抗体与靶细胞表面抗原结合后，激活补体，形成膜攻击复合物，直接导致靶细胞溶解。

2. 巨噬细胞的吞噬作用

抗体 Fab 段与靶细胞表面特异性抗原结合，抗体 Fc 端与吞噬细胞表面 Fc 受体结合，从而促进吞噬细胞吞噬靶细胞。

3. ADCC 效应

抗体 Fab 段与靶细胞表面相应抗原结合，抗体 Fc 段与 NK 细胞表面 Fc 受体结合，介导对靶细胞的 ADCC 效应。

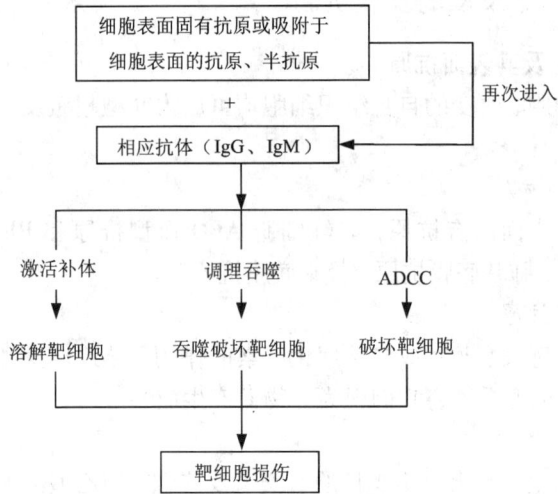

图7－2　Ⅱ型超敏反应发生机制示意图

二、临床常见的Ⅱ型超敏反应疾病

(一)输血反应

多发生于 ABO 血型不符的输血。如将 A 型供血者的 RBC 误输给 B 型受血者，由于 A 型血红细胞表面有 A 抗原，B 型受血者血清中有天然抗 A 抗体，两者结合后激活补体可使红细胞溶解而引起溶血反应。临床症状表现为发热，低血压，后背下部痛，胸有压迫感和恶心、呕吐等。反应强弱取决于抗 ABO 系统中抗原的抗体种类和数量。

(二)新生儿溶血症

这种反应可因母子间 Rh 血型不符(母亲为 Rh^-，胎儿为 Rh^+)而发生。血型为 Rh^- 的母亲受到胎儿红细胞上 Rh 抗原刺激(输血、流产或分娩等原因)，产生抗 Rh 的抗体 IgG。抗体 IgG 可通过胎盘。当体内有 Rh 抗体的母亲再次妊娠，且胎儿血型仍为 Rh^+ 时，Rh 抗体进入胎儿体内与胎儿红细胞反应导致红细胞破坏，引起流产或发生新生儿溶血症。母子间 ABO 血型不符引起的新生儿溶血症也不少见，但 ABO 血型系统中红细胞抗原产生的抗体是以 IgM 为主，IgM 不能通过胎盘，因此此类新生儿溶血症状轻微。

(三)药物过敏性血细胞减少症

某些药物(如青霉素、非那西汀、氨基比林、磺胺等)半抗原，能与血细胞膜蛋白或血浆蛋白结合形成完全抗原,刺激机体产生相应抗体。这种抗体与已结合药物的红细胞、粒细胞或血小板作用,可引起溶血性贫血、粒细胞减少或血小板减少性紫癜等。

(四)肺出血 - 肾炎综合征

为病毒感染和(或)吸入某些化学性物质引起的原发性肺损害。由于肺泡壁毛细血管基膜和肾小球基底膜存在共同抗原,刺激机体产生自身 IgG 类抗体,可以引起继发性肾损伤。本病的特征为咯血、肺部浸润性炎症征象、肾小球肾炎等,组织中有抗基底膜抗体。

(五)甲状腺功能亢进(Graves 病)

患者体内可产生针对甲状腺细胞表面甲状腺刺激素(thyroid stimulating hormone, TSH)受体的自身抗体,该种抗体与甲状腺细胞表面 TSH 受体结合,可刺激甲状腺细胞合成并分泌过多的甲状腺素,引起甲状腺功能亢进(不是使甲状腺细胞溶解破坏)。由于是抗体和靶细胞直接作用,故又称为抗体刺激型超敏反应,是一种特殊的 II 型超敏反应。

三、II 型超敏反应防治原则

预防 II 型超敏反应的措施主要是查明变应原,避免再接触。如属药物引起者则应立即停药;若为血型抗体所致者则停止输血,严重病例可行血浆交换或换血疗法等;因 Rh 血型不符所致的新生儿溶血症,可于产后 72 小时内给母体注射抗 Rh 免疫球蛋白,及时清除进入母体的 Rh^+ 红细胞,以免胎儿 Rh 抗原使母体致敏,对再次妊娠胎儿有较好的预防效果。此外,可应用肾上腺皮质激素类药物缓解免疫病理反应,还可采用中医中药进行辨证论治。

第三节 III 型超敏反应

III 型超敏反应由免疫复合物引起,故称免疫复合物型超敏反应。抗原与相应抗体结合形成的免疫复合物未被及时清除,并沉积于局部或全身毛细血管基底膜,通过激活补体,引起中性粒细胞聚集,进而引起血管及其周围组织的炎症,所以又称血管炎型超敏反应(vasculitis)。

一、III 型超敏反应的发病机制

引起 III 型超敏反应的抗原种类很多,包括内源性抗原如肿瘤抗原、系统性红斑狼疮患者的核抗原等,外源性抗原如各种病原微生物、寄生虫、药物、异种血清等。

（一）中等大小可溶性免疫复合物的形成

体内持续存在的可溶性抗原与相应抗体（IgG、IgM 或 IgA）结合可形成抗原－抗体复合物，即免疫复合物（immune complex，IC）。免疫复合物的大小与其致病有关。通常大分子免疫复合物可被体内单核/巨噬细胞及时吞噬清除，小分子免疫复合物在循环中难以沉积，可通过肾小球滤过排出体外，因此二者一般无致病作用。当形成中等大小可溶性免疫复合物（其沉降系数为 19s）并长期存在于血循环中时，可沉积于毛细血管基底膜，引起免疫复合物病。此外，由于抗原量过多以及吞噬细胞或补体发生缺陷等因素，可导致免疫复合物的产生速度明显大于清除速度，促使其在体内持续存在而致病。

（二）中等大小可溶性免疫复合物的沉积

血管活性胺类物质对 IC 沉积具有重要作用。IC 可直接与血小板结合，使之活化释放组胺等炎性介质，IC 还可激活补体产生过敏毒素（C3a/C5a）和C3b，使肥大细胞、嗜碱性粒细胞和血小板活化，释放组胺等炎性介质。这些血管活性胺类物质可使血管壁通透性增高，有利于免疫复合物在血管壁上沉积和嵌顿在血管内皮细胞间。此外，IC 的沉积与局部组织结构和血液动力学也有关。IC 容易沉积于血压较高的毛细血管迂回处，如肾小球基底膜和关节滑膜等处的毛细血管迂回曲折、血流缓慢、血压较高且易产生涡流，则可促进中等大小可溶性 IC 沉积并嵌于血管内皮细胞间。

（三）中等大小可溶性免疫复合物沉积后引起的组织损伤

1. 补体的作用

IC 可由经典途径激活补体系统产生过敏毒素（C3a/C5a），使嗜碱性粒细胞和肥大细胞脱颗粒，释放组胺等炎性介质，引起局部水肿，同时吸引中性粒细胞聚集在 IC 沉积的部位，造成中性粒细胞的浸润。中性粒细胞在吞噬免疫复合物过程中，可通过释放蛋白水解酶、胶原酶、弹性纤维酶等溶酶体酶造成血管和周围组织的损伤。

2. 血小板的作用

IC 和 C3b 可使血小板活化，产生 5－羟色胺等血管活性胺类物质，导致血管扩张，通透性增强，引起充血和水肿，同时可使血小板聚集并通过激活凝血机制形成微血栓，造成局部组织缺血继而出血，加重局部组织细胞的损伤。

二、临床常见的Ⅲ型超敏反应疾病

（一）局部免疫复合物病

用马血清经皮下反复免疫家兔数周后，再次注射马血清时，可在注射局部出现红肿、出血和坏死等剧烈炎症反应，此种现象被称为 Arthus 反应。这是由

靶细胞损伤 ──刺激──→ 机体 ──产生──→ 抗体（IgG、IgM、IgA）

免疫复合物

小分子可溶性免疫复合物	中等大小可溶性免疫复合物	大分子可溶性免疫复合物

肾小球滤过排出　　沉积于毛细血管基底膜　　吞噬细胞吞噬清除

激活补体　　　　　　　　　　　　　　　血小板

C3a
C5a
C3b

嗜碱性粒细胞和肥大细胞

中性粒细胞浸润　　释放血管活性介质　　血小板聚集　　释放血管活性介质

释放溶酶体酶	血管通透性增强	微血栓形成	血管通透性增强

局部或全身免疫复合物病

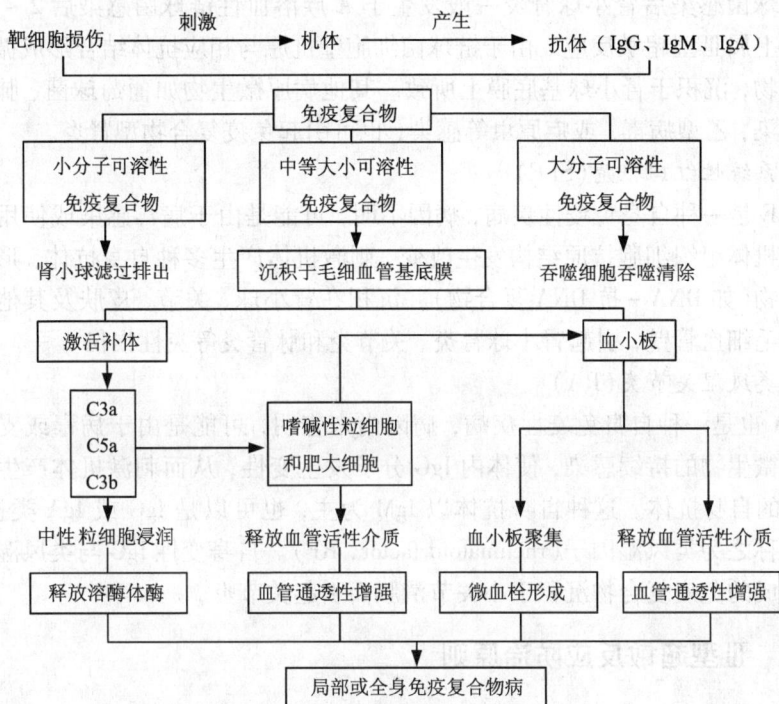

图 7-3　Ⅲ型超敏反应发生机制示意图

于抗原在注射局部与相应抗体结合，形成 IC 引起的炎症反应。在临床上局部反复注射胰岛素后可刺激机体产生相应 IgG 类抗体，若此时再次注射胰岛素，即可在注射局部出现红肿、出血和坏死等与 Arthus 反应类似的局部炎症反应，称为类 Arthus 反应。此外，多次注射狂犬病毒疫苗或使用动物来源的抗毒素，也可出现此类反应。

（二）全身性免疫复合物病

1. 血清病

在治疗破伤风或白喉患者时，初次大量注射抗毒素（马血清）1~2 周后出现注射局部红肿、淋巴结肿大、关节肿痛、发热、皮疹和一过性蛋白尿等症状。这是由于患者体内抗抗毒素抗体已经产生，而抗毒素尚未完全排除，二者结合形成中等大小可溶性循环免疫复合物所致。血清病具有自限性，停止注射抗毒素后症状可自行消退。

2. 链球菌感染后肾小球肾炎

链球菌感染后肾小球肾炎一般发生于 A 族溶血性链球菌感染后 2~3 周，80% 以上属Ⅲ型超敏反应。由于链球菌细胞壁抗原与相应抗体结合形成循环免疫复合物，沉积于肾小球基底膜上所致。其他病原微生物如葡萄球菌、肺炎双球菌感染，乙型病毒，或疟原虫等感染，也可引起免疫复合物型肾炎。

3. 系统性红斑狼疮(SLE)

SLE 是一种自身免疫性疾病，病因不明，可能是由于病毒感染或使用某些药物使机体组织细胞抗原结构发生改变，刺激机体产生多种自身抗体，形成免疫复合物(如 DNA – 抗 DNA 复合物)并沉积在肾小球、关节、皮肤及其他多种器官的毛细血管壁，引起肾小球肾炎、关节炎和脉管炎等炎性损伤。

4. 类风湿关节炎(RA)

RA 也是一种自身免疫性疾病，病因尚未查明，可能是由于病毒或支原体等病原微生物的持续感染，使体内 IgG 分子发生变性，从而刺激机体产生抗变性 IgG 的自身抗体。这种自身抗体以 IgM 为主，也可以是 IgG 或 IgA 类抗体，临床上称之为类风湿因子(rheumatoid factor，RF)。自身变性 IgG 与类风湿因子结合形成的免疫复合物沉积于小关节滑膜而引起关节炎。

三、Ⅲ型超敏反应防治原则

采用抗生素治疗及时控制感染性疾病；可使用药物如肾上腺皮质激素抑制免疫应答，减轻炎症反应。免疫调节剂(如左旋咪唑等)可加强抑制性 T 细胞功能或调节抗体生成，用于系统性红斑狼疮的治疗。还可使用中医中药进行辨证论治。

第四节　Ⅳ型超敏反应

Ⅳ型超敏反应又称迟发型超敏反应(delayed type hypersensitivity)，是由效应 T 细胞与相应抗原作用后引起的以单核细胞浸润和组织细胞损伤为主要特征的炎症反应。反应发生较迟缓，一般在机体再次接受相同抗原刺激后 48~72 小时发生。此型超敏反应的发生主要与效应 T 细胞和吞噬细胞及其产生的细胞因子或细胞毒性介质有关。

一、Ⅳ型超敏反应发病机制

(一)T 细胞致敏阶段

引起Ⅳ型超敏反应的抗原主要有胞内寄生菌(如结核分枝杆菌)、某些病毒

(如麻疹病毒)、寄生虫(某些原虫、蠕虫)和化学物质等。这些抗原性物质经抗原提呈细胞(APC)加工处理后,能以抗原肽 – MHC Ⅱ/I 类分子复合物的形式表达于 APC 表面,使具有相应抗原受体的 CD4$^+$T 细胞和 CD8$^+$T 细胞活化。这些活化 T 细胞在 IL – 2 和 IFN – γ 等细胞因子作用下,有些增殖分化为效应 T 细胞,即 CD4$^+$效应 T 细胞和 CD8$^+$效应 T 细胞,有些成为静止的记忆 T 细胞。这一阶段需 1 ~ 2 周。抗原通过皮内注入方式较易致敏。

(二)致敏 T 细胞的效应阶段

当抗原特异性记忆 T 细胞再次与相应抗原接触时,可迅速增殖分化为效应 T 细胞,通过介导炎症反应和细胞毒作用,造成组织损伤。参加 Ⅳ 型超敏反应的 T 细胞主要有 CD4$^+$T$_{DTH}$细胞和 CTL 细胞。

1. CD4$^+$T 细胞介导的炎症反应和组织损伤

CD4$^+$T 细胞再次与 APC 表面相应抗原作用后,可通过释放趋化因子、IFN – γ、TNF – β、IL – 2、IL – 3 和 GM – CSF 等细胞因子,产生以单个核细胞及淋巴细胞浸润为主的免疫损伤效应。趋化性细胞因子可促使单核/巨噬细胞向局部聚集,并在 IFN – γ 作用下激活其吞噬功能,释放溶酶体酶等炎性介质引起组织损伤;TNF – β 和活化巨噬细胞产生的 TNF – α 可直接对靶细胞及其周围组织细胞产生细胞毒作用,引起组织损伤;IL – 2 能增强效应 T 细胞的自分泌和旁分泌作用,还能放大 CD4$^+$T 细胞合成细胞因子的作用。

2. CD8$^+$T 细胞介导的细胞毒作用

CD8$^+$效应 CTL 与靶细胞表面相应抗原结合作用后,通过脱颗粒释放穿孔素和颗粒酶等介质,可直接导致靶细胞溶解破坏,或诱导靶细胞表达凋亡分子(Fas),后者与 CD8$^+$效应 CTL 表面的 FasL(配体)结合,导致靶细胞凋亡。CD8$^+$Tc 可连续杀伤靶细胞,自身不发生损伤,发挥高效率杀伤作用(图 7 – 4)。

二、临床常见的 Ⅳ 型超敏反应疾病

(一)传染性超敏反应

胞内寄生菌(结核分枝杆菌、麻风杆菌、布氏杆菌等)、病毒和某些真菌感染可使机体发生 Ⅳ 型超敏反应。由于该种超敏反应是在感染过程中发生的,故称传染性超敏反应。机体具有传染性超敏反应,表明已获得对特定病原体的细胞免疫能力,例如结核菌素试验阳性者,对再次感染结核分枝杆菌具有免疫力。结核患者肺空洞形成、干酪样坏死和麻风患者皮肤肉芽肿形成,以及结核菌素皮试引起的局部组织损伤均归之为迟发型超敏反应的结果。

(二)接触性皮炎

是机体经皮肤接受抗原刺激后,再次接触相同抗原时发生的以皮肤损伤为

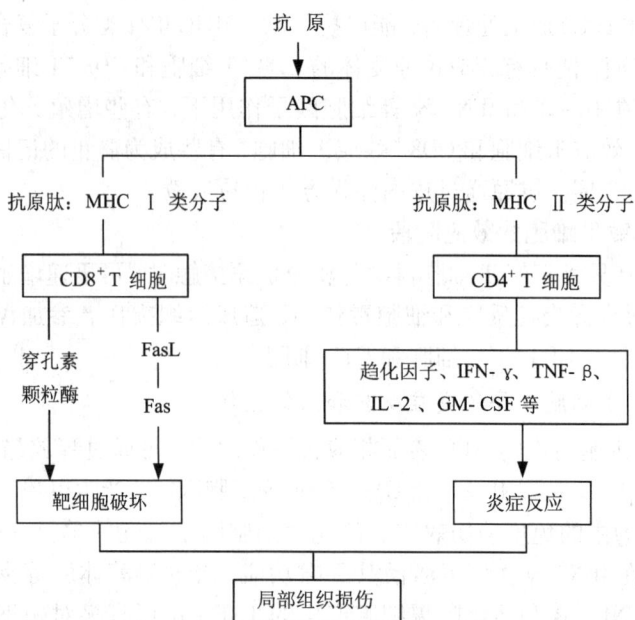

图 7 – 4 Ⅳ型超敏反应发生机制示意图

主要特征的Ⅳ型超敏反应。致敏原是小分子化学物质，包括油漆、染料、塑料、农药、化妆品以及药物（如磺胺、青霉素）和某些化学物质等。这些小分子抗原表位能与表皮细胞内角质蛋白结合形成完全抗原，使机体致敏，当机体再次接触相同抗原后 24 小时发生皮炎，48～96 小时达高峰，局部皮肤出现红肿、硬结、水疱，严重者可出现剥脱性皮炎。

（三）移植排斥反应

引起移植排斥反应的抗原称为移植抗原或组织相容性抗原。人类主要组织相容性抗原由遗传基因控制表达。除同卵双生个体间 HLA 完全相同外，不同个体细胞表面的 HLA 均不相同。不同个体间进行器官移植后，通过对移植物抗原的特异性识别，受者 CD4$^+$T 细胞被激活，通过释放细胞因子和活化 CD8$^+$ CTL，导致炎性反应和细胞毒效应，引发急性和慢性移植排斥反应。

三、Ⅳ型超敏反应防治原则

避免接触致敏原是预防接触性皮炎的主要措施之一。选择合适的移植物（ABO 血型相符、HLA 型别相近）可降低排斥反应的强度，提高移植物的存活率。还可使用免疫抑制剂（抗淋巴细胞血清、抗代谢药物）以抑制或降低致敏淋巴细胞的反应性。使用敏感抗生素和激素可以抑制病原菌的生长和减轻炎症反应。

第五节　四种类型超敏反应比较

一、四型超敏反应的比较

超敏反应性疾病的发生机制十分复杂,表现各异(表7-1)。

表7-1　四型超敏反应的比较

类型	发生机制	参与的免疫细胞及分子	靶细胞、组织	常见病
Ⅰ型	IgE吸附于肥大细胞或嗜碱性粒细胞表面;过敏原与细胞表面的IgE结合;脱颗粒释放活性物质,作用于效应器官	IgE、肥大细胞、嗜碱性粒细胞、嗜酸性粒细胞等	呼吸道、消化道、黏膜、皮肤	过敏性休克、过敏性哮喘、过敏性鼻炎、食物过敏症、荨麻疹
Ⅱ型	抗体与细胞表面抗原结合,或抗原抗体复合物吸附于细胞表面;补体参与引起细胞溶解或损伤;巨噬细胞吞噬杀伤靶细胞;NK细胞通过ADCC效应杀伤靶细胞	IgG或IgM、补体、巨噬细胞、NK细胞	红细胞、白细胞、血小板、改变的自身抗原	输血反应、新生儿溶血症、肺出血-肾综合征、药物过敏性血细胞减少症、Graves病
Ⅲ型	中等大小的IC沉积于血管壁基底膜或其他组织间隙;激活补体,吸引中性粒细胞,释放溶酶体酶,引起炎症反应;血小板凝聚,微血栓形成,导致局部缺血、淤血和出血	IgG、IgM、IgA、补体、嗜碱性粒细胞、中性粒细胞、血小板	肾、关节、血管、细胞核	血清病、肾小球肾炎、SLE、RA
Ⅳ型	抗原使T细胞致敏;致敏T细胞再次与抗原物质相遇后直接杀伤靶细胞或产生各种淋巴因子,引起炎症反应	T_{DTH}和CTL	皮肤、肾、中枢神经、甲状腺等	传染性超敏反应(如结核病等)、接触性皮炎、移植排斥反应

二、各型超敏反应疾病的关系

根据超敏反应的发生机制，将其分为四种类型，但超敏反应的临床实际情况十分复杂，有些超敏反应疾病可由多种免疫损伤机制引起。同一抗原在不同条件下可引起不同类型的超敏反应。

(一)免疫应答类型及参与成分的相关性

从免疫应答类型看，Ⅰ、Ⅱ、Ⅲ型超敏反应主要由体液免疫，即由抗体介导。可通过患者血清被动转移；Ⅳ型超敏反应由 T 细胞免疫介导引起，可经细胞转移。

(二)临床疾病的混合型反应

临床超敏反应疾病多为混合型，仅以某一型损伤为主。同一疾病过程也可能由几种类型免疫损伤共同参与。例如急性肾小球肾炎的发病机制涉及Ⅱ、Ⅲ、Ⅳ型超敏反应。由Ⅱ型超敏反应引起肾小球肾炎约占5%；大部分肾小球肾炎可能是Ⅲ型超敏反应(免疫复合物型损伤)。系统性红斑狼疮、血清病、链球菌感染后的肾炎均属于此类；血清病为Ⅲ型超敏反应，但所表现出的荨麻疹与Ⅰ型有关。

同一种抗原由于接触方式、剂量和机体反应性的差异也可引起各种不同类型的超敏反应，这在药物引起超敏反应时表现得尤为明显。如青霉素所致的超敏反应常以过敏性休克、荨麻疹、哮喘等Ⅰ型超敏反应为主；也可引起局部 Arthus 反应和关节炎等Ⅲ型超敏反应；而长期大剂量静脉注射时还可发生Ⅱ型超敏反应引起溶血性贫血；反复多次局部涂抹则可造成由Ⅳ型超敏反应引起的接触性皮炎。由青霉素引起的Ⅰ、Ⅲ和Ⅱ、Ⅳ混合型超敏反应的病例也偶然可见。

〖复习思考题〗

1.什么是超敏反应？根据其发生机制可分为哪几类？
2.比较四型超敏反应的发生机制不同之处。
3.试述Ⅰ型超敏反应的防治原则。

第八章　免疫缺陷病与自身免疫病

识别"自己"与"非己"成分，通过清除"非己"成分，以维持机体内环境平衡是免疫系统最基本的特征。一旦免疫系统失去此能力，可能导致机体出现免疫性病理损伤。

第一节　免疫缺陷病

免疫缺陷病(immunodeficiency disease，IDD)是机体免疫系统先天发育不全或后天损伤导致免疫功能障碍所引起的一组临床综合征。其涉及免疫器官、免疫细胞、免疫分子或信号转导的缺陷等。IDD具有的共同特点是：①对病原体的易感性增加，患者可出现反复、持续、严重的感染，往往是造成死亡的主要原因；②易发生恶性肿瘤和自身免疫性疾病；③临床症状及病理损伤复杂多样。

IDD按其发病原因可分为两大类，即原发性免疫缺陷病（primary immunodeficiency disease，PIDD）和继发性免疫缺陷病（secondary immunodeficiency desease，SIDD）。

一、原发性免疫缺陷病

原发性免疫缺陷（表8-1）是由于免疫遗传缺陷或先天发育异常所致。PIDD是一组少见病，与遗传有关，多发生于婴幼儿。按免疫缺陷性质的不同，可分为体液免疫缺陷为主、细胞免疫缺陷为主以及两者兼有的联合性免疫缺陷三大类。此外，吞噬细胞缺陷、补体缺陷等非特异性免疫缺陷也属于本组。我国各类原发性免疫缺陷病的确切发病率尚不清楚，其相对发病百分率大致为体液免疫缺陷占50%，细胞免疫缺陷10%，联合免疫缺陷30%，吞噬细胞功能缺陷6%，补体缺陷4%。

表 8 - 1　原发性免疫缺陷病

病　名	发生机制	免疫缺陷	缺陷基因位点	对感染的易感性
性联无丙种球蛋白血症	BtK 缺陷	无成熟 B 细胞	Xq21, 3 - 22	胞外菌、病毒
选择性 IgA 缺陷	不清楚, 可能与 MHC 关联	无 IgA 分泌		呼吸道感染
选择性 IgG 亚类缺陷	不清楚	无某种 IgG 亚类		IgG2 缺陷, 化脓性细菌感染; IgG1、IgG3 缺陷, 病毒感染等感染
性联高 IgM 综合征	CD40L 缺陷	无同种型转换	Xq26, 3 - 27, 1	胞外菌
DiGeorge 综合征	胸腺发育不全	无 T 细胞		普遍
ZAP - 70 缺陷	ZAP - 70 缺陷	CD8$^+$ T 细胞减少	16q13, 2p12	
重症联合免疫缺陷（SCID）	ADA 缺陷 PNP 缺陷 XSCID: γc 链缺陷 DNA 修复缺陷	无 T 细胞及 B 细胞 无 T 细胞及 B 细胞 无 T 细胞 无 T 细胞及 B 细胞	20q13 - ter 14q13, 1 Xq13, 11 - 13, 3	普遍 普遍 普遍 普遍
MHC Ⅰ类分子缺陷	TAP 基因缺陷	无 CD8$^+$ T 细胞		病毒
MHC Ⅱ类分子缺陷（例如: 裸淋巴细胞综合征）	CIITA 缺陷或 RFX5 RFXAP 缺陷	无 CD4$^+$ T 细胞 MHC Ⅱ类分子表达缺陷		
Wiskott - Aldrich 综合征	WASP 基因缺陷	对多糖的抗体应答缺陷	Xp11, 22 - 11, 3	有荚膜的胞外菌
毛细血管扩张性共济失调综合征	同源 PI - 3 激酶基因异常	T 细胞减少	11q23, 1	呼吸道感染
白细胞黏附缺陷 LAD - 1 LAD - 2	β2 链（CD18）缺陷 岩藻糖转移酶基因突变	白细胞黏附功能降低	21q22, 3	胞外菌和真菌

病　名	发生机制	免疫缺陷	缺陷基因位点	对感染的易感性
慢性肉芽肿病	NADPH 氧化酶系统基因缺陷	吞噬细胞杀菌功能降低	Xp21，1	胞外菌和真菌
阵发性夜间血红蛋白尿	DAF 和 CD59 缺陷	红细胞易被补体溶解		
遗传性血管神经性水肿	CIINH 缺陷	C2a 过多		
补体受体缺陷	CR1 缺陷 CR3、　CR4 缺陷	SLE 白细胞黏附功能降低		

（一）B 细胞缺陷病（B – cell deficiency disease）

原发性 B 细胞缺陷病为 B 细胞发育、分化、增殖受阻或 Th 细胞功能异常，引起抗体合成或分泌缺陷，亦称原发性体液免疫缺陷病。免疫球蛋白缺陷可有三种形式：各类免疫球蛋白均缺陷，血清丙种球蛋白在3000～4000 mg/L 以下；选择性某类或某亚类缺乏；血清总免疫球蛋白含量正常或稍低，但特异性抗体反应低下。例如：性联无丙种球蛋白血症，选择性免疫球蛋白缺陷等。

（二）原发性 T 细胞缺陷病（primary T – cell immunodeficiency）

原发性 T 细胞缺陷病也称原发性细胞免疫缺陷病，患者细胞免疫功能低下，临床上表现为对病毒、真菌和胞内寄生虫易感性增高，病情往往严重，感染不易控制，常导致死亡，肿瘤发生率也明显增高。若 T 细胞不能辅助 B 细胞发挥作用，则损害体液免疫功能，产生联合免疫缺陷，患者对各类病原体均易感。例如：DiGeorge 综合征，T 细胞活化及功能的缺陷等。

（三）联合免疫缺陷（combined immunodeficiency disease，CID）

CID 通常指 T 细胞及 B 细胞均缺陷导致的体液免疫和细胞免疫联合缺陷，它包括多种不同的疾病，发病机制各异，但具有共同的临床特征。患者表现为严重和持续的病毒及机会性感染，如口腔、皮肤的白假丝酵母菌感染、轮状病毒感染或肠道细菌感染引起的顽固性腹泻、卡氏肺囊虫引起的肺炎等。患儿如接种麻疹、牛痘、BCG 等减毒活疫苗，可引起全身弥散性感染而致死亡。骨髓移植和输血有一定的疗效，但可能发生移植物抗宿主反应。患者一般在 1～2岁死亡。重症联合免疫缺陷病（severe combined – immunodeficiency disease，SCID）是一组胸腺体积小，淋巴组织发育不全及免疫球蛋白缺乏的遗传性疾病，引起 SCID 的原因很多，临床表现也不尽相同。

（四）吞噬细胞功能缺陷（phagocytic cell deficiency）

吞噬细胞的吞噬功能是机体抗感染的重要因素之一。吞噬功能缺陷将导致机体对病原微生物，尤其是化脓性细菌的易感性增高。吞噬细胞缺陷主要是中性粒细胞缺陷，可表现为数量缺乏或功能障碍等。例如：慢性肉芽肿病，白细胞黏附缺陷，Chediak-Higashi 综合征等。

（五）补体系统缺陷病（complement deficiency）

补体系统中几乎所有的成分（包括补体固有成分、补体调节因子和补体受体）都可能发生缺陷。大多数补体缺陷属常染色体隐性遗传，少数为常染色体显性遗传，其临床表现为反复化脓性细菌感染及自身免疫病等。

二、继发性免疫缺陷病

继发性免疫缺陷是指发生在其他疾病基础上或某些理化因素所致的免疫功能障碍，又称获得性免疫缺陷。引起继发性免疫缺陷常见的因素包括：①营养不良，是导致继发性免疫缺陷病最常见因素；②肿瘤，一些免疫系统的恶性肿瘤，如霍奇金病、骨髓瘤等可因其对患者免疫系统的损伤，而致免疫功能缺陷；③医源性因素，免疫抑制疗法、手术均可引起获得性免疫缺陷；④感染，一些病原生物的感染，尤其是病毒感染，如人类免疫缺陷病毒（human immunodeficiency virus，HIV）感染后，可影响机体的免疫系统，引起获得性免疫缺陷综合征（acquired immunodeficiency syndrome，AIDS）。

三、免疫缺陷病的诊断和治疗原则

由于有缺陷的基因可以遗传，因此，家族史方面的资料在原发性免疫缺陷病诊断上特别重要，并在遗传咨询上很有价值。为确定合适的治疗方案，识别免疫缺陷并指出它们是非常重要的。在治疗上可以采取以下几种方法。

（一）骨髓移植（bone marrow transplantation，BMT）

同种异体骨髓移植（allogeneic bone marrow transplantation，Allo-BMT）实质上是干细胞移植，能代替受损的免疫系统以达到免疫重建，可用于治疗致死性免疫缺陷病，如 SCID、Wiskott-Aldrich 综合征、DiGeorge 综合征和慢性肉芽肿病等。

（二）基因治疗（gene therapy）

取患者的淋巴细胞或脐血干细胞作为受体细胞，将正常外源基因转染受体细胞后，再回输体内，所产生的正常基因产物可替代缺失或不正常的基因产物。例如用逆转录病毒载体将正常腺苷脱氨酶（ADA）基因转染患儿淋巴细胞后，再回输体内，治疗 ADA 缺陷引起的 SCID 已获成功，患儿体内 ADA 水平可达正常值的 25%，免疫功能趋向正常。ADA 的免疫重建是世界上应用基因治疗最早获得成功的实例。该方法由于淋巴细胞寿命短，需反复多次治疗。

（三）输入 Ig 或免疫细胞（infusion of Ig or immunecells）

一般用静脉注射从大量人群中获得的免疫球蛋白（IVIg）治疗体液免疫缺陷，如 XLA、性联高 IgM 综合征和普通变化型免疫缺陷病。IVIg 治疗是一种替补治疗，只能替代 IgG 而无法重建免疫功能。选择性 IgA 缺陷患者一般不用 IVIg 治疗，因 IVIg 中所含 IgA 量很少，不足以替补 IgA 的缺陷。而且可能因产生抗 IgA 抗体而引起严重的甚至致死的过敏反应。PNP 缺陷引起的 SCID 患者，可输入红细胞以补充 PNP。

（四）抗感染（anti-infection）

感染是免疫缺陷病患者死亡的主要原因，用抗生素控制或长期预防感染是临床处理大多数免疫缺陷病的重要手段之一。

第二节　自身免疫病

一、自身免疫和自身免疫病的概念

自身免疫（autoimmunity）是指机体免疫系统对自身成分发生免疫应答并产生自身抗体和（或）自身应答性 T 细胞的现象。自身免疫病（autoimmune disease，AID）是因机体免疫系统对自身成分发生免疫应答导致自身正常组织结构或（和）功能损伤并引起相应临床症状。

自身免疫病的基本特征有：①多数 AID 病因不明，属"自发"性免疫性疾病；②AID 外周血中可测到高效价的自身抗体和（或）自身应答性 T 细胞；③AID 常有明显的性别差异，发病率随年龄而增高，并有遗传倾向；④疾病往往有重叠现象，即一个患者可同时患一种以上 AID；⑤疾病反复发作和慢性迁延。

自身免疫病分为器官特异性自身免疫病和非器官特异性自身免疫病。器官特异性自身免疫病其病变常局限于某一特定的器官，是由对器官特异性抗原的免疫应答引起。典型的疾病有：胰岛素依赖性糖尿病、慢性淋巴细胞性甲状腺炎和重症肌无力等。非器官特异性自身免疫病又称全身性或系统性自身免疫病，患者的病变可累及多种器官及结缔组织，故这类疾病又称结缔组织病或胶原性疾病。典型的疾病有系统性红斑狼疮、类风湿关节炎和硬皮病等。

二、自身免疫病的发病机制

(一)自身免疫病发生的相关因素

1. 自身抗原的出现

(1)隐蔽抗原：隐蔽抗原是指体内某些与免疫系统在解剖位置上隔绝的抗原成分(如脑、眼晶状体、睾丸、精子等)。在手术、外伤或感染等情况下，隐蔽抗原释放入血或淋巴系统而与免疫细胞接触，引发针对隐蔽抗原的自身免疫病。因输精管结扎术等原因释放入血的精子可刺激机体产生抗自身精子的抗体，可引发自身免疫性睾丸炎。眼外伤时释放的眼内容物(晶状体)可刺激机体产生自身抗体，引起健康侧眼球发生交感性眼炎。

(2)自身组织成分的改变：生物、物理、化学以及药物等因素都可使自身组织抗原发生改变，从而引起自身免疫病。如变性的自身 IgG 可刺激机体产生抗自身变性 IgG 的 IgM 或 IgG。

2. 免疫调节异常

(1)多克隆刺激剂旁路活化：某些情况下，机体对自身抗原的免疫耐受是由于 T 细胞对这些自身抗原处于耐受状态，而 B 细胞依然保持着免疫反应性。多克隆刺激剂和超抗原可激活处于耐受状态的 T 细胞，使之向 B 细胞发出辅助信号，刺激其产生自身抗体，引发自身免疫病。

(2)Th1 和 Th2 细胞功能失衡：Th1 细胞功能亢进可促进某些器官特异性自身免疫病(如胰岛素依赖性糖尿病)的发展。Th2 细胞功能亢进可促进全身性自身免疫病(如系统性红斑狼疮)的发展。

3. 异嗜性抗原

多种微生物和机体的细胞外成分有共同抗原，可引起自身免疫病。如柯萨奇病毒感染激发的免疫反应可攻击胰岛 B 细胞，引发糖尿病；链球菌感染可引发急性肾小球肾炎和风湿性心脏病。

4. 遗传因素

多种自身免疫病的发生和个体遗传背景有关。不同类型的 MHC 分子结合提呈抗原的能力不同，有些个体的 MHC 分子可以提呈某些自身成分的抗原肽，故易患某些自身免疫病。如携带 DR3 的个体易患重症肌无力、系统性红斑狼疮、突眼性甲状腺肿等。此外，DR2 和肺出血肺炎综合征，DR4 与类风湿关节炎，DR5 与桥本氏甲状腺炎，B27 与急性前部葡萄膜炎均有明显关系。MHC 连锁基因的缺陷也与自身免疫病的发生有关，如补体成分 C1、C4 或 C2 基因缺陷的纯合子个体和 Fas/FasL 基因缺陷的个体均易患系统性红斑狼疮。

(二)组织细胞损伤机制

自身免疫病是由自身抗体和(或)自身应答性 T 淋巴细胞介导的对自身抗原产生免疫应答所致,其发病机制多属 Ⅱ、Ⅲ、Ⅳ型超敏反应。

1. 自身抗体的作用

体内针对自身细胞表面或细胞外基质抗原物质产生的自身抗体可造成自身组织损伤和功能障碍。

2. 免疫复合物的作用

当自身抗体所针对的自身抗原是可溶性的抗原时,所形成的循环免疫复合物可沉积于某些组织部位并激活补体,造成组织细胞的损伤,如肾小球肾炎。

3. T 细胞的作用

T 细胞对自身抗原发生免疫应答,可引起自身免疫病。Tc 和 Th1 细胞都可造成组织损伤,引起自身免疫病。CTL 可直接攻击相应靶组织,Th1 细胞可辅助 Tc 细胞或通过释放细胞毒性淋巴因子直接或间接造成组织损伤。

4. 巨噬细胞、NK 细胞的作用

巨噬细胞被淋巴因子激活或通过释放溶酶体酶及细胞毒性细胞因子造成自身组织损伤。NK 细胞可通过 ADCC 等作用造成靶组织损伤。

三、自身免疫病的治疗原则

(一)预防和控制病原体的感染

多种病原体的感染可通过抗原分子模拟的方式诱发自身免疫病,可采用疫苗和抗生素进行治疗和预防。

(二)使用免疫抑制药

环孢菌素 A 和 FK506 对多种自身免疫病有明显的临床疗效,可通过抑制相关信号转导通路而使 IL-2 的表达受阻,进而抑制 T 细胞的分化和增殖。

(三)抗炎疗法

应用皮质激素可有效地抑制某些重症自身免疫病所致的炎性反应。此外,水杨酸制剂、前列腺素抑制药及补体拮抗药等均可抑制炎症反应,改善自身免疫病的症状。

(四)恢复免疫耐受

1. CK 治疗与调节

采用 CK 调节 Th1 和 Th2 细胞功能的平衡,可望成为治疗自身免疫病的新方法。

2. 特异性抗体治疗

某些特异性抗体(如抗 TNF-α 抗体、抗 MHC Ⅱ 类抗原抗体)可对某些自身免疫病(如类风湿关节炎、系统性红斑狼疮)起到一定的治疗作用。

〖复习思考题〗

1.何谓免疫缺陷病？免疫缺陷病的共同特点主要有哪些？试述原发性和继发性免疫缺陷病的主要发病机制。

2.自身免疫及自身免疫病的概念是什么？与自身免疫病发生有关的因素主要有哪些？试述自身免疫病的主要特征、分类及发病机制。

3.免疫缺陷病和自身免疫病的基本治疗原则有哪些？

第九章　免疫学应用

　　免疫学应用有两个方面:一是利用免疫学理论阐明某些疾病的发病机制和发展规律;二是应用免疫学原理来诊断和防治疾病。关于免疫学的理论知识已在前面章节进行了介绍,本章仅介绍免疫学防治和免疫学诊断。

第一节　免疫学防治

一、免疫学预防

(一)人工免疫概念和种类

　　机体受病原体感染后,能产生特异性抗体和效应 T 细胞,提高对该病原体的免疫力。根据这一原理,可用人工的方法使机体获得免疫力,达到预防疾病的目的,称为人工免疫(artificial immunization)。

　　根据输入机体的物质不同,人工免疫分为人工主动免疫和人工被动免疫。

　　人工主动免疫(artificial active immunization)又称人工自动免疫,指用疫苗、类毒素等抗原物质接种人体,使机体自动地获得免疫力的方法;人工被动免疫(artificial passive immunization)是指给机体输入抗体或细胞因子等制剂,使机体被动地获得免疫力的方法。两者的区别见表 9－1。

表 9－1　人工主动免疫和人工被动免疫的区别

区　别　点	人工主动免疫	人工被动免疫
输入物质	抗原(疫苗、类毒素)	抗体、细胞因子等
免疫力出现时间	较慢(1～4 周)	快(无诱导期,立即生效)
免疫力维持时间	较长(数月至数年)	较短(2～3 周)
主要用途	预防	治疗或紧急预防

(二)用于人工主动免疫的生物制品

　　生物制品是指疫苗、类毒素、免疫血清、细胞因子、免疫细胞及免疫诊断用的诊断菌液、诊断血清等多种制剂的总称。用于人工主动免疫的生物制品主要有以下三种：

1. 疫苗

国内常将用细菌制作的用于人工主动免疫的生物制品称为菌苗，用病毒、立克次体等制成的生物制品称为疫苗。而国际上把细菌性制剂、病毒性制剂以及类毒素统称为疫苗（vaccine）。

根据制成的疫苗中病原微生物的死活可将疫苗分为死疫苗和活疫苗两种。两者的区别见下表9－2。

表9－2 死疫苗和活疫苗的比较

区 别 点	死 疫 苗	活 疫 苗
制剂特点	死的微生物，强毒株	活的微生物，无毒或弱毒株
接种量及次数	量较大，需2～3次	量较小，多只需1次
保存及有效期	易保存，1年左右有效期	不易保存，4℃保存数周至数月即失效
免疫效果	较差，维持数月至1年	较好，维持3～5年或更长
常用疫苗种类	霍乱弧菌、伤寒沙门菌属、流感、狂犬病毒等疫苗	卡介苗、麻疹、腮腺炎、脊髓灰质炎、轮状病毒等疫苗

2. 类毒素

将细菌外毒素经0.3%～0.4%的甲醛处理后，使之失去毒性而保留抗原性制成的生物制品称为类毒素。常用的类毒素有破伤风类毒素、白喉类毒素，这两种类毒素常和百日咳死疫苗混合，制成百白破三联疫苗，用于百日咳、白喉、破伤风的预防。

3. 新型疫苗

近年来，随着免疫学、生物化学、分子生物学技术的发展，已研制出许多高效、安全、廉价的新型疫苗。主要有：①亚单位疫苗。提取病原微生物中有效的抗原成分，制备成的疫苗，即亚单位疫苗。目前已使用的亚单位疫苗有：腺病毒衣壳亚单位疫苗、流感病毒血凝素和神经氨酸酶亚单位疫苗、麻疹亚单位疫苗、乙肝亚单位疫苗等。②合成疫苗。把能诱导机体产生保护性免疫的人工合成的抗原肽结合于载体上，再加入佐剂制成的疫苗称为合成疫苗。其优点是：氨基酸序列一旦合成即可大量生产、无需进行微生物的培养、无回复突变的危险性、也无血源疫苗潜在传染的可能性。③基因工程疫苗。利用基因工程技术，将编码有效抗原成分的目的基因与载体重组后导入宿主细胞，随着宿主细胞的增殖，目的基因表达大量有效的抗原成分。例如：将编码 HBsAg 的基因插入到酵母菌基因组中制成的 DNA 重组疫苗,在我国已广泛使用。

(三)计划免疫

计划免疫是指根据某些特定传染病的疫情监测和人群免疫状况分析,按照规定的免疫程序有计划地进行人群预防接种,提高人群免疫水平,达到控制以至最终消灭相应传染病的目的而采取的重要措施。目前,我国实施的儿童计划免疫程序见表9-3。

表9-3　我国实施儿童计划免疫程序

接种时间	接种的生物制品
新生儿 出生24小时内	卡介苗、乙肝疫苗第1针
1个月	乙肝疫苗第2针
2个月	三价脊髓灰质炎疫苗第1丸
3个月	三价脊髓灰质炎疫苗第2丸、百白破三联疫苗第1针
4个月	三价脊髓灰质炎疫苗第3丸、百白破三联疫苗第2针
5个月	百白破三联疫苗第3针
6个月	乙肝疫苗
8个月	麻疹疫苗
1.5~2岁	百白破三联疫苗第4针
4岁	三价脊髓灰质炎疫苗第4丸
7岁	卡介苗、麻疹疫苗、白喉—破伤风二联疫苗
12岁	卡介苗

除此以外,对于不同地区的人群及一些特殊人群还可接种不同的疫苗,例如:乙脑、流脑、腮腺炎、黄热病、伤寒等疫苗主要用于重点地区儿童的预防接种;狂犬病疫苗仅用于与动物密切接触的人员和被动物咬伤者接种;流感疫苗和肺炎球菌多糖疫苗多用于高龄人群。

(四)预防接种注意事项

1.接种剂量、次数和间隔时间

死疫苗接种量大,接种次数多为2~3次,每次间隔7~8天;类毒素接种2次,因吸收缓慢,每次间隔4~6周;活疫苗接种量少,接种次数少,一般只接种一次。在接种时一定要注意接种的对象、接种时间、接种方法,严格按照疫苗的说明书进行接种。

2. 接种途径

死疫苗应皮下注射;活疫苗可皮内注射、皮上划痕或经自然感染途径接种,如脊髓灰质炎疫苗以口服为佳,麻疹、流感、腮腺炎疫苗雾化吸入为好。

3. 接种后反应

通常表现为局部红肿、疼痛、淋巴结肿大,有些人可出现发热、头痛、恶心等症状,一般无需处理,数天后可恢复正常。少数人可引起Ⅰ、Ⅱ、Ⅲ型超敏反应,如过敏性休克和接种后脑炎等。这可能与机体的生理因素、免疫功能状态有关。

4. 禁忌证

由于免疫接种可引起异常反应,所以有下列情况不宜作免疫接种:①免疫功能缺陷,特别是细胞免疫功能低下者;②高热、严重心血管疾病、肝肾疾病、活动性结核、活动性风湿热、急性传染病、甲亢、严重高血压、糖尿病及正在应用免疫抑制药者;③妊娠期及月经期;④湿疹及其他严重皮肤病者不宜作皮肤划痕法接种。

二、免疫治疗

免疫治疗是利用免疫学原理,针对疾病的发生机制,用各类生物制品或药物来增强抑制免疫应答,以调整免疫功能,维护机体免疫功能的相当稳定性,达到治疗疾病的目的所采取的措施。

(一)以抗体为基础的免疫治疗

抗体是体液免疫应答的产物,具有中和毒素、激活补体、免疫调理、ADCC等多种生物学效应,是人工被动免疫的主要生物制剂。目前临床采用的治疗性抗体主要包括多克隆抗体、单克隆抗体和基因工程抗体。

1. 多克隆抗体

主要是用抗原多次免疫动物后获得的免疫血清和从人血浆或血清中提取的免疫球蛋白。临床常用的多克隆抗体有抗毒素、人丙种球蛋白和抗淋巴细胞抗体等。

(1)抗毒素:抗毒素是用类毒素对马进行免疫接种后获得的免疫血清,含针对外毒素的抗体,对相应外毒素具有中和作用,故称抗毒素。抗毒素主要用于治疗和紧急预防外毒素所致疾病,常用的有白喉抗毒素、破伤风抗毒素、肉毒抗毒素和气性坏疽多价抗毒素等。

(2)人丙种球蛋白:人丙种球蛋白分为血浆丙种球蛋白和胎盘丙种球蛋白,它们分别从正常人血清和孕妇胎盘组织中提取获得。人丙种球蛋白可用于麻疹、脊髓灰质炎和甲型肝炎等病毒感染性疾病的紧急预防，也可用于丙种球蛋白缺乏的治疗。

（3）抗淋巴细胞抗体：是用人外周血淋巴细胞作为抗原，免疫动物后获得的针对人淋巴细胞表面抗原的抗体。将其注入人体后，在补体和吞噬细胞参与下可使淋巴细胞溶解破坏，该种多克隆抗体可用来延长移植物存活时间，也可用来治疗某些自身免疫性疾病。

2. 单克隆抗体

指单一克隆 B 细胞杂交瘤产生的针对一种抗原表位的抗体。单克隆抗体和多克隆抗体相比，具有特异性高、均一性好、无批间差异等优点。

（1）抗细胞表面标志性 CD 分子单克隆抗体：例如：抗 CD3 和抗 CD4 单克隆抗体可分别与成熟 T 细胞表面的 CD3 分子和 Th 细胞表面的 CD4 分子结合，并在补体作用下使上述单克隆抗体结合的 T 细胞溶解破坏，从而有效控制急性排斥反应的发生。在骨髓移植时，上述单克隆抗体还可用来清除骨髓中的成熟 T 细胞，以防止移植物抗宿主反应的发生。

（2）抗细胞因子的单克隆抗体：例如：抗 IL－1 或抗 TNF 的单克隆抗体可中和体液中的 IL－1 或 TNF，减轻炎症反应，缓解感染休克，也可用于治疗风湿性关节炎等慢性炎症性疾病。

（3）抗体导向药物：抗体导向药物治疗是将化疗药物、毒素、核素等细胞毒性物质或某种酶与肿瘤细胞特异性抗体相连接，利用抗体的导向作用，将细胞毒性物质或酶携带至肿瘤病灶局部，特异性杀伤肿瘤细胞的治疗方法。此种治疗方法在动物实验中取得了较好的疗效。抗体导向药物在临床治疗 B 细胞淋巴瘤、非霍奇金淋巴瘤和急性髓样白血病已得到应用，并取得一定疗效。但由于目前人类肿瘤特异性抗原发现的数目极少，以及鼠源性单抗可引起较强免疫应答等一系列问题，限制和影响了单克隆抗体在临床的应用。

3. 基因工程抗体

单克隆抗体为鼠源性抗体，人体应用后产生人抗鼠抗体反应，从而使鼠源性单克隆抗体在体内的功能受到严重影响。通过制备基因工程抗体，可显著减轻鼠源性抗体诱发的免疫应答。基因工程抗体的种类很多，主要介绍以下两种。

（1）嵌合抗体：将鼠源性抗体的可变区与人抗体恒定区嵌合组成的基因工程抗体，这种鼠—人嵌合抗体可减轻鼠源性抗体诱发的免疫反应，减少由此产生的不良反应。

（2）人源化抗体：超变区抗体识别抗原决定基的区域，可直接介导抗体与抗原的结合。将小鼠抗体分子的超变区序列移植到人类抗体可变区框架中形成的抗体称为人源化抗体。该种抗体可进一步消除鼠源性序列引起的免疫应答。

（二）以细胞为基础的免疫治疗

以细胞为基础的免疫治疗是给患者输入正常免疫细胞或免疫效应细胞，以激活或增强机体免疫应答能力的方法。

1. 造血干细胞移植

造血干细胞是具有多种分化潜能和自我更新能力的免疫细胞，在适合条件下可被诱导分化为多种组织细胞。移植造血干细胞能使患者免疫系统得以重建或恢复造血功能。目前造血干细胞移植已经成为临床治疗癌症、造血系统病和自身免疫性疾病的重要方法之一。移植所用的造血干细胞可来自骨髓、外周血和脐血。骨髓造血干细胞因 HLA 型别相同供者难以寻找，使其使用受到限制。脐血干细胞含量与骨髓相近，HLA 表达低、免疫原性弱、移植物抗宿主反应发生率低、来源方便、易于采集，故脐血细胞是一种较好的干细胞来源。

2. 免疫效应细胞过继免疫治疗

取自体淋巴细胞，经体激活、增殖后回输患者，直接杀伤肿瘤细胞或激发机体抗肿瘤免疫效应的治疗方法称为过继免疫治疗。例如肿瘤浸润淋巴细胞（TIL）是从实体肿瘤组织中分离、IL-2 诱导后形成的杀伤淋巴细胞；淋巴因子激活的杀伤细胞（LAK）是外周血淋巴细胞体外经 IL-2 诱导培养后形成的杀伤的伤性淋巴细胞。上述细胞能直接杀伤肿瘤细胞，与 IL-2 联合治疗某些晚期肿瘤有一定疗效。

（三）以药物为基础的免疫治疗

生物应答调节剂是具有促进和调节免疫功能制剂，通常对免疫功能正常者无影响，而对免疫功能异常，特别是免疫功能低下者有促进或调节作用。生物应答调节剂又称免疫增强剂，已广泛用于肿瘤、感染、自身免疫缺陷病的治疗。常用的生物应答调节剂包括微生物及其产物、细胞因子、中药与植物多糖、某些化学合成药物等。

1. 微生物及其产物

卡介苗（BBG）、胞壁酰二肽、短小棒状杆菌等微生物组分或其代谢产物具有良好的非特异性免疫增强作用和佐剂效应。其中卡介苗、短小棒状杆菌可通过活化巨噬细胞、增强 NK 细胞活性，并可诱导免疫细胞产生 IL-1、IL-2、TNF 等多种细胞因子而发挥作用，在抗肿瘤和抗感染治疗中具有较为确切的疗效。

2. 中药与植物多糖

多种中草药（如人参、黄芪、枸杞子等）可明显增强机体免疫功能。某些中药有效成分（如人参皂苷、黄芪多糖）已被分离鉴定，并证实它们具有双向、多效的免疫作用。有些植物多糖(如香菇多糖、灵芝多糖)可促进淋巴细胞增殖和多种细胞因子产生、能有效增强细胞免疫功能。上述中药和多糖制剂多用于肿瘤和感染的辅助治疗，并取得了较好的效果。

3. 细胞因子

目前在临床上应用并取得确切疗效的细胞因子是少数几种作用相对专一的细胞因子，如 IFN、GM－CSF、TNF、IL－3、IL－2、IL－12 等细胞因子可分别用于治疗病毒的辅助治疗。

(四)免疫抑制药

免疫抑制药是一类能够抑制机体免疫功能的制剂。

1. 化学合成药物

(1)糖皮质激素：糖皮质激素(如泼尼松、地塞米松等)既有明显的抗炎和免疫抑制作用，对单核－巨噬细胞、T 细胞、B 细胞都有较强的抑制作用。常用于治疗炎症、超敏反应性疾病和移植排斥反应的发生。

(2)环磷酰胺：属烷化剂，是抗肿瘤药物，其主要作用是抑制 DNA 复制和蛋白质合成，阻止细胞分裂。活化 T、B 细胞进入增殖、分化阶段，对烷化剂敏感，故可抑制体液免疫和细胞免疫应答。环磷酰胺主要用于治疗自身免疫病、移植排斥反应和肿瘤。

(3)硫唑嘌呤：属嘌呤类抗代谢药物，主要通过抑制 DNA、蛋白质的合成，阻止细胞分裂，对细胞免疫、体液免疫均有抑制作用，也具有抗炎作用，主要用于防治移植排斥反应。

2. 微生物制剂

(1)环孢素 A(cyclosporin A，CsA)：CsA 是真菌代谢产物的提取物，可通过阻断 T 细胞内 IL－2 基因的转录，抑制 IL－2 依赖的 T 细胞活化。环饱素 A 在治疗移植排斥反应中取得了较好疗效，也可用于自身免疫病的治疗。

(2)FK-506 属于环内酯抗生素，为真菌产物。其作用机制与环饱素 A 类似，但抑制作用更强，且不良反应较小，是抗移植排斥反应首选的药物。

3. 中草药

雷公藤多苷是效果较为肯定的免疫抑制剂，对细胞免疫和体液免疫应答均有抑制作用。雷公藤多苷可用来治疗移植排斥反应(包括移植物抗宿主反应)和多种自身免疫性疾病，如类风湿关节炎和系统性红斑狼疮。

第二节　免疫学诊断

机体在抗原刺激下发生体液免疫和细胞免疫应答，这些免疫应答可用实验方法在体内或者体外通过各种反应加以证实。免疫学诊断就是应用体液免疫或细胞免疫测定法来诊断疾病或测定机体的免疫功能。

一、抗原或抗体的体外检测

抗原抗体反应具有高度特异性。在一定条件下，二者特异性结合后可出现肉眼可见或仪器可检测到的反应，据此，在体外用已知的抗原（或抗体）来检测相应未知的抗体（或抗原）。根据抗原物理性状和参加反应成分的不同，可将抗原抗体反应分为几种不同的类型。抗体主要存在于血清中，因此体外的抗原抗体反应又称血清学反应（serological reaction）。

（一）抗原抗体反应的特点

1. 抗原抗体反应的特异性

一种抗原通常只能与其刺激机体产生的相应抗体结合，这种抗原抗体结合反应的专一性称为特异性。抗原与抗体的结合不同于化学反应，是以非共价键的形式结合。抗原表位与抗体分子超变区二者是互补性的特异性结合，但并不形成牢固的共价键。抗原抗体结合所涉及的非共价键包括：①非极性氨基酸侧链之间的疏水键；②带不同电荷的氨基酸侧链之间的离子键；③不同原子之间的氢键；④相反极性电子云团之间的范德华力等，其中最主要的是疏水键。

2. 抗原抗体反应的可逆性

抗原与相应抗体除空间构型具有互补性外，两者主要是通过表面的氢键、疏水键、静电和范德华力非共价结合。非共价结合的抗原抗体复合物不稳定，降低溶液 pH 或提高溶液离子强度可使抗原抗体复合物解离，即抗原抗体反应具有可逆性。解离后的抗原和抗体仍能保持原有理化特性和生物学活性。据此，可通过亲和层析法纯化抗原或抗体。

3. 抗原抗体反应的比例性

抗原与相应抗体结合后能否出现肉眼可见的反应取决于二者的浓度和比例。在一定浓度范围内，二者比例合适，即抗原略多于抗体时，可出现肉眼可见的反应物（即由网格状抗原抗体复合物形成的沉淀物或凝集物）；若比例不合适，即抗原或抗体过剩时，可形成小分子抗原抗体复合物。此种小分子复合物多呈游离状态，不能为肉眼所见。据此在实验过程中应注意调整反应体系中抗原与抗体的比例，以避免出现假阴性结果。

4. 抗原抗体反应的阶段性

抗原抗体反应可分为两个阶段：第一个阶段是抗原抗体特异性结合阶段，其特点是反应可在数秒钟至几分钟内完成，一般不能为肉眼所见；第二阶段为反应可见阶段，根据参加反应的抗原物理性状的不同，可出现凝集、沉淀和细胞溶解等现象。反应可见阶段所需时间较长，从数分钟、数小时到数日不等，且受电解质、温度和酸碱度等因素影响。

（二）抗原抗体反应的影响因素

1.电解度

抗原和抗体具有胶体性质，在中性或弱碱性条件下有较高的亲水性。当抗原与抗体结合后，其亲水性减弱；在电解质作用下，抗原抗体复合物失去较多负电荷，从而使之彼此连接出现肉眼可见的凝集或沉淀现象。实验中常用0.85%氯化钠溶液作为稀释液，以提供适当浓度的电解质。

2.温度

提高温度可增加抗原与抗体分子的碰撞机会，加速抗原抗体复合物的形成。但温度过高（56℃以上）可使抗原或抗体变性失活，影响实验结果。抗原抗体反应的最适温度是37℃。

3.酸碱度

抗原抗体反应的最适 pH 在 6~8，pH 过高或过低，均可影响抗原或抗体的理化性状。例如，当反应液中的 pH 接近抗原的等电点时，可因抗原自沉而出现非特性酸凝集。该种凝集现象不是颗粒性抗原与相应抗体特异性结合的结果，严重影响试验的可靠性。

（三）抗原或抗体体外检测常用的方法

1.凝集反应

在一定条件下，细菌、细胞等颗粒性抗原与相应抗体结合后，形成肉眼可见凝集团块的现象，称为凝集反应。

（1）直接凝集反应：是颗粒性抗原直接与相应的抗体结合所出现的凝集。包括玻片凝集和试管凝集两种检测方法。

1）玻片法：为定性实验，常用已知抗体检测未知抗原。本法简捷快速，主要用于细菌和人类 ABO 血型的鉴定。其方法是将含有已知抗体的诊断血清和待检菌液或红细胞悬液各加一滴在玻片上混合，数分钟后，细菌或红细胞凝集成簇者为阳性反应。

2）试管法：为半定量试验，常用已知抗原检测未知抗体的相对含量。临床诊断伤寒或副伤寒所用的肥达反应和诊断布氏菌病所用的瑞特氏实验以及诊断斑疹伤寒的外斐反应等均为试管凝集试验，其方法是将待检血清在试管内用0.85%氯化钠溶液倍比稀释，然后于各管中加入等量已知菌液，37℃条件下放置一定时间后观察凝集程度，以判断血清中抗体的效价。通常以出现明显凝集现象（++）的血清最高稀释倍数为该血清的抗体效价，也称抗体滴度。

（2）间接凝集反应：是将可溶性抗原或抗体吸附在一种与免疫无关的载体

颗粒表面成为致敏颗粒，在一定条件下与相应抗体或抗原作用后出现颗粒物凝集的现象。常用的载体颗粒有人 O 型红细胞、聚苯乙烯乳胶颗粒等，相应的凝集现象分别称为间接血球凝集和间接乳胶凝集。间接凝集反应具有灵敏、快速、简便等特点，已被广泛应用，如将链球菌溶血素 O 吸附在乳胶颗粒上，可检测受试者血清中的抗链"O"抗体；将人 IgG 吸附在乳胶颗粒上，可检测患者血清中的类风湿因子。

（3）间接凝集抑制试验：将待测可溶性抗原与相应抗体先行混合作用一定时间后，再加入相应抗原致敏的颗粒悬液，若待测抗原与抗体结合，则反应液中游离抗体不复存在，加入相应致敏颗粒就不再出现凝集现象，称为间接凝集抑制。如临床常用的妊娠诊断试验，其试剂包括诊断抗原即人绒毛膜促性腺激素（HCG）致敏的乳胶颗粒和诊断血清即抗 HCG 的抗体，取待检尿液和诊断血清各一滴，在玻片上混匀，然后再加一滴 HCG 致敏的乳胶颗粒，混匀并缓慢摇动数分钟后观察结果。若不出现凝集，表明待检尿中存在 HCG，为妊娠诊断试验阳性；若出现凝集，则表明待检尿中无 HCG，为妊娠诊断试验阴性。

（4）协同凝集反应：是以葡萄球菌作用为 IgG 类抗体的载体进行的凝集反应。IgG 的 Fc 段可与葡萄球菌蛋白 A（SPA）结合，而可变区与抗原表位结合的能力不受影响。当结合在葡萄球菌表面 SPA 上的 IgG 与相应抗原结合时，可使葡萄球菌发生凝集。

2. 沉淀反应

在一定条件下，血清蛋白、细菌滤液及组织浸出液等可溶性抗原与相应抗体结合后，形成肉眼可见的沉淀物或仪器可检出的沉淀现象，称为沉淀反应。在液体中进行的形状和絮状沉淀反应，因其操作复杂、敏感性差已被免疫比浊法所取代。在半固体琼脂凝胶中进行的沉淀反应，是使可溶性抗原和抗体在凝胶中扩散，在比例合适处相遇形成肉眼可见的白色沉淀现象，故称为琼脂扩散或免疫扩散。根据试验时是抗原与抗体均扩散，还是只有其中一者发生扩散而分为双免疫扩散与单免疫扩散。将琼脂扩散与电泳技术结合，又衍生出了对流电泳、火箭电泳和免疫电泳等多种检测方法。

（1）单免疫扩散：是一种定量试验，可用来测定血清中 IgG、IgM、IgA 和补体如 C3 等的含量。将一定量已知抗体与融化琼脂混匀制成凝胶板，在适当位置打孔后，加入被测抗原置湿盒中，使抗原向四周扩散，与琼脂中的相应抗体相遇，可在比例适宜处形成以孔为中心的白色沉淀环。沉淀环直径与抗原含量成正比，所以先用已知不同浓度的标准抗原通过扩散绘制标准曲线，便可根据被测样品沉淀环直径的大小，从标准曲线中获知样品中抗原的含量。此试验方法简单、经济，结果易于观察和保存，但需 1～2 天才能出结果。

(2)双免疫扩散：先制备琼脂板按规定打孔，将抗原和抗体分别加于不同的小孔内，置湿盒中，使二者相互扩散，若二者相对应则在比例合适处形成白色沉淀线。反应材料中有两种以上抗原抗体系统，则在小孔间出现两条以上的沉淀线。其沉淀线的位置、形状、相互关系等与抗原或抗体的浓度、分子量大小及两孔内抗原抗体系统的关系等密切相关。本试验为定性试验，常用于检测抗原或抗体的浓度、组成和两种抗原的相关性。

(3)对流免疫电泳：又称免疫电渗电泳。是一种将双免疫扩散和电泳技术结合在一起的检测方法。试验在装有 pH 8.6 缓冲液的电泳槽中进行。试验时将抗原加到阴极孔内、将抗体加到阳极孔内，通电后琼脂板孔内的抗原和抗体在电场和电渗作用影响下相对而行，在二者相遇最适比例处可形成白色沉淀线。常用来检测血清中的 HBsAg 和甲胎蛋白(AFP)等可溶性抗原。

其原理是抗原和抗体在电泳时受两种作用力的影响，一种是使抗原和抗体由阴极向阳极移动的电场力，另一种是使抗原和抗体由阳极向阴极移动的电渗力。通常抗原等电点偏低(pH 4~5)，在碱性缓冲液(pH 8.6)中所带负电荷较多，受电场力较大；而其相对分子质量较小，所受电渗力较小，合力结果是电场力大于电渗力。因此，通电后抗原由阴极向阳极移动。抗体为球蛋白，等电点偏高(pH 6~7)，所带负电荷较少，受电场力影响较小；而其相对分子质量较大，所受电渗力较大，合力结果是电渗力大于电场力。因此，通电后抗体由阳极向阴极移动。两者相对而行，缩短了反应时间，提高了试验的敏感性。

(4)火箭电泳：又称电泳免疫扩散。是将单免疫扩散与电泳技术结合在一起的定量检测方法。将一定量已知抗体与融化琼脂混匀制成凝胶板，然后在凝胶板一侧打一排孔，加入被测抗原和所需的标准对照抗原。在装有 pH 8.6 缓冲液的电泳槽中电泳时，将内含抗原的小孔侧置于阴极端。通电后抗原向阳极泳动，与琼脂凝胶中的抗体相遇，在最适比例处可形成锥形沉淀峰，其形状似火箭故称火箭电泳。鉴于沉淀峰的面积和高低与抗原浓度成正比，所以先用不同浓度的标准抗原制成标准曲线，即可根据样品沉淀峰的面积和高度查出被测样品中的抗原含量。可用来快速测定标本中可溶性抗原的含量。

(5)免疫比浊法：可溶性抗原与抗体在液相中特异性结合，可形成一定大小的抗原抗体复合物，使反应液出现一定的浊度。在一定量抗体中分别加入相应递增量的可溶性抗原，二者结合可形成数量不等的免疫复合物而使反应体系呈现不同的浊度，用浊度仪测定每个反应体系的浊度，绘制出标准曲线，便可根据测得的浊度，从标准曲线中获知样品中抗原的含量。本法快速、简便，不仅取代了传统环状沉淀和絮状沉淀反应，还可替代单免疫扩散测定 Ig 等可溶性抗原的含量。

3. 免疫标记技术

是将抗原抗体反应与标记技术结合在一起，用以测定抗原或抗体的一种实验方法。为提高抗原和抗体检测的灵敏性，可用易显示的物质标记已知的抗原或抗体，通过检测标记物，间接测定待检抗体或抗原。常用的标记物有酶、荧光素、放射性核素、生物素 – 清和素、胶体金及铁蛋白等。

（1）酶免疫技术：是以酶标记抗体或抗原作为主要试剂，将酶对底物的高效专一催化作用与抗体反应的高度特异性相结合的一种测定技术，根据酶作用于底物后的显色反应，对抗原或抗体进行定位、定性或定量的测定分析。常用的酶有辣根过氧化物酶（horseradish peroxindase，HRP）和碱性磷酸酶（alkaline phosphatase，ALP）。

酶免疫技术包括酶免疫组化技术和酶免疫测定技术两大类。前者主要用于细胞、组织切片或其他标本中抗原（抗体）的定位和定性检测；后者主要用于体液标本中抗原或抗体的定性和定量分析。酶联免疫吸附试验（ELISA）是最常用的酶免疫测定技术。ELISA 是利用抗原或抗体蛋白质能非特异吸附于聚苯乙烯等固相载体表面的特性，使抗原抗体反应在固相载体表面进行的一种酶免疫技术，可用于多种可溶性抗原与抗体的检测。常用的方法：

1）双抗体夹心法（检测抗原）：首先将已知抗体吸附到固相载体后，加入待检测标本；若标本中含有相应抗原，即与包被在固相表面的抗体结合；洗涤去除未结合的成分后，加入抗原特异的酶标抗体；洗涤去除未结合的酶标抗体后加底物显色。其步骤可简化为：固相抗体 + 待测抗原 + 酶标抗体 + 底物显色。

2）竞争法（检测抗原）：将已知抗体包被在固相载体表面，洗涤去除未吸附的抗体后，将待检抗原标本适当稀释，与酶标抗原同时加入并温育使二者与固相抗体竞争结合。洗涤去除游离的酶标抗原及其他未结合物后加底物显色。其步骤可简化为：固相抗体 + 待测抗原 + 酶标抗原 + 底物显色。

3）间接法（检测抗体）：将已知可溶性抗原包被在固相载体表面，洗涤后加入待检测标本，若标本中含有相应的特异性抗体，既与包被在固相表面的抗原结合；洗涤后加酶标记抗 Ig 抗体（二抗）使之与待检抗体 Fc 段结合；洗涤后加底物显色。其步骤可简化为：固相抗体 + 待测抗体 + 酶标抗抗体 + 底物显色。

4）IgM 抗体捕获法：将抗人 IgM 抗体包被在固相载体表面，洗涤去除未吸附的抗人 IgM 抗体及其他杂质；加入待测稀释血清，使血清中 IgM 与固相抗人 IgM 结合形成免疫复合物，洗涤后加入特异抗原，使之与固相上相应的特异性 IgM 结合，洗涤去除未结合物；加入酶抗体，与结合于固相 IgM 上的特异抗原结合，洗涤后加底物显色。其步骤可简化为：固相抗人 IgM + 待测人 IgM + 特异性抗原 + 酶标抗原 + 底物显色。

5) 斑点 – ELISA（dot – ELISA）：用吸附蛋白质能力很强的硝酸纤维素膜（NC 膜）为固相载体，将少量抗原（1～2 μL）点加于 NC 膜的小格中央，干燥后经封闭液处理，滴加待测血清和酶标抗抗体；或将少量待测血清（2～5 μL）点加小格中央，干燥后经封闭液处理，滴加特异性抗原和酶标抗体（夹心法测抗体）；或将特异性抗体（1～2 μL）包被 NC 膜上，滴加待测血清和酶标抗体；或直接用待测血清包被 NC 膜，滴加酶标抗体进行反应。洗涤后滴加能形成不溶性有色沉淀的底物（HRP 常用 DAB）。如在 NC 膜上出现看见的染色斑点，既为阳性反应。

该法优点为：①特异性强，假阳性少；②敏感性高，比 ELISA 高 6～8 倍；③NC 膜对蛋白质的吸附性能比聚苯乙烯强；④试剂用量少；⑤操作简便快速，不需特殊设备；⑥抗原膜保存期长，– 20℃可保存半年；⑦检测结果可长期保存，便于复查。因此很适合基层单位使用，但不能做定量测定。

（2）荧光免疫技术：是用荧光素标记特异性抗体（简称荧光抗体）或抗原，用于相应抗原或抗体的分析鉴定和定量测定。荧光免疫技术包括荧光抗体染色技术和荧光免疫测定。目前是用荧光抗体对细胞、组织切片或其他标本中的抗原进行鉴定和定位检测。常用的荧光素有异硫氢酸荧光素和藻红蛋白，在荧光显微镜（激发光作用）下，前者散发黄色荧光，后者散发红色荧光。借此可对标本中抗原或抗体进行检测。本节仅介绍荧光免疫显微技术。

1）直接法：用荧光素标记特异性抗体，将标记的特异性抗体直接滴加于待测标本上，直接与相应抗原反应。优点是特异性高，缺点是每检测一种抗原必须制备相应的荧光抗体。

2）间接法：用荧光素标记抗免疫球蛋白抗体（抗抗体），待基质中的抗原与相应抗体（第一抗体或待测抗体）结合后，再用荧光素标记的抗抗体（第二抗体）结合第一抗体，通过荧光检测抗原。

（3）放射免疫技术：是用放射性核素标记抗原或抗体进行免疫学检测的技术，兼备放射性核素的高灵敏性和抗原抗体反应的高度特异性，同时具有重复性好，准确性高等优点。但放射性核素对人有一定的危害性，且易污染环境，因此本法应用受到一定限制。本法主要用于微量物质，如胰岛素、生长激素、甲状腺素、孕酮等激素及吗啡、地高辛等药物和 IgE 的测定。

二、免疫细胞的检测

检测免疫细胞的数量和功能是判断机体免疫功能的主要指标。对人而言，检测的免疫细胞主要来源于外周血；对实验动物而言，检测的免疫细胞除来源于外周血外，也可来自胸腺、脾、淋巴结和其他组织。

（一）免疫细胞的分离与纯化

1. 外周血单个核细胞

外周血单个核细胞（peripheral blood mononuclear cell，PBMC）包括淋巴细胞和单核细胞，它们是免疫学实验中最常用的细胞。常用的分离方法是葡聚糖 - 泛影葡胺（又称淋巴细胞分离液）密度梯度离心法。其原理是红细胞和粒细胞的比重（约 1.092）大于单个核细胞（约 1.075），将肝素抗凝血置于比重为 1.077 的葡聚糖 - 泛影葡胺分离液液面上，低速离心（2000 pm/min）15 分钟后，可使不同比重的外周血细胞分层。即红细胞沉于管底；多形核白细胞分布于红细胞层与分离液之间；单个核细胞则分布于血浆层与分离液界面。此种分离方法获得的 PBMC，其纯度可达 95%。

2. 淋巴细胞的分离与纯化

（1）玻璃黏附法：将收获的 PBMC 置于玻璃培养皿中，鉴于单核细胞能与玻璃黏附而滞留在平皿表面，故收获未黏附细胞即为相对较纯的淋巴细胞。

（2）免疫吸附分离法（洗淘法）：将已知抗淋巴细胞表面标志的抗体包被聚苯乙烯培养板，加入淋巴细胞悬液，使表达相应表面标志的淋巴细胞结合在培养板上，洗脱后即可获得具有相应表面标志的淋巴细胞。例如，用抗 CD4 抗体包被聚乙烯培养板，可将 $CD4^+T$ 细胞与 $CD8^+T$ 细胞相分离。

（3）免疫磁珠分离法：免疫磁珠由抗淋巴细胞表面标志的抗体与磁性微珠交联结合组成。将免疫磁珠加入细胞悬液中后，可使表达相应标志的淋巴细胞与之结合。然后，在磁场作用下，结合相应淋巴细胞的免疫磁珠吸附在靠近磁铁的管壁上。弃去悬液中游离的细胞，将免疫磁珠结合的细胞解离，即可获得具有某种表面标志的淋巴细胞。

（4）流式细胞术分离法：借助荧光激活细胞分类仪（简称流式细胞仪）将荧光抗体标记的细胞进行快速准确鉴定和分类的技术。其原理是将待测细胞悬液与荧光素标记的抗体反应后，在压力作用下细胞排成单列经喷嘴喷出形成液滴射流（每个液滴包裹一个细胞）；在滴射流与高速聚焦激光束相交处，液滴中细胞受激发光照射可产生散射光并激发各种荧光信号；荧光信号被光电检测器接受可转化为电信号；电信号经加工处理存储于计算机中，再用分析软件对数据进行统处理和图像显示，快速准确获得结果。

（二）免疫细胞功能检测

1. T 细胞功能检测

（1）T 细胞增殖试验：是检测机体细胞免疫功能常用的技术。根据刺激物不同，T 细胞增殖可分为特异性和非特异性两种方式，前者是用某种特异性抗原如结核菌素（OT）刺激 T 细胞活化，并使之增殖；后者是用丝裂原（如 PHA、

ConA）刺激 T 细胞活化，并使之增殖。在增殖过程中，细胞 DNA、RNA、蛋白质合成增加，细胞形态改变，最终导致细胞增殖分化。常用的方法有：

1）形态观察法：取外周血液或单个核细胞与适量 PHA 混合，置 37℃ 培养 72 小时，取培养细胞作涂片染色镜检，依据淋巴母细胞转化的形态特征，在普通光镜下观察并计数其转化率。每份标本计数 200 个细胞，正常人群外周血的 PHA 淋巴细胞转化率为 60%～80%，如在 50% 以下视为 T 细胞功能降低。

2）3H－TdR 掺入法：取外周血单个核细胞与 PHA 共同培养，在终止培养前 8～15 小时加入氚标记的胸腺嘧啶核苷（3H－TdR）。在细胞增殖过程中，3H－TdR 可掺入细胞新合成的 DNA 中，且掺入量与细胞增殖水平呈正比。培养结束后收集细胞，用液体闪烁仪测定样品的放射活性，可反映细胞的增殖状况。

（2）细胞毒试验：CTL 及 NK 细胞可杀伤靶细胞。常用 ^{51}Cr 释放法，预先用 $Na_2^{51}CrO_4$ 标记靶细胞，^{51}Cr 可穿过细胞膜与胞浆中小分子蛋白质结合，一旦细胞膜被破坏，核素随蛋白质外溢，以 γ 计数仪测定释出的 ^{51}Cr 放射活性（cpm），即可测得 CTL 及 NK 细胞的杀伤活性。

（3）皮肤试验：是检测 T 细胞功能的体内试验，试验简便易行，将一定量某种抗原注入皮内（或斑贴），经 48～72 小时后观察结果，若局部皮肤出现红肿、硬结，直径大于 0.5 cm 者为阳性反应，说明此机体已建立对该抗原的细胞免疫，通常细胞免疫功能正常者皮试阳性；细胞免疫功能低下者，反应微弱或皮试阴性。可用于某些传染病和免疫缺陷病的诊断。也可用来观测肿瘤患者临床疗效和预后判断。

2.B 细胞功能检测

（1）B 细胞增殖试验：原理与 T 细胞增殖试验相同。人的 B 细胞常用的刺激物有富含 SPA 的金黄色葡萄球菌菌体及抗人 IgM 抗体，小鼠 B 细胞常用的刺激物是细菌脂多糖（LPS）。

（2）抗体形成细胞测定：该试验是将待检的 B 细胞、SRBC、补体及适量的琼脂糖液混合，倾注平皿，温育 1～3 小时后，肉眼观察有无溶血空斑出现。若出现空斑，则空斑数目即为抗体形成细胞数。

（3）血清中免疫球蛋白含量的测定：对受试者血清 Ig 进行定量测定，有助于评价 B 细胞功能，同时也是诊断体液免疫缺陷的重要指标。此外，血清中血型抗体以及某些特异性抗体的测定都有助于了解 B 细胞的功能。

3.NK 细胞活性测定

检测 NK 细胞活性常用的 ^{51}Cr 释放法与 T 细胞的细胞毒试验相同。此外尚有乳酸脱氢酶释放法，即将效应细胞与靶细胞按一定比例混合孵育，若靶细被杀伤,则存在于胞内的乳酸脱氢酶(LDH)释放。用光度计测定培养上清液中乳酸脱氢酶活性(通过加入 LDH 底物显色),根据计算公式可获得效应细胞的杀伤活性。

4.吞噬细胞功能测定

(1)中性粒细胞吞噬功能测定:将白细胞与白假丝酵母菌或表皮葡萄球菌悬液混合取样制片、固定、亚甲蓝染色,在油镜下观察计数吞噬细菌和未吞噬细菌的中性粒细胞数,计算其吞噬率(%)和吞噬指数。

(2)中性粒细胞内杀菌功能测定:常用硝基四氮唑蓝(NBT)还原试验,即在抗凝全血或白细胞悬液中加入 NBT,中性粒细胞在杀菌过程中产生反应性氧中间物(ROI),其中超氧阴离子能使被吞噬进细胞内的 NBT 还原成不溶解的暗蓝色甲瓒,沉淀于细胞浆中,称 NBT 阳性细胞。光镜下计数 NBT 阳性细胞,其百分率可反映中性粒细胞的杀伤功能,正常参考值为 7% ~ 15%。

(3)巨噬细胞噬功能测定

1)碳粒廓清试验:正常小鼠肝枯否细胞和脾巨噬细胞可吞噬清除碳粒。据此,给小白鼠静脉定量注射印度墨汁(碳粒悬液),间隔一定时间取血,测定不同时间血中碳粒的浓度,即根据血液中碳粒廓清浓度,可判断巨噬细胞的吞噬功能。

2)鸡血细胞吞噬试验:用 10% 斑蝥乙醇浸液敷贴法在前臂采集人巨噬细胞或从小鼠腔渗出液中获得鼠巨噬细胞,将带有巨噬细胞的玻片放入 10% 鸡血细胞悬液中,37℃水浴 30 ~ 60 分钟,取出玻片冲洗、固定、染色,在油镜下观察 100 个巨噬细胞,计算吞噬率(%)和吞噬指数。

〔复习思考题〕

1.列表比较人工主动免疫和人工被动免疫的区别。

2.简述我国实施儿童计划免疫程序中包含的疫苗种类。

3.简述预防接种注意事项。

4.简述 ELISA 的原理、操作方法、结果判断及注意事项。

第二篇　医学微生物学

第十章　医学微生物学概论

微生物学是生命科学中的一门重要学科。掌握与人类疾病有关的病原微生物的生物学性状、致病性与免疫性、检查方法及防治原则是控制和消灭病原微生物的基础。

第一节　微生物与微生物学

一、微生物的概念与分类

微生物(microorganism)是一群体积微小、结构简单、肉眼不能直接看见的微小生物。微生物必须借助光学显微镜或电子显微镜放大数百倍、数千倍甚至数万倍才能看到。根据微生物结构、分化程度和化学组成等差异，可将其分为三大类。

1.非细胞型微生物

无典型细胞结构和产生能量的酶系统，仅由蛋白质和核酸(DNA 或 RNA)等组成，只能在易感的活细胞内增殖。病毒属此类。

2.原核细胞型微生物

细胞核分化程度低，仅有原始的核结构，无核膜和核仁，除核糖体外无其他细胞器。细菌、支原体、衣原体、立克次体、螺旋体和放线菌属此类。

3.真核细胞型微生物

细胞核分化程度高，有核膜、核仁和染色体，胞质内有核糖体、内质网、高尔基复合体、线粒体等完整的细胞器。真菌属此类。

二、微生物与人类的关系

微生物种类多、分布广，绝大多数微生物对人和动物、植物有益而无害。

自然界中氮、碳等元素的循环靠微生物完成；土壤中的微生物将死亡动物、植物的有机蛋白质转化为无机含氮化合物，供植物吸收利用；空气中大量的游离氮由固氮菌等作用后才能被植物吸收。寄生于人和动物体内的正常微生物群对机体有多种生理功能。

微生物广泛应用于工业、农业生产。工业方面，微生物已应用于医药、食品发酵、制革、纺织、石油、化工、冶金和环保等行业，通过微生物发酵生产抗生素、维生素、有机酸、氨基酸等；基因工程技术方面，以噬菌体等为基因转移的载体，酵母菌等微生物为工程菌，生产乙肝疫苗、胰岛素、干扰素等基因工程制剂；农业方面，利用微生物造菌肥和植物生长激素，制备生物杀虫剂等。

少数微生物能引起人和动物、植物的疾病。具有致病性的微生物称为病原微生物。病原微生物感染引起的疾病严重危害人类健康。据 WHO 的估计，全球每年约 5 700 万的死者中有四分之一（1 500 万）直接死于感染性疾病。近年出现的艾滋病、埃博拉出血热、疯牛病、严重急性呼吸道综合征（SARS）、高致病性禽流感、甲型 H1N1 流感等传染病，对人类健康构成了新的威胁。联合国艾滋病规划署与世界卫生组织估计，2007 年全球共有 3320 万人类免疫缺陷病毒（HIV）感染者。2009 年 12 月 1 日（第 22 个世界艾滋病日），卫生部统计表明，中国存活的 HIV 感染者和患者达 74 万人，累计报告死亡 49845 例，2009 年新发艾滋病病毒感染者达 4.8 万人。2009 年暴发的甲型 H1N1 流感疫潮波及墨西哥、加拿大、英国、中国等 19 个国家。截至北京时间 2009 年 8 月 31 日 15：00 时，全球甲型 H1N1 流感病毒感染者超过 209438 人，造成 2185 人死亡。中国内地确诊甲型 H1N1 流感病例 3398 人，全国共确诊 15559 病例。

三、微生物学与医学微生物学

微生物学（microbiology）是研究微生物形态结构、生命活动规律及其与人类、动植物、自然环境相互关系的科学。按研究对象不同可分为细菌学、病毒学、真菌学等；按应用领域不同可分为医学微生物学、兽医微生物学、农业微生物学、工业微生物学、食品微生物学、海洋微生物学等。

医学微生物学（medical microbiology）是研究与人类疾病有关的病原微生物的生物学性状、致病性与免疫性、检查方法及防治原则的科学。是医学院校的一门基础课程。

第二节 微生物学发展简史

一、经验微生物学时期

由于条件所限，古人未观察到具体的微生物，但早已将微生物知识用于工农业生产和疾病的防治之中。如我国在公元前2000多年就利用微生物酿酒；北魏（368—534）贾思勰在《齐民要术》一书中较详细地记载了利用微生物制醋的方法；民间常用盐腌、糖渍、烟熏、风干等方法抑制微生物生长，保存食物；11世纪北宋末年刘真人指出肺痨是由小虫所致。16世纪意大利人Fracastoro（1483—1553）提出了传染生物学说，认为传染病的传播有接触传染、媒介间接传染和空气传染等多种途径。18世纪清朝乾隆年间，我国师道南在《天愚集》鼠死行篇中生动地描述了当时鼠疫流行的凄惨景况，并正确地指出了鼠疫与鼠的关系。奥地利人Pleneiz（1705—1786）指出每种传染病皆由独特的生活物体引起。大量古书证明，我国在明代隆庆年间（1567—1572）就已广泛应用人痘来预防天花，并先后传至俄国、朝鲜、日本、土耳其、英国等国家，这是我国对预防医学的一大贡献。

二、实验微生物学时期

1676年荷兰人列文虎克（Antony Van Leeuwenhoek，1632—1723）用自制的显微镜观察到了污水、齿垢、粪便等标本中的微小生物。19世纪60年代，法国科学家巴斯德（Louis Pasteur，1822—1895）首先证明有机物质发酵和腐败是由微生物引起的，酒味变酸是因其污染了杂菌所致，并创造了巴氏消毒法。英国外科医生李斯特（Joseph Lister，1827—1912）用石炭酸喷洒手术室和煮沸手术用具，创立了外科无菌手术法。德国医生郭霍（Robert koch，1843—1910）发明了固体培养基、微生物染色法和实验动物感染方法，提出了确定病原微生物的郭霍原则。1892年俄国学者伊凡诺夫斯基（Iwanovsky）首次发现了病毒，即烟草花叶病病毒。1910年德国化学家欧立希（Ehrlich）首先合成了用于梅毒治疗的砷凡纳明。1929年英国学者弗来明（Fleming）发现了青霉素，1940年弗洛瑞（Florey）等将其提纯并用于临床。此后大批化学合成抗菌药物和抗生素用于微生物感染所致疾病的控制或治疗。

三、现代微生物学时期

20世纪中期以后，随时生命科学的发展及其新技术的广泛应用，人类对病原微生物的认识、检测、防治等进入了新的阶段，表现在：①自 1973 年以来，新发现了军团菌，幽门螺杆菌，大肠埃希菌 O157：H7 血清型，艾滋病病毒（HIV），丙、丁、戊、庚型肝炎病毒，人疱疹病毒 6、7、8 型，汉坦病毒，轮状病毒，埃博拉病毒，SARS 冠状病毒，亚病毒（subvirus），朊粒（prion）等病原微生物。②对病原微生物致病机制的认识进入了分子水平和基因水平。对一些主要病原菌的外毒素、内毒素等致病物质，病毒的结构蛋白和非结构蛋白的组成、功能及其相应的编码基因和调控基因等有了新的认识；应用基因测序技术进行微生物（如流感嗜血杆菌、幽门螺杆菌、人类免疫缺陷病毒、禽流感病毒等）的基因组测序和注释工作，开始从基因突变和基因重组等方面关注人兽共患病（如 SARS、高致病性禽流感、甲型 H1N1 流感等）的发病机制。③将单克隆抗体技术、免疫标记技术、聚合酶链反应（PCR）技术、基因探针技术用于微生物的检测，提高了微生物科研与临床检测的敏感性和特异性。④防治病原微生物感染的措施多样化。亚单位疫苗、基因工程疫苗以及核酸疫苗等新型疫苗以及多种新的抗微生物药物和微生态制剂相继应用于临床。⑤微生态学的崛起进一步明确了微生物与宿主间的相互关系、体内微生态平衡在防止病原微生物侵袭等方面的重要作用。

〖复习思考题〗

1. 何谓微生物？微生物分哪几大类？各自的结构特点是什么？
2. 微生物与人类的关系如何？

第十一章　细菌学总论

第一节　细菌的形态与结构

细菌(bacterium)属于原核细胞型单细胞微生物,有广义和狭义之分。广义上泛指各类原核细胞型微生物,包括细菌、放线菌、支原体、衣原体、立克次体和螺旋体。狭义上专指其中最具有代表性的细菌。各种细菌在一定的环境条件下具有的形态与结构,与其分类、致病性、免疫性、抵抗力和对药物的敏感性等均有十分密切的关系。

一、细菌的大小和形态

观察细菌最常用的仪器是光学显微镜,其大小可用测微尺在显微镜下进行测量,一般以微米(μm)为单位。不同种类的细菌大小和形态不一,同一种细菌也因菌龄和环境因素的影响而有差异。细菌按其外形主要有球菌、杆菌和螺形菌三大类(图 11-1)。

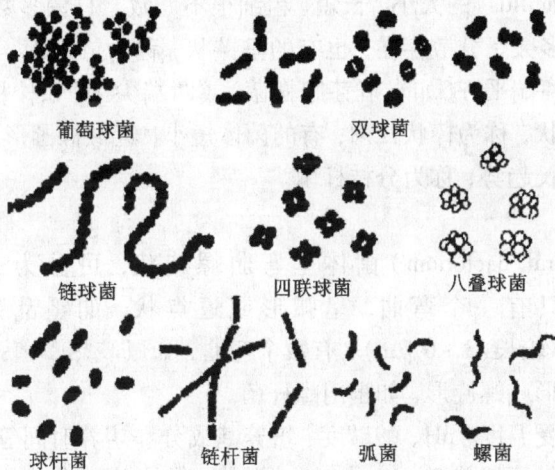

葡萄球菌　　　　　　　双球菌

链球菌　　　　四联球菌　　　　八叠球菌

球杆菌　　　链杆菌　　　弧菌　　螺菌

图 11-1　细菌的基本形态

117

（一）球菌

多数球菌（coccus）直径在 1 μm 左右，外观呈圆球形或近似球形，有的呈矛头状、肾形或豆形等。由于繁殖时细菌分裂平面不同以及分裂后菌体之间相互黏附程度不一，可形成不同的排列方式。

1. 双球菌（diplococcus）

细菌细胞在一个平面上分裂，分裂后两个菌体成双排列。如淋病奈瑟菌。

2. 链球菌（streptococcus）

细菌细胞在一个平面上分裂，分裂后多个菌体黏连成链状。如乙型溶血性链球菌。

3. 葡萄球菌（staphylococcus）

细菌细胞在多个不规则的平面上分裂，分裂后菌体无规则地黏连在一起似葡萄状。如金黄色葡萄球菌。

4. 四联球菌（tetrads）

细菌细胞在两个互相垂直的平面上分裂，分裂后四个菌体黏连在一起呈正方形。如四联加夫基菌。

5. 八叠球菌（sarcina）

细菌细胞在三个互相垂直的平面上分裂，分裂后八个菌体黏附成包裹状立方体。如藤黄八叠球菌。

（二）杆菌

不同杆菌（bacillus）的大小、长短、粗细很不一致。杆菌多数呈直杆状，也有的菌体稍弯，多数呈分散存在，也有的呈链状，称为链杆菌。菌体两端大多呈钝圆形，少数两端平齐（如炭疽芽胞杆菌）或两端尖细（如梭杆菌）。有的杆菌末端膨大成棒状，称为棒状杆菌；有的菌体短小，近似椭圆形，称为球杆菌；有的常呈分枝生长趋势，称为分枝杆菌。

（三）螺形菌

螺形菌（spiral bacterium）菌体呈弯曲螺旋状，可分为三类：①弧菌（vibrio），菌体只有一个弯曲，呈弧形或逗点状，如霍乱弧菌；②螺菌（spirillum），菌体较长（3～6 μm），有数个弯曲，如鼠咬热螺菌；③螺杆菌，菌体细长弯曲称弧形或螺旋形，如幽门螺杆菌。

细菌的形态受温度、pH、酸碱度、培养基成分和培养时间等因素影响。一般细菌在适宜条件下培养 8～18 小时（对数期）保持其固有的典型形态。当环境不利或菌龄老时，其形态可发生改变，可呈现不规则的多形性（如梨形、气球状、丝状等）或细胞壁缺陷（如 L 型细菌）。

二、细菌的结构

细菌的结构包括基本结构和特殊结构。基本结构指细胞壁、细胞膜、细胞质、核质等；特殊结构指荚膜、鞭毛、菌毛、芽胞等(图 11-2)。

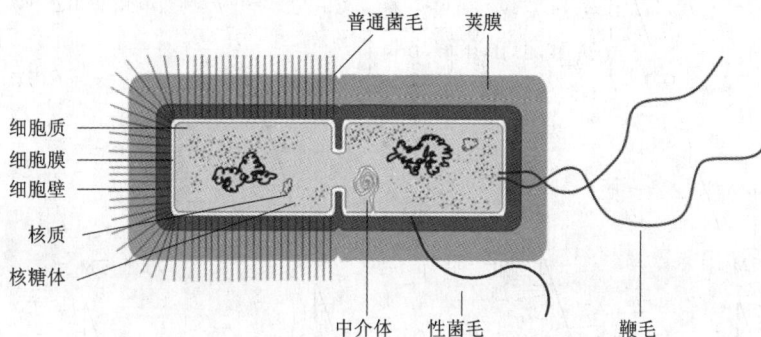

图 11-2　细菌细胞结构模式图

(一)细菌的基本结构

1. 细胞壁(cell wall)

细胞壁是位于菌细胞最外层的膜状结构,包绕在细胞膜的周围,坚韧而有弹性。其主要功能是:维持细菌的外形;并保护细菌抵抗低渗环境;与细胞膜共同完成菌体内外的物质交换;决定着细菌菌体的抗原性。此外,细胞壁与细菌的染色、致病性及某些药物的敏感性等也有一定的关系。

细菌细胞壁的主要成分是肽聚糖(peptidoglycan),又称黏肽(mucopeptide),为原核细胞所特有,是革兰阳性菌和革兰阴性菌细胞壁的共同组分,但这两类细菌肽聚糖含量、结构、组成有所不同。两类细菌也各有其特殊组分(图 11-3)。

(1)革兰阳性菌细胞壁:革兰阳性菌的细胞壁较厚,由肽聚糖及穿插于其中的磷壁酸组成(图 11-4)。

1)肽聚糖:肽聚糖层数多,含量高,占细胞壁干重的 50% ~80%。肽聚糖由聚糖骨架、四肽侧链和五肽交联桥组成。聚糖骨架是由 N-乙酰葡萄胺(G)和 N-乙酰胞壁酸(M)间隔排列,经 β-1,4 糖苷键连接而成的多糖链。在 N-乙酰胞壁酸分子上连接四肽侧链,四肽侧链的氨基酸依次为 L-丙氨酸、D-谷氨酸、L-赖氨酸, D-丙氨酸,其第 3 位的 L-赖氨酸的氨基通过五肽交联桥连接到相邻肽聚糖四肽侧链第 4 位的 D-丙氨酸羟基上,形成具有高机械强

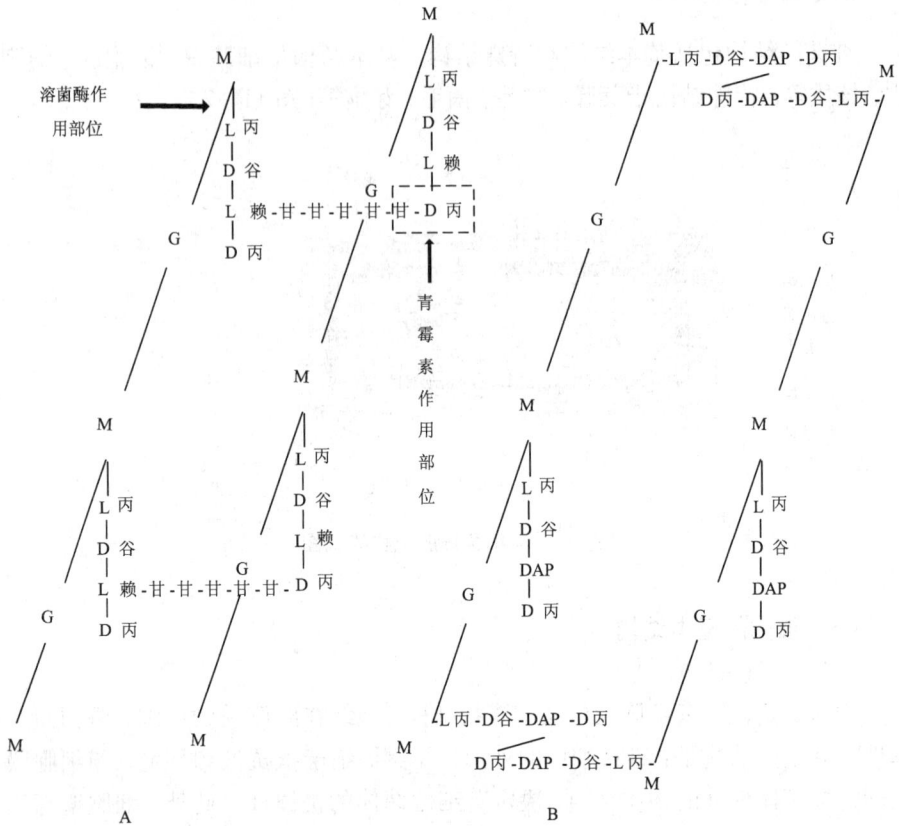

图 11 - 3　细菌细胞壁肽聚糖结构

A. 金黄色葡萄球菌(革兰阳性菌)；B. 大肠埃希菌(革兰阴性菌)；M. N - 乙酰胞壁酸；G. N - 乙酰葡糖胺

度的三维空间结构，即肽聚糖层。革兰阳性菌的肽聚糖可多达 50 层，是抵抗胞内高渗透压、保护细胞结构和功能完整的主要成分。因此凡是能破坏肽聚糖分子结构或抑制其合成的物质都对其有杀菌或抑菌作用。如溶菌酶能切断 N - 乙酰葡萄胺和 N - 乙酰胞壁酸之间的 β - 1, 4 糖苷键，破坏肽聚糖骨架，引起细菌裂解。青霉素可抑制肽链交联，使之不能合成完整的细胞壁。

　　2) 磷壁酸(teichoic acid)：是革兰阳性菌特有成分，具有很强的抗原性。按其结合部位不同可分为壁磷壁酸和膜磷壁酸。壁磷壁酸一端共价结合于聚糖骨架上的 N - 乙酰胞壁酸分子，另一端游离于细胞壁外。膜磷壁酸一端结合于细胞膜外层上的糖脂，另一端穿过肽聚糖层伸出细胞壁表面呈游离状态。此外，某些革兰阳性菌细胞壁表面尚有一些特殊的表面蛋白质，如金黄色葡萄球菌的

A 蛋白、A 群链球菌的 M 蛋白等。

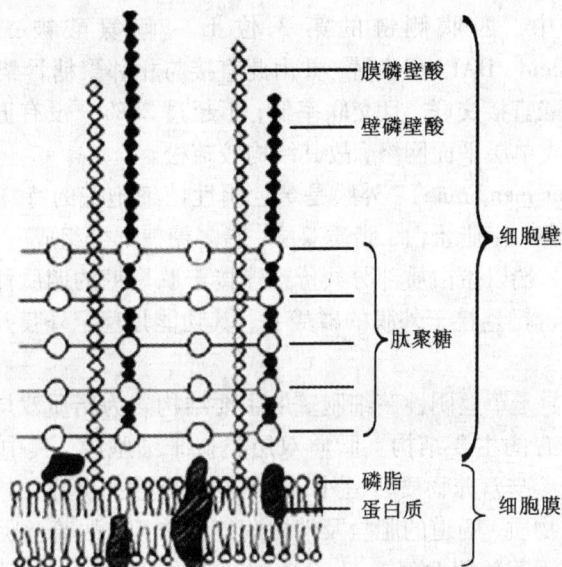

图 11-4　革兰阳性菌细胞壁结构模式图

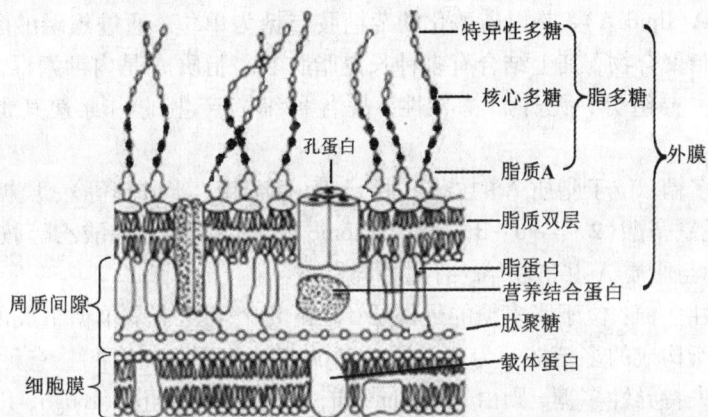

图 11-5　革兰阴性菌细胞壁结构模式图

（2）革兰阴性菌细胞壁：革兰阴性菌细胞壁薄，但结构较为复杂，在肽聚糖层外侧有外膜，由脂蛋白、脂质双层和脂多糖三层聚合物构成（图 11-5）。

1)肽聚糖:革兰阴性菌肽聚糖含量少,仅1~2层,约占细胞壁干重的5%~20%,其聚糖骨架与革兰阳性菌相同,其他成分和结构有所差异。如大肠埃希菌的肽聚糖中,四肽侧链的第3位L-赖氨酸被二氨基庚二酸(diaminopimelic acid, DAP)所代替,并由此直接与相邻聚糖骨架的四肽侧链上第4位D-丙氨酸直接交联,且交联率低,不超过25%。没有五肽交联桥,只有二维结构,形成单层平面网络,故其结构较疏松。

2)外膜(outer membrane):外膜是革兰阴性菌细胞壁的特殊组分。外膜位于肽聚糖层的外侧,由脂蛋白、脂质双层、脂多糖三部分组成。

①脂蛋白:一端以蛋白质部分共价键连接于肽聚糖的四肽侧链上,另一端以脂质部分经共价键连接于外膜的磷酸上。其功能是稳定外膜并将其固定于肽聚糖层。

②脂质双层:是革兰阴性菌细胞壁的主要结构。为脂质双层结构,是革兰阴性菌细胞壁特有的主要结构。脂质双层类似于细胞膜,其中镶嵌有特殊蛋白。脂质双层除参与营养物质转运外,还是一种有效的屏障结构,使细菌不易受到体液中杀菌物质、肠道的胆盐及消化酶等的作用,故革兰阴性菌对许多抗生素的抵抗力强于革兰阳性菌。

③脂多糖(lipopolysaccharide, LPS):位于细胞壁最外层,通过疏水键附着于脂质双层上,由脂质A、核心多糖和特异多糖三部分组成。LPS具有毒性作用,可引起机体的发热反应,故称内毒素或致热原。

脂质A(lipid A):是以磷酸化的萄糖胺二糖为单位,通过焦磷酸酯键联结的一种糖脂聚合物,其上结合有多种长链脂肪酸。脂质A是内毒素毒性和生物学活性的主要组分,无种属特异性,故各种细菌产生的内毒素其毒性作用相似。

核心多糖:位于脂质A的外层,由己糖(葡萄糖、半乳糖等)、庚糖、2-酮基-3-脱氧辛酸(2-keto-3-deoxyoctonic acid, KDO)、磷酸乙醇胺等组成,通过KDO与脂质A共价联结,有属特异性。

特异性多糖:位于脂多糖的最外层,是由几个至几十个单糖组成的低聚糖重复单位所构成的多糖链。为革兰阴性菌的菌体抗原(O抗原),有种特异性。细菌如缺失特异性多糖,则由光滑(smooth, S)型转变为粗糙(rough, R)型。

某些物质的抗菌作用,与其对肽聚糖的影响导致的细胞壁受损有关。由于革兰阳性菌细胞壁的主要成分是肽聚糖,所以易受溶菌酶和青霉素等抗菌物质的影响。革兰阴性菌含肽聚糖少,且有外膜的保护使用,因此对溶菌酶和青霉素有抵抗力。

动物和人体细胞无细胞壁,不含肽聚糖,所以溶菌酶和青霉素等对人体细胞无毒性作用。由于革兰阳性菌与革兰阴性菌的细胞壁结构有显著不同,以致它们的染色性、抗原性、毒性以及对某些药物的敏感性等都有很大差异(表 11 –1)。

表 11 –1　革兰阳性菌与革兰阴性菌细胞壁结构比较

细胞壁	革兰阳性菌	革兰阴性菌
强度	较坚韧	较疏松
肽聚糖层数	厚, 20 ~ 80nm	薄, 10 ~ 15nm
肽聚糖含量	多, 可多达50 层	少, 1 ~ 2 层
糖类含量	多, 约45%	少, 15% ~ 20%
脂类含量	少, 1% ~ 4%	多, 11% ~ 22%
磷壁酸	+	–
外膜	–	+

2. 细胞膜(cell membrane)

细胞膜又称胞质膜(cytoplasmic membrane),位于细胞壁内侧,紧紧包绕细胞质,厚5 ~ 10 nm,化学组成主要为磷脂和蛋白质,与真核生物细胞膜不同的是不含固醇类物质。其功能如下:

(1)选择性通透作用:细菌细胞膜形成疏水性屏障,有选择性通透作用,控制营养物质及代谢产物进出细胞。细胞膜允许小分子可溶性物质(如水、O_2、CO_2、某些单糖、离子等)通过,而大分子物质(如蛋白质)则无法进入。细胞膜中镶嵌的载体蛋白则能选择性结合营养物质,使其逆浓度梯度主动转运到细胞内。细菌通过胞膜小孔分泌出的水解酶,可将胞外的大分子营养物质分解为小分子化合物,使其能通过细胞膜进入胞内,作为营养物质的来源。菌体内代谢产物也能通过细胞膜排出体外。

(2)呼吸作用:需氧菌细胞膜上的各种呼吸酶类可转运电子,完成氧化磷酸化作用,参与呼吸的过程,与能量的产生、储存与利用有关。

(3)生物合成作用:细胞膜上含有多种酶类,参与细胞壁的许多成分(肽聚糖、磷壁酸、脂多糖)及胞膜磷脂的合成。其中与肽聚糖合成相关的酶类(转肽酶或转糖基酶),也是青霉素作用的主要靶位,称青霉素结合蛋白,与细菌的耐药性形成有关。

(4)参与细菌分裂:中介体(mesosome)是细胞膜内陷形成的囊状或管状结构,多见于革兰阳性菌,常位于菌体侧面(侧中介体)或靠近中部(横膈中介体)。中介体的化学组成与细胞膜相同,由于它扩大了细胞膜的表面积,相应地也增加了酶的数量和代谢场所,可为细菌提供大量能量,故有"拟线粒体"之称;还与细菌的 DNA 复制、细胞分裂有密切关系。

3. 细胞质(cytoplasm)

细胞质是细胞膜所包裹的溶胶状物质。基本成分 80% 为水,还有蛋白质、脂类、核酸及少量糖类和无机盐。细胞质是细菌合成蛋白质、核酸的场所,包括多种酶系和许多重要结构。

(1)核糖体(ribosome):是游离于细胞质中由 RNA 和蛋白质组成的颗粒状结构,是细菌合成蛋白质的场所。每个菌体内可含数万个核糖体。细菌细胞中 90% 的 RNA 和 40% 的蛋白质存在于核糖体中。与真核细胞相比,细菌的核糖体较小且较为疏松,沉降系数为 70S,由 50S 和 30S 两个亚基组成,而真核细胞核糖体沉降系数为 80S,由 60S 和 40S 两个亚基组成。细菌核糖体常常是抗菌药物选择性作用的靶点。链霉素、庆大霉素作用于 30S 亚单位,氯霉素和红霉素则作用于 50S 亚单位,从而干扰细菌蛋白质的合成,起到杀菌作用。由于真核生物与原核生物核糖体不同,故这些抗生素能杀死细菌却不会影响人体细胞。

(2)质粒(plasmid):是细菌染色体外的遗传物质。质粒的化学本质为闭合环状双链 DNA,可独立复制,带有遗传信息,编码决定细菌的耐药性、毒素、细菌素和菌毛等性状。质粒能通过接合或转导等作用进行传递。质粒并不是细菌生长所必不可少的成分,可自行丢失或经人工处理而消失,失去质粒的细菌仍能正常存活。

(3)内含物(inclusion):为细菌储藏能量和营养的场所,以胞质颗粒的形式存在,包括多糖、脂类、磷酸盐等。内含物不是细菌的恒定结构。颗粒的数量因菌种和环境条件的不同而异。如异染颗粒(metachromatic granule)在白喉棒状杆菌中常排列在菌体两端,由于其成分主要是 RNA 和多偏磷酸盐,其嗜碱性强,用亚甲蓝染色时着色较深呈紫色,对于鉴别白喉棒状杆菌极有价值。

4. 核质(nuclear material)

细菌属原核生物,无核膜和核仁,也无定形的核,其染色体多集中于胞浆中的某一区域,故称核质或拟核(nucleoid),其实质为一闭合环状的双链 DNA 分子反复缠绕、折叠形成的超螺旋结构。核质的功能与真核细胞的细胞核相同,控制细菌的基本遗传性状。

(二)细菌的特殊结构

1. 荚膜(capsule)

是某些细菌在细胞壁外包绕的一层黏液性物质,化学成分是多糖或多肽,用理化方法去除后不影响菌体的生命活动。若其结构致密,厚度$\geqslant 0.2\ \mu m$,边界分明紧密附着于细胞壁,则称为荚膜(图11 – 6);若厚度$< 0.2\ \mu m$者则称为微荚膜(microcapsule);若结构较疏松,边界不清疏松附着于细胞壁,则称为黏液层(slime layer)。荚膜含大量水分(95%以上),固体组分则因菌种而异。多数菌的荚膜由多糖组成。同种不同型的细菌荚膜多糖的组成也不同,据此可对细菌进行分型。少数细菌如炭疽杆菌的荚膜由 D – 谷氨酸聚合而成的多肽组成。

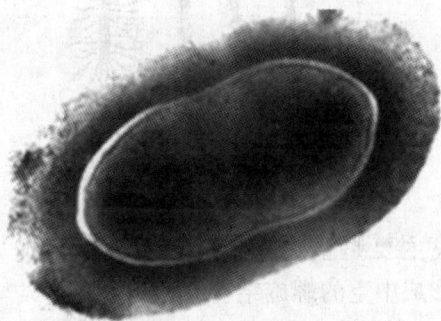

图 11 – 6 肺炎链球菌荚膜

(透射电镜,×42000)

荚膜的折光性较强,且不易着色,普通染色法仅能见到菌体周围有一层透明带,用荚膜染色法或墨汁负染法观察时,荚膜较清晰。用特殊染色法可将荚膜染成与菌体不同的颜色。在固体培养基上,有荚膜的细菌形成光滑(smooth,S)型或黏液(mucoid,M)型菌落,失去荚膜后则变为粗糙(rough,R)型菌落。荚膜的形成与细菌所处的环境密切相关,通常在人或动物体内或含有血清和糖的培养基中易形成荚膜,而在普通培养基中则易消失。

荚膜有抗原性,可作为细菌分型和鉴定的依据。荚膜与细菌的致病力有关,可保护细菌抵抗吞噬细胞的吞噬和消化作用,还能使细菌免受补体、溶菌酶等杀菌物质的损伤,使病菌侵入人体后不被杀灭,大量繁殖而引起病理损害。失去荚膜的细菌致病力往往减弱或消失。此外,荚膜还有黏附、抗干燥、防止噬菌体吸附细菌等功能。

2. 鞭毛(flagellum)

是附着细菌细胞的细长、波浪状弯曲的丝状物，为细菌的运动器官。长度5～20 μm，直径12～30 nm，少则1～2根，多则数百，需用电子显微镜观察，经特殊染色使鞭毛增粗后才可在光学显微镜下观察。鞭毛可见于所有弧菌和螺菌、约半数的杆菌及个别球菌，按其着生的部位和数量分为四类(图11－7)：①单毛菌：菌体只有一根鞭毛位于一端，如霍乱弧菌；②双毛菌：菌体两端各有一鞭毛，如空肠弯曲菌；③丛毛菌：菌体一端或两端有一丛鞭毛，如铜绿假单胞菌；④周毛菌：菌体周身遍布多根鞭毛，如大肠埃希菌、伤寒沙门菌。

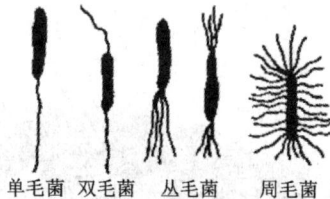

单毛菌　双毛菌　丛毛菌　　周毛菌

图11－7　细菌鞭毛的类型

鞭毛的化学组成主要是蛋白质，由数千个蛋白亚基(称为鞭毛蛋白，flagellin)聚集而成，形成中空的螺旋结构，其氨基酸组成与骨骼肌中的肌动蛋白相似，具有抗原性(H抗原)，可作为某些细菌分型的依据，如大肠埃希菌至少有50种不同的H抗原。

鞭毛是细菌的运动器官，运动具有化学趋化性，可使细菌移向有利环境而逃避不利环境。鞭毛与细菌的致病性有关，如霍乱弧菌可以通过鞭毛的运动穿过小肠黏液层，使菌体黏附于肠黏膜上皮细胞，产生毒素而致病。

3. 菌毛(pilus 或 fimbriae)

是附着于菌体表面的比鞭毛细、短而直的丝状物，数量数根到数百根不等，必须用电子显微镜观察。菌毛由结构蛋白亚单位菌毛蛋白组成，见于许多革兰阴性菌及少数革兰阳性菌。菌毛与细菌的动力无关。

菌毛根据功能不同，分普通菌毛和性菌毛两大类：

(1)普通菌毛(ordinary pilus)：数目较多，可达数百根，遍布菌体表面，是细菌的黏附结构，与细菌的致病性密切有关。某些细菌一旦失去菌毛，便失去黏附能力，致病力亦消失。普通菌毛有抗原性，由染色体或质粒编码。

(2)性菌毛(sex pilus)：仅见于少数革兰阴性菌，一个菌体仅有1～4根，比普通菌毛略长稍粗而中空。性菌毛由一种称为致育因子(fertility factor, F factor)的质粒编码,故又称 F⁺ 菌或雄性菌。F⁺ 菌的遗传物质可通过性菌毛传递给 F⁻ 菌,这一过程称为接合(conjugation)。细菌可以通过此种方式传递耐药性及毒力。此外,性菌毛还是某些噬菌体吸附于宿主菌的受体。

4. 芽胞(spore)

是某些细菌在一定条件下,胞质脱水浓缩,在菌体内部形成的一个圆形或卵圆形小体,是细菌的休眠形式(图 11－8)。产生芽胞的细菌都是革兰阳性菌。成熟的芽胞形成一个致密的多层膜结构,由内向外依次是核心、内膜、芽胞壁、皮质、外膜、芽胞壳和芽胞外衣。芽胞里有完整的核质、酶系统和合成菌体组分的结构,能够保存细菌的全部生命必需物质。芽胞是细菌在不利的环境条件下形成的,一个细菌只形成一个芽胞,一个芽胞发芽后也只能形成一个繁殖体,是细菌保持生命的一种形式,对营养、能量的需求均很低,抵抗力很强。若恢复适宜的生长条件,芽胞可发芽而形成具有繁殖能力的菌体(繁殖体)。不同细菌产生芽胞所需的条件不同。如炭疽芽胞杆菌需要有氧环境,破伤风梭菌则需厌氧条件。

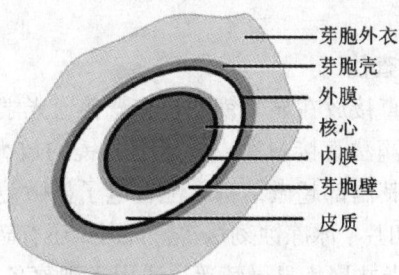

芽胞外衣
芽胞壳
外膜
核心
内膜
芽胞壁
皮质

图 11－8 芽胞的结构模式图

芽胞壁厚,通透性低,普通染色法不易着色,必须用特殊的染色方法才能使之着色。芽胞可位于菌体中心,末端或次极端,直径可小于、等于或大于菌体横径。由于其大小及在菌体内的位置各异,故可用于鉴别细菌(图 11－9)。

芽胞对热力、干燥、辐射、化学消毒剂等理化因素的抵抗力极强,这与芽胞含水量少、具有多层膜结构、核心和皮质中含有吡啶二羧酸及多种耐热酶等结构特点有关。这为病原菌的传播致病创造了条件。细菌芽胞并不直接引起疾病,在自然界中存活多年的破伤风梭菌、炭疽芽胞杆菌或产气荚膜梭菌的芽胞进入人或动物体内,当条件适宜发芽为繁殖体后,在机体内大量繁殖而致病。由于芽胞抵抗力强,因此,进行消毒灭菌时以杀灭芽胞为标准,杀灭芽胞最可靠的方法是高压蒸汽灭菌。

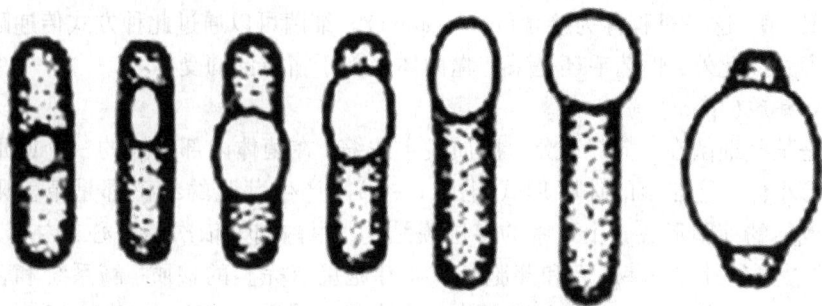

图 11-9　细菌芽胞的各种形态和位置

三、细菌的形态学检查方法

细菌体积微小，无法用肉眼直接观察，必须用显微镜放大后才能看清。将待检菌涂于载玻片上制成标本，然后不染色或经染色后在显微镜下观察细菌的形态。

（一）不染色标本检查法

将未经染色的标本直接放在显微镜下检查。普通光学显微镜常用油镜放大1000倍，以压滴法或悬滴法直接观察。电子显微镜的放大倍数可达数十万倍，能够看清细菌的外形及其内部超微结构。配合电子显微镜的标本制备方法有负染色法、投影法、超薄切片、冰冻蚀刻法等。此外，还有暗视野显微镜、相差显微镜、荧光显微镜和激光共聚焦显微镜等，适用于观察各种不同情况下的细菌形态和结构。

（二）染色法

未经染色的细菌在普通光学显微镜下，难以清晰地观察其形态和结构，故观察细菌常用染色法。染色法是染色剂与细胞质的结合，染色多用碱性染料，如结晶紫、美蓝、碱性复红等。这是由于细菌的等电点较低（pH 2~5），故在中性环境中带负电荷，易与带正电荷的碱性染料结合而着色。细菌染色法可分为以下几种：

1.单染法

仅用一种染料染色，显示整个细菌的外形及简单结构。

2.复染法

先后用两种或两种以上染料染色，通过颜色差异的对比，可鉴别不同细菌，又称鉴别染色法，如革兰染色法、抗酸染色法等。

3.特殊染色法

不同细菌结构由于组成不同,对染料的亲和力也各不相同,采用特殊的染色方法可分辨不同的菌体结构,如荚膜染色法、鞭毛染色法、芽胞染色法、核染色法等。

第二节 细菌的生理

细菌的生理活动包括营养物质的摄取和合成,进行新陈代谢和生长繁殖。整个生理活动的中心是新陈代谢,具有代谢活跃且多样化,繁殖迅速的显著特点。细菌在代谢过程中产生多种代谢产物如抗生素、维生素及某些毒性物质。因此,研究细菌的生理活动,不仅属于基础生物学范畴,且与医学、环境卫生、工农业生产等均密切相关。

一、细菌的营养

(一)细菌的营养类型

细菌是能够独立生活的单细胞微生物,所含的酶系统各不相同,代谢活性各异,因此对营养物质的需求也有所不同。根据细菌所能利用的能源和碳源的不同,可将其分成两大类:

1. 自养菌(autotroph)

自养菌以简单的无机物为营养来源。以无机碳化合物(如碳酸盐、二氧化碳)作为碳源,以无机氮化合物(如氮气、氨、硝酸盐、亚硝酸盐)作为氮源,合成菌体所需的有机物质。其能量来源于无机物的氧化,称为化能自养菌(chemotroph),或光合作用产生的光能。自养菌均为非病原菌。

2. 异养菌(heterotroph)

异养菌以多种有机物为营养来源。多数利用糖类作为碳源,利用蛋白质、蛋白胨、氨基酸作为氮源,所需能量来自有机物的氧化。异养菌包括腐生菌和寄生菌。腐生菌以动植物尸体、腐败食物等作为营养物;寄生物以寄生宿主体内的有机物作为营养物。所有病原菌都是异养菌,而且大部分属于寄生菌。

(二)细菌的营养物质

人工培养细菌时,需要提供给细菌生长繁殖所必需的各种成分,一般包括水、碳源、氮源、无机盐类和生长因子等。

1. 水

是细菌细胞所必需的成分。营养物质必先溶于水,营养的吸收与各种代谢均需有水才能进行。水还能够调节菌体温度。

2. 碳源

主要构成菌体的含碳物质及其骨架，也是细菌的主要能量来源。各种含碳化合物几乎都能被细菌所利用。病原菌主要从糖类获得碳源。

3. 氮源

提供菌体成分的原料，细菌对氮源的需要量仅次于碳源。大多数细菌可以利用有机氮源，病原菌主要从蛋白胨和各种氨基酸等获得氮源。

4. 无机盐

提供细菌生长的各种元素，并调节细胞渗透压、电位，维持酶的活性等，并与其生长繁殖和致病作用密切相关。细菌需要的无机盐有多种，其中以磷、硫需要量最大。磷用于合成菌体结构成分（如磷脂、核酸、核蛋白、多种酶和辅基）和储存能量（高能磷酸键）。硫可用于制造含硫氨基酸中的巯基（－SH）。钾、钠、钙、镁等可调节细胞内外的渗透压，又是某些酶的辅基。微量元素如锰、锌、钴、铜等只需微量即可满足细菌需要，主要与一些酶活性有关，而并非所有细菌均需要，不同细菌只需其中的一种或数种。

5. 生长因子

是指细菌生长所必需但自身不能合成的微量有机物质，包括维生素、某些氨基酸、嘌呤、嘧啶等。维生素主要是 B 型维生素，大多是辅酶或辅基的成分，与物质代谢有关。氨基酸多为细菌本身难以合成的芳香族氨基酸。少数细菌还需要有一些特殊的生长因子，如流感杆菌需 X、V 两种因子才能生长，两者均与细菌的呼吸有关。

（三）细菌摄取营养物质的机制

水和水溶性物质可以通过具有半透膜性质的细胞壁和细胞膜进入细胞内，蛋白质、多糖等大分子营养物质需经细菌分泌的胞外酶的作用分解成小分子物质才能被吸收。营养物质进入菌体内的方式有被动扩散和主动转运系统。

1. 被动扩散

是指营养物质从浓度高一侧向浓度低一侧扩散，利用胞内外溶质的浓度差，不消耗能量。不需要任何细菌组分的帮助，营养物就可进入细胞质的过程称为简单扩散；需菌细胞的特异性蛋白来帮助或促进营养物的跨膜转运，则称为易化扩散。

2. 主动运输

是细菌吸收营养的主要方式。其特点是营养物质从浓度低一侧向浓度高一侧转运，消耗能量，细菌可按代谢需要有选择地主动吸收某些营养物质。包括依赖于胞浆间隙结合蛋白的转运系统、利用膜内外两侧质子或离子浓度差产生的质子动力或钠动力作为驱使营养物跨膜转移的化学渗透转运系统、利用磷酸烯醇丙酮酸功能的基团转移系统等。

当然，各种细菌转移营养物质的方式各不相同，即使对同一种物质，不同细菌的摄取方式也不一样。

二、细菌的生长繁殖

(一)细菌生长繁殖的条件

细菌生长繁殖的必要条件包括合适的营养物质、适宜的酸碱度、温度、一定的气体环境和渗透压等。

1. 营养物质

包括生长繁殖所需要的充足的碳源、氮源、无机盐及必要的生长因子。

2. 酸碱度

各种细菌都有生长繁殖的最适酸碱度(pH)，以利于酶活性在营养物质的吸收、分解以及能量的产生中得以充分发挥。绝大多数细菌的最适 pH 为 7.2~7.6，个别细菌需要在偏酸或偏碱的条件下生长，如乳酸杆菌在 pH5.5 环境中生长最好，霍乱弧菌的最适 pH 为 8.4~9.2。

3. 温度

根据各类细菌对温度的要求不同，可将细菌分为嗜热菌、嗜温菌和嗜冷菌。大多数病原菌为嗜温菌，在 15℃~40℃ 范围内均能生长，最适生长温度为 37℃。

4. 气体

主要是氧气和二氧化碳。一般细菌在代谢过程中产生的二氧化碳即可满足需要，所以不需专门补充。由于细菌生物氧化的方式不同，对氧气的需要不同，据此可将细菌分为三种类型：

(1)专性需氧菌(obligate aerobe)：具有完善的呼吸酶系统，以分子氧作为受氢体完成需氧呼吸，在无游离氧的环境下不能生长，如结核分枝杆菌、霍乱弧菌等。

(2)微需氧菌(microaerophilic bacterium)：在低氧压(5%~6%)下生长最好，氧压增高(大于10%)对其有抑制作用，如空肠弯曲菌、幽门螺杆菌。

(3)兼性厌氧菌(facultative anaerobe)：兼有需氧呼吸和发酵两种酶系统，在有氧或无氧的环境中都能生长繁殖，但以有氧时生长更好。大多数病原菌属于兼性厌氧菌。

(4)专性厌氧菌(obligate anaerobe)：缺乏完善的呼吸酶系统，只能进行无氧发酵。在游离氧存在的情况下，细菌反而受其毒害，甚至死亡。如破伤风梭菌、肉毒梭菌、脆弱类杆菌等。

131

5.渗透压

一般培养基的盐浓度和渗透压对大多数细菌是安全的,少数细菌如嗜盐菌需要在高浓度(30 g/L)的 NaCl 环境中才能生长良好。

(二)细菌个体的繁殖方式

细菌以简单的二分裂(binary fission)方式进行无性繁殖。细菌分裂数量倍增所需的时间称为代时(generation time)。在适宜条件下,多数细菌繁殖速度快,代时为 20~30 分钟;个别细菌繁殖速度较慢,如结核分枝杆菌代时为 18~20 小时。分裂时菌细胞首先增大,染色体复制。革兰阳性菌的染色体与中介体相连,当染色体复制时,中介体一分为二,各向两端移动,分别将复制好的一条染色体拉向菌细胞的一侧,接着染色体中部的细胞膜向内陷入,形成横膈,同时细胞壁亦内陷,最后肽聚糖水解酶使细胞肽聚糖的共价键断裂,分裂成为两个菌细胞。革兰阴性菌无中介体,染色体直接连接在细胞膜上,复制产生的新染色体则附着在邻近的一点上,在两点间形成的新细胞膜将各自的染色体分隔在两侧,最后细胞壁沿横膈内陷,整个细胞分裂成两个子代细胞。

(三)细菌群体的生长繁殖

按一般细胞代时 20~30 分钟计算,一个细胞经 7 小时可繁殖到约 200 万个菌体,10 小时后可达 10 亿以上菌体,细菌群体将庞大到难以想象的程度。但事实上由于细菌生长繁殖中营养物质的逐渐耗竭,有害代谢产物的逐渐积累,细菌不可能始终保持高速度的无限繁殖,经过一段时间后,细菌繁殖速度趋于停滞。

将一定数量的细菌接种于适宜的液体培养基中,连续定时取样检查活菌数,可以发现其生长过程具有规律性。以培养时间为横坐标,培养物中活菌的对数为纵坐标,可绘制出一条生长曲线(growth curve)(图 11 - 10)。细菌的群体生长繁殖可人为地分为四期:

1.迟缓期(lag phase)

是细菌进入新环境后的短暂适应阶段。该期菌体增大,代谢活跃,为细菌的分裂繁殖合成并积累充足的酶、辅酶和中间代谢产物,但分裂迟缓,繁殖极少。细菌的迟缓期长短因菌种、菌龄和菌量以及营养物等不同而异,一般为培养后 1~4 小时。

2.对数期(logarithmic phase)

又称指数期(exponential phase)。此时期细菌生长迅速,细菌以恒定的速度分裂繁殖,活菌数以几何级数增长。此期细菌的形态、染色性、生理活性等都较典型,对外界环境因素的作用敏感。因此,研究细菌的生物学性状(形态染色、生化反应、药物敏感性等)应选用该期的细菌。一般细菌对数期在培养后

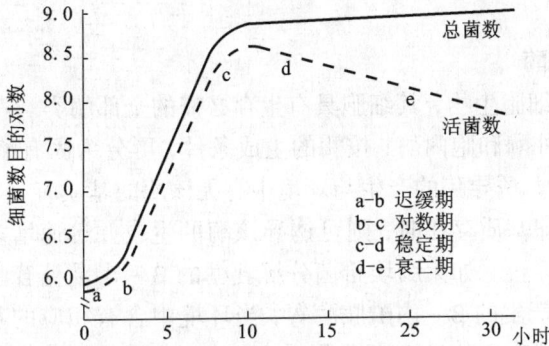

图 11 – 10 细菌的生长曲线

的 8 ~ 18 小时。

3. 稳定期(stationary phase)

由于培养基中营养物质逐渐消耗,有害代谢产物积聚,故细菌繁殖数量逐渐减少,死亡数逐渐增加,繁殖数与死亡数趋于平衡,活菌数保持相对稳定。此期细菌形态、染色性和生理性状常有改变。一些细菌的芽胞、外毒素和抗生素等代谢产物大多在稳定期产生。

4. 衰亡期(decline phase)

此期活菌数越来越少,死亡数越来越多,并超过活菌数。细菌发生变形、肿胀、自溶等衰退表现,生理代谢活动也趋于停滞。因此,陈旧培养的细菌难以鉴定。

细菌的生长曲线在研究工作和生产实践中都有指导意义。典型的细菌生长曲线只有在体外人工培养的条件下才能观察到。掌握细菌生长规律,可以人为地改变培养条件,调整细菌的生长繁殖阶段,更为有效地利用对人类有益的细菌。例如在培养过程中,不断地更新培养液和对需氧菌进行通气,使细菌长时间处于生长旺盛的对数期,这种培养称为连续培养。

三、细菌的新陈代谢

细菌和其他生物一样,在生长繁殖过程中不断进行新陈代谢,其过程包括一系列复杂的酶催化下进行的生化反应。与其他生物相比,细菌代谢旺盛,代谢类型多样。细菌的新陈代谢包括分解代谢与合成代谢两个方面。分解代谢是指各种营养物质或细胞内物质降解为简单的化合物,同时伴随能量释放,是异化过程;合成代谢是指将简单的小分子物质合成为复杂的大分子物质乃至细胞结构，这一过程伴随能量的吸收，是同化过程；两者紧密结合在一起称为中间代谢。

（一）细菌的酶

细菌作为单细胞生物，其细胞具有生存必需的全部酶类。按产生和存在的部位，可分为胞外酶和胞内酶；按酶的生成条件，可分为固有酶（结构酶）和诱导酶（适应酶）等。诱导酶的产生与环境中有无该酶的基质有关，是一种适应性反应，有诱导物即基质存在时，则可诱导该酶的生成并迅速增多，当诱导物消除，其产生也就停止。如大肠埃希菌分解乳糖的 β - 半乳糖苷酶，耐青霉素的金黄色葡萄球菌产生的 β - 内酰胺酶等，当环境中含有相应的基质，如乳糖或青霉素时，它们就产生并且迅速增多。

细菌的新陈代谢是在酶的催化下进行的，并受酶的控制和调节。细菌的酶由遗传决定，不同种的细菌所合成的酶类也不完全相同，所以它们的代谢方式、代谢产物和生长所需条件等各不相同，从而形成各种细菌特有的生物学性状。这在菌种的鉴定、疾病的诊断和研究发病机制等方面均有重要意义。此外，细菌所产生的某些酶类，往往是重要的致病物质，如透明质酸酶、α - 卵磷脂酶、胶原酶等。

（二）细菌的生物氧化与能量的获得

物质在生物体内氧化分解释放能量的过程称为生物氧化，也是生物体能量代谢的基本生化反应。细菌生物氧化的基质主要是糖类，通过糖的氧化或酵解释放能量，并以高能磷酸键的形式（ADP、ATP）储存能量。细菌生物氧化的类型分为呼吸和发酵。在生物氧化过程中，细菌的营养物质（如糖）经脱氢酶作用，所脱下的氢经过一系列中间递氢体的传递转运，最后将氢交给受氢体。最终以有机物为受氢体的生物氧化过程称为发酵；以无机物为受氢体的生物氧化过程称为呼吸，其中以游离分子氧为受氢体者称为需氧呼吸，以其他无机物（硝酸盐、硫酸盐等）为受氢体者称为厌氧呼吸。需氧呼吸在有氧条件下进行，厌氧呼吸和发酵均须在无氧条件下进行。大多数病原菌都只进行需氧呼吸或发酵。

1. 发酵（fermentation）

糖酵解途径是大多数细菌共有的基本代谢途径。反应最终受氢体（或电子受体）是未彻底氧化的中间代谢产物，所产生的能量远比需氧呼吸少。如 1 分子葡萄糖经乙醇发酵只能产生 2 分子 ATP。厌氧发酵产生的能量有限，细菌不得不加强其代谢活动，以获取足够的能量，工业上常利用这一点制造大量的发酵产品。专性厌氧菌和兼性厌氧菌都能进行发酵。

2. 需氧呼吸

在需氧呼吸过程中底物经过彻底氧化以分子氧作为受氢体，产生大量能量并以高能磷酸键形式储存于 ATP 中，以供合成代谢和维持生命活动之需。1 分子葡萄糖经过需氧呼吸可产生 38 个 ATP 分子。需氧菌和兼性厌氧菌进行需氧呼吸。

3. 厌氧呼吸

以外源的无机氧化物作为受氢体，是一类产能效率低的特殊呼吸，1 分子葡萄糖经厌氧呼吸只能产生 2 分子 ATP。

(三)细菌的代谢产物及其在医学上的意义

细菌在分解与合成代谢过程中，产生多种代谢产物，是鉴别细菌的重要依据。通过检测细菌各种代谢产物来鉴别细菌种类的生化试验，称为生化反应。

1. 常见生化反应

各种细菌具有不同的酶，因而对糖和蛋白质等分解代谢产物也不同。常见的生化反应有糖发酵试验、吲哚(indol，I)试验、甲基红(methyl red，M)试验、V − P(Voges − Proskauer，V − P)试验、枸橼酸盐利用(citrate utilization，C)试验、硫化氢试验、尿素酶试验等。其中，吲哚试验(I)、甲基红试验(M)、V − P 试验(V)和枸橼酸盐利用试验(C)等四种生化反应(总称 IMViC)常用于鉴定肠道杆菌。如大肠埃希菌的反应为 + + − −，而产气杆菌为 − − + +。

现代临床细菌学已普遍采用微量、快速的生化鉴定方法，利用全自动细菌鉴定仪完成了细菌生化鉴定的自动化，快速确定细菌的种类。

2. 合成代谢产物及其在医学上的意义

细菌在代谢过程中还能合成很多在医学上具有重要意义的代谢产物。

(1)热原质(pyrogen)：是细菌合成的一种注入人体或动物体内能引起发热反应的物质。产生热原质的细菌大多是 G⁻ 菌，其本质为细菌细胞壁的脂多糖。热原质耐高温，高压蒸气灭菌(121.3℃ 20 分钟)亦不被破坏，需加热至 180℃4 小时，250℃45 分钟或 650℃1 分钟才能使其失去作用。用特殊吸附剂处理或超滤膜过滤可除去液体中的热原质。在制备生物制品及注射药品过程中应严格遵守无菌操作，防止细菌污染产生热原质。

(2)毒素和侵袭性酶：许多致病菌产生的毒素分内毒素(endotoxin)和外毒素(exotoxin)两类，尤以外毒素毒性强烈。细菌可产生具有侵袭性的酶，如链球菌的透明质酸酶等，能损伤机体组织，促进细菌在体内扩散。毒素和侵袭性酶是细菌重要的致病因素。

(3)色素：有些细菌在一定条件下能产生不同颜色的色素，其功能尚不清楚，但有助于细菌鉴别。细菌色素分两类：一类为水溶性色素，可扩散于培养基中使其着色,如铜绿假单胞菌色素;另一类为脂溶性色素,仅局限在菌落上,不扩散于培养基内,如金黄色葡萄球菌色素。

(4)抗生素(antibiotic):某些微生物在代谢过程中产生的一类能抑制或杀死某些微生物和肿瘤细胞的物质。抗生素大多由放线菌和真菌产生,细菌产生的抗生素种类少,目前只有多黏菌素(polymyxin)和杆菌肽(bacitracin)等。

(5)细菌素(bactericin):某些细菌产生的一类具有抗菌作用的蛋白质,如大肠埃希菌产生的大肠菌素(colicin)、霍乱弧菌产生的弧菌素(vibriocin)等。与抗生素不同,细菌素抗菌作用范围狭窄,仅对具有特异性细菌素受体的亲缘细菌有杀伤作用。各种细菌产生的细菌素不同,具有型特异性,可用于细菌分型鉴定及流行病学的调查。

(6)维生素:细菌可合成某些维生素。除供自身所需外,还能分泌到周围环境中。如人体肠道内大肠埃希菌合成的维生素 B 和维生素 K,可被人体吸收利用。医药工业也通过发酵利用某些细菌生产维生素。

四、细菌的人工培养

掌握细菌对营养的需要及生长繁殖的规律后,可用人工方法培养细菌以满足不同的需求。常用的有细菌的分离培养和纯培养两种方法,一般采用35℃ ~ 37℃培养 18 ~ 24 小时。

(一)培养基

培养基(culture medium)是由适合细菌生长繁殖的各种营养物质按一定比例配制而成的营养基质,可供细菌生长繁殖。一般培养基中常加入缓冲液,以保持 pH 为 7.2 ~ 7.6。对少数细菌按其生长要求调整 pH 为偏酸或偏碱。培养基制成后必须经灭菌处理。

培养基按营养组成和用途不同,可分为以下几类:

1. 基础培养基(basal medium)

基础培养基含有多数细菌生长繁殖所需的最基本营养物质,也是配制特殊培养基的基础。如肉浸液、肉膏汤,其组成为肉膏、蛋白胨、氯化钠和水。

2. 营养培养基(nutrient medium)

营养培养基在基础培养基中添加某些特殊的营养物质(如葡萄糖、血液、血清、动物腹腔液、酵母浸膏、生长因子等),以满足营养要求较高的细菌生长。最常用的营养培养基是血琼脂平板。

3. 选择培养基(selective medium)

选择培养基在培养基中加入某些化学物质,以抑制混杂细菌,筛选出目的菌,用以分离细菌。如分离肠道病原菌所用的 SS 培养基含胆盐,可抑制革兰阳性菌的生长，枸橼酸盐和煌绿能抑制大肠埃希菌，从而有利于肠道病原菌（沙门菌属、志贺菌属）的分离。

4. 鉴别培养基(differential medium)

鉴别培养基在培养基中加入某种底物和指示剂，一般不加抑菌剂，根据细菌培养后对底物的不同作用而鉴别细菌。如在无糖基础培养基(蛋白胨水)中加入糖类和指示剂，可观察细菌对糖类的分解能力，以鉴别细菌；醋酸铅培养基可用于检查细菌能否分解含硫氨基酸。

5. 厌氧培养基(anaerobic medium)

专供厌氧菌的分离培养和鉴定。在培养基中加入还原剂，以降低培养基的氧化还原电势，并加入美兰作为氧化还原指示剂。常用的有疱肉培养基，并在液体培养基表面用凡士林或石蜡封闭以隔绝空气，造成无氧环境。

根据培养基的物理性状，可分为液体培养基、固体培养基、半固体培养基。三种培养基的成分可完全相同，只要在液体培养基中加入不同浓度的凝固剂（琼脂）即可制成固体培养基(2% ~3% 琼脂)和半固体培养基(0.2% ~0.5% 琼脂)。液体培养基常用于大量繁殖细菌，固体培养基用于分离纯化细菌，半固体培养基常用于观察细菌的动力及短期保存菌种。

(二)细菌在培养基中的生长情况

1. 液体培养基

兼性厌氧菌生长后使液体呈均匀混浊状态；链球菌等少数细菌可沉淀生长；专性需氧菌呈表面生长，形成菌膜。

2. 半固体培养基

用穿刺针接种细菌于半固体培养基中，培养后有鞭毛的细菌沿穿刺线向周围扩散生长，可见整个培养基呈云雾状，穿刺线模糊不清；无鞭毛的细菌只能沿穿刺线生长，培养基仍透明，穿刺线清晰可见。

3. 固体培养基

将细菌划线接种于固体培养基表面，在合适温度下培养一段时间后，在培养基表面出现由单个细菌分裂繁殖而形成的、肉眼可见的细菌集团，称为菌落(colony)。挑取一个菌落转种到另一个培养基中则可获得该菌的纯种，称为纯培养(pure culture)。不同细菌菌落的大小、颜色、透明度、表面与边缘情况、光滑或粗糙、湿润或干燥、有无溶血性等表现各不相同，有助于识别和鉴定细菌。

(三)细菌培养在医药学中的意义

1. 研究和鉴定细菌

研究细菌的形态、代谢活动、生化反应、抗原性、致病性、耐药性等生物学性状有利于鉴定细菌。

2.诊断与防治感染性疾病

临床上要明确感染性疾病的病原菌，需从患者体内分离出细菌并予以培养、鉴定，才能明确诊断；对细菌作药物敏感试验可以指导临床用药。

3.制备生物制品

用分离培养所得的纯菌制备诊断菌液、菌苗、类毒素等，用于传染病的诊断和预防。用培养的细菌或类毒素（由细菌外毒素脱毒而得）免疫动物，制备免疫血清或抗毒素，可供临床治疗。

4.在基因工程中的应用

由于细菌结构简单，繁殖快，易培养，故在基因工程中常被作为工程菌。将带有外源性基因的重组 DNA 转化给受体菌，并使其接受目的基因后大量培养，生产基因工程产品，如胰岛素、干扰素、乙型肝炎疫苗等。

5.在其他方面的应用

细菌经过培养和发酵，可获得许多产品，如抗生素、维生素、氨基酸、酒精、味精、酱油、醋、有机溶剂、菌体制剂、酶制剂等，还可制造菌肥和杀虫剂，同时也可用于处理废水和垃圾等。

五、细菌的分类与命名

（一）细菌的分类

细菌的分类原则上有自然分类和人工分类两种，二者又分别称为种系分类和传统分类。理想的分类系统应是反映生物进化规律的自然分类系统，所采用的方法称为自然分类法，其分类依据主要是细菌大分子（核酸、蛋白质等）在组成上的同源性程度。

种（species）是细菌分类的基本单位。生物学性状基本相同的细菌群体构成一个菌种；性状相近的若干菌种组成一个菌属（genus）。同一菌种的各个细菌，在某些方面有些差异，可进一步再分，如差异较明显的称亚种（subspecies，subsp）或变种（variety，var）；差异小的则为型（type）。如按对噬菌体和细菌素的敏感性不同而分为噬菌体型（phage－type）和细菌素型（bacteriocin－type）；按抗原性不同而分为血清型（serotype）。不同来源的同一菌种称为菌株（strain）。例如从不同的白喉患者咽部分离出 5 种白喉棒状杆菌，即为 5 株白喉棒状杆菌。具有某种细菌典型特征的菌株，称为该菌的代表菌株（过去称为标准菌株）。

（二）细菌的命名

细菌的命名采用拉丁双名法，每个菌名由两个拉丁单词组成。前一单词为属名，用名词，第一个字母大写；后一单词为种名，用形容词，小写。中文命名次序与拉丁文相反，种名在前，属名在后，例如：Staphylococcus aureus，金黄色葡萄球菌；Staphylococcus epidermidis，表皮葡萄球菌。当前后两种细菌是同一属时，后一种细菌的拉丁文属名亦可不全文写出，只用第一个字母代表，字母右下角加一点，如 S. saprophyticus，腐生葡萄球菌。

第三节　细菌的分布

一、微生物在自然界中的分布

微生物在自然界中的分布极为广泛，在土壤、水、空气以及某些物品的表面或物品中都有大量的微生物。在人类、动植物的体表，以及与外界相通的人类和动物的腔道中，也有大量的微生物存在。它们在自然界物质循环和疾病的传播中起着不可忽视的作用。

（一）土壤中的微生物

土壤中含有水分、空气、各种有机物和无机盐类，有利于细菌的生长繁殖。土壤中有细菌、放线菌、真菌等多种微生物，其中细菌最多，放线菌和真菌次之。土壤中的微生物、绝大多数属非致病菌。能形成芽胞的细菌如破伤风梭菌等，在土壤中可长期存活，并能直接或间接地进入人体而致病。植物药材可带有土壤中的各种微生物，采集后若未及时晒干或妥善处理，可因微生物的繁殖而引起药材的霉变。

（二）水中的微生物

水中的微生物一般来自土壤、尘埃、人畜排泄物及垃圾、污水等。受污染的水常含有大肠埃希菌、伤寒沙门菌、痢疾杆菌、霍乱弧菌、脊髓灰质炎病毒等病原微生物。制药用水应注意消毒与灭菌。

（三）空气中的微生物

空气中常见的微生物主要是真菌和放线菌的孢子或细菌芽胞，也可有常见的病原性微生物，如：结核分枝杆菌、脑膜炎球菌、流行性感冒病毒等。空气中的腐生菌可以污染中药材及其制品。空气中的病原性微生物主要经呼吸道感染而引起疾病。

绝大多数微生物对人类是有益而无害，而且有些微生物对于人类生存是必不可少的，只有少数微生物引起人类的危害。

二、微生物在人体的分布

人与自然环境密切接触，因而在人体的体表以及与外界相通的口腔、鼻咽腔、肠道、泌尿生殖道等腔道黏膜中也寄居着多种微生物。当人体免疫功能正常时，这些微生物对人体无害，甚至有利，称正常微生物群，通称正常菌群（normal flora）。有些微生物，在正常情况下不致病，只在特定条件下（如正常菌群的寄居部位改变、宿主免疫功能低下、菌群失调等）导致疾病，这些微生物称为机会致病性微生物。

（一）正常菌群的分布

人体各部位常见的正常菌群见表 11 –2。

表 11 –2　人体常见的正常菌群

部位	主要菌类
皮肤	葡萄球菌、链球菌、类白喉棒状杆菌、铜绿假单胞菌、丙酸杆菌、白假丝酵母菌、非致病性分枝杆菌
口腔	葡萄球菌、甲型和丙型链球菌、肺炎链球菌、非致病性奈瑟菌、乳杆菌、类白喉棒状杆菌、放线菌、螺旋体、白假丝酵母菌、梭杆菌
鼻咽腔	葡萄球菌、甲型和丙型链球菌、肺炎链球菌、非致病性奈瑟菌、类杆菌
外耳道	葡萄球菌、类白喉棒状杆菌、铜绿假单胞菌、非致病性分枝杆菌
眼结膜	葡萄球菌、干燥棒状杆菌、非致病性奈瑟菌
肠道	大肠埃希菌、双歧杆菌、产气肠杆菌、变形杆菌、铜绿假单胞菌、葡萄球菌、肠球菌、类杆菌、产气荚膜梭菌、破伤风梭菌、真杆菌、乳杆菌、白假丝酵母菌
尿道	葡萄球菌、类白喉棒状杆菌、非致病性分枝杆菌
阴道	乳杆菌、类白喉棒状杆菌、非致病性奈瑟菌、白假丝酵母菌

（二）正常菌群的生理作用

1. 生物拮抗作用

正常菌群对来自体外的致病菌有明显的生物拮抗作用。其作用机制是：①产生有机酸、H_2O_2、细菌素等代谢产物，抑制病原菌的繁殖；②与黏膜上皮细胞紧密结合，对机体起占位性保护作用；③通过受体和营养竞争，阻止病原微生物的定位与生长。

2. 营养作用

正常菌群参与宿主的物质代谢、营养转化和合成。例如：肠道中的大肠埃希菌能合成维生素 K 和 B 族维生素等供人体利用。

3. 免疫作用

正常菌群能促进宿主免疫器官的发育成熟，刺激机体产生免疫应答，对具有异嗜性抗原的致病菌有一定程度的抑制或杀灭作用。

4. 抗衰老作用

正常菌群中的双歧杆菌、乳杆菌及肠球菌等许多细菌具有抗衰老作用。其机制可能与其产生过氧化物歧化酶等有关。

5. 抗肿瘤作用

其机制是转化某些前致癌物或致癌物质成为非致癌性以及激活巨噬细胞等免疫功能等。

（三）正常菌群的致病条件

正常菌群和宿主环境之间的微生态平衡体系可因多种因素的影响而发生动态变化，甚至引起感染。正常菌群的致病因素有：

1. 正常菌群定位转移

正常菌群寄居在机体的一定部位，如果寄居部位改变，也可引起感染。如大肠埃希菌在肠道为正常菌群，如果进入胆道或泌尿道可引起胆道感染或泌尿道感染。

2. 机体免疫功能降低

使用免疫抑制药、激素、细胞毒药物及射线照射等，导致机体免疫功能低下，可导致机会性感染。

3. 菌群失调

机体因感染性疾病而长期使用广谱抗生素后，正常菌群中的敏感菌被抑制或杀灭，耐药菌大量繁殖，导致正常菌群比例失调，引起感染。例如：因长期口服广谱抗生素，导致肠道耐药性葡萄球菌、引起假膜性肠炎。

生物进化过程中正常菌群与宿主及外部环境之间形成相互依存、相互制约状态。在不同年龄、不同发育阶段、不同生态环境的机体内部存在着生理性组合的微生态平衡体系，当生理性组合转变为病理性组合时（如菌群失调）则为微生态失调。

第四节 消毒与灭菌

微生物易受外界环境因素的影响。当环境改变剧烈时，可导致其代谢障碍或病原体蛋白变性，使其生长繁殖受到抑制、甚至死亡。消毒灭菌就是利用物理或化学因素杀灭微生物。

消毒(disinfection)：指杀死物体上病原微生物、但不一定能杀死细菌芽胞或非病原微生物的方法。一般消毒剂在常用浓度下只对细菌的繁殖体有效，对芽胞则需提高浓度或延长时间。

灭菌(sterilization)：指杀灭物体上包括细菌芽胞在内的所有微生物的方法。

防腐(antisepsis)：抑制微生物生长繁殖，以防止物品的腐败变质。

无菌(asepsis)：物体上没有活的微生物存在。经过灭菌的物品是无菌的。

无菌操作：防止微生物进入人体或污染其他物品的操作技术，称为无菌操作或无菌技术。如无菌外科手术和实验室中的无菌操作，以防止微生物的感染和污染。

一、物理消毒灭菌法

用于消毒灭菌的物理学因素有热力、紫外线、辐射、滤过、干燥和低温等。

(一)热力灭菌法

高温对细菌具有明显的致死作用，常用于消毒和灭菌。热力灭菌法分为干热灭菌和湿热灭菌两大类，在同一温度下，后者的效力优于前者。原因是：①湿热比干热穿透力强，能较快提高灭菌物品内部的温度；②湿热中细菌易吸收水分，使菌体蛋白质易于凝固变性；③湿热的蒸汽有潜热效应存在，可迅速提高被灭菌物体的温度。

1. 干热灭菌法

干热的杀菌作用是通过脱水干燥使大分子变性。一般细菌繁殖体在干燥状态下，80℃～100℃经 1 小时可能死亡；芽胞则需要 160℃～170℃ 2 小时才死亡。

(1)焚烧：直接点燃或在焚烧炉内焚烧。是一种彻底的灭菌方法，仅适用于废弃物品或动物尸体等灭菌。

(2)烧灼：直接用火焰灭菌，适用于微生物学实验室的接种环等物品的灭菌。

(3)干烤：利用干烤箱灭菌，一般加热 160℃～170℃经 2 小时。用于耐干热的物品，如玻璃器皿、瓷器、玻璃注射器等的灭菌。

(4)红外线：红外线是一种电磁波，以 1～10 μm 波长的热效应最强。但热效应只能在照射到的表面产生，不能使物体均匀加热。用于医疗器械的灭菌。

2. 湿热灭菌法

为最常用的消毒灭菌法。

(1)巴氏消毒法：61.1℃～62.8℃ 30 分钟或 71.7℃经 15～30 秒，用于牛乳、酒类消毒，现广泛采用后一种方法。

(2)煮沸法：在101.325 kPa(1个大气压)下，水的煮沸温度为100℃，一般细菌的繁殖体5分钟能被杀死，细菌芽胞需要煮沸1~2小时才被杀灭。常用于消毒食具、剪刀、注射器等。水中加入2%碳酸氢钠，既可提高沸点达105℃，促进杀灭细菌的芽胞，又可防止金属器皿生锈。

(3)流通蒸汽消毒法：在1个大气压下用100℃的水蒸气进行消毒。细菌繁殖体15~30分钟可被杀灭，但不能全部杀灭细菌芽胞。常用的器具是Arnold消毒器，蒸笼具有相同的原理。

(4)间歇蒸汽灭菌法：利用反复多次的流动蒸汽间歇加热以达到灭菌的目的。将需灭菌物品置于流通蒸汽灭菌器内，100℃加热15~30分钟，杀死其中的繁殖体；但尚有残存的芽胞。取出后放37℃孵育箱过夜，使芽胞发育成繁殖体，次日再蒸一次。如此连续三次以上，可达到灭菌的效果。用于一些不耐高热的含糖、牛乳等培养基。

(5)高压蒸汽灭菌法：是目前最常用的灭菌方法。高压蒸汽灭菌器是一个密闭、耐高压的蒸锅。灭菌的温度取决于蒸汽的压力，在101.325 kPa(1个大气压)下，蒸汽的温度是100℃。如果蒸汽被限制在密闭的容器中，随着压力升高，蒸汽的温度也相应升高。在103.4 kPa(1.05 kg/cm^2)蒸汽压下，蒸汽温度达到121.3℃，维持15~20分钟，可杀灭包括细菌芽胞在内的所有微生物。该法常用于一般培养基、生理盐水、手术敷料等耐高温、耐湿物品的灭菌。

(二)辐射杀菌法

辐射杀菌法分为两种，即非电离辐射(日光、紫外线等)和电离辐射(α、β、γ和X射线)。

1. 紫外线

紫外线具有杀菌作用，其中以波长为265~266 nm紫外线作用最强。紫外线主要作用于DNA，使一条DNA链上两个相邻的胸腺嘧啶以共价键结合，形成二聚体，干扰DNA的复制与转录，导致细菌的变异或死亡。紫外线穿透力较弱，普通玻璃、纸张、尘埃、水蒸气等均能阻挡紫外线，故一般只用于手术室、传染病房、无菌实验室等的空气消毒，或用于不耐热物品的表面消毒。杀菌波长的紫外线对人体皮肤、眼睛有损伤作用，使用时应注意防护。

2. 电离辐射

电离射线具有较高的能量和穿透力，在足够剂量时，对微生物有致死作用。其机制是：①细胞分子产生诱发辐射，干扰DNA合成。②破坏细胞膜，引起酶系统紊乱。③水分子经辐射产生游离基和新分子，如过氧化氢等。该法常用于大量一次性医用塑料制品的消毒；亦可用于食品、药品和生物制品的消毒或灭菌，而不破坏其营养成分。因其对真菌的杀灭很有效，在中草药、中成药的防霉变处理方面具有一定的使用价值。

3. 微波

微波是波长为 1～1000 mm 的电磁波，可穿透玻璃、陶瓷和薄塑料等物质，但不能穿透金属表面。微波主要用于食品、非金属器械、检验室用品、无菌室和病室中食品用具、药杯及其他用品的消毒。

（三）滤过除菌法

用物理阻留的方法除去液体或空气中的微生物，达到除菌目的。所用的器具是滤菌器（filter）。滤菌器含有微细小孔，只允许液体或气体通过，而大于孔径的微生物等颗粒不能通过。该法主要用于一些不耐高温灭菌的血清、毒素、抗生素以及空气等的除菌（但不能除去病毒、支原体和某些 L 型细菌）。滤菌器的种类很多，目前常用的有薄膜滤菌器、玻璃滤菌器、石棉滤菌器（亦称 Seitz 滤菌器）、素陶瓷滤菌器等。

（四）超声波消毒法

不被人耳感受的高于 20 kHz/s 的声波，称为超声波。超声波可裂解多数细菌，尤其是革兰阴性细菌对其更为敏感。但消毒不彻底，往往有残存者。目前主要用于粉碎细胞，以提取细胞组分或制备抗原等。作用机制主要是当它通过水时所产生的空化作用，在液体中造成压力改变，应力薄弱区形成许多小空腔，逐渐增大，最后崩破。

二、化学消毒灭菌法

许多化学药物能影响细菌的化学组成、物理结构和生理活动，从而发挥防腐、消毒甚至灭菌的作用。化学消毒剂的杀菌机制主要是：①促进菌体蛋白质的变性或凝固；②干扰细菌的酶系统和代谢；③损伤细菌的细胞膜。

（一）常用化学消毒剂的种类与用途

常用化学消毒剂的种类与用途见表 11－3。

表 11－3　常用消毒剂的种类与用途

类别	作 用 机 制	常用消毒剂	用 途
酚类	蛋白质变性，损伤细胞膜，灭活酶类	3%～5% 石炭酸、2% 来 苏 尔、0. 01%～0.05% 洗必泰	地面、器具表面的消毒、皮肤消毒、术前洗手、阴道冲洗等
醇类	蛋白质变性与凝固，干扰代谢	70%～75% 乙醇	皮肤、体温计消毒

类别	作用机制	常用消毒剂	用途
重金属盐类	氧化作用，使蛋白质变性与沉淀，灭活酶类	0.05% ~0.01%升汞	非金属器皿的消毒
		2%红汞	皮肤、黏膜、小创伤消毒
		0.1%硫柳汞	皮肤消毒、手术部位消毒
		1%硝酸银、1% ~5%蛋白银	新生儿滴眼、预防淋病奈瑟菌感染
氧化剂	氧化作用，沉淀蛋白质	0.1%高锰酸钾	皮肤、尿道、蔬菜、水果消毒
		0.2% ~0.3%过氧乙酸	塑料、玻璃器材消毒
		2.0% ~2.5%碘酒	皮肤消毒
		0.2 ~0.5 ppm氯	饮水及游泳池消毒
		10% ~20%漂白粉	地面、厕所与排泄物消毒
		0.5% ~1.5%漂粉精	地面、墙壁、家具消毒，饮水消毒(0.3% ~0.4%/kg)
表面活性剂	损伤细胞膜，灭活氧化酶	0.05 ~0.1%新洁尔灭	外科手术洗手，皮肤、黏膜消毒，浸泡手术器械
	抑制酶活性，沉淀蛋白质	0.05% ~0.1%杜灭芬	皮肤创伤冲洗，金属器械、塑料、橡皮类消毒
烷化剂	使菌体蛋白质及核酸烷基化	10%甲醛	物品表面消毒，空气消毒
		50 mg/L环氧乙烷	手术器械、敷料等消毒
染料	抑制细菌繁殖，干扰氧化过程	2% ~4%龙胆紫	浅表创伤消毒
酸碱类	破坏细胞膜和细胞壁，凝固蛋白质	5 ~10 mL/m³醋酸加等量水蒸发	空气消毒
		生石灰(按 1:4 ~1:8 比例加水配成糊状)	地面、排泄物消毒

（二）影响消毒的因素

消毒灭菌的效果受到环境、微生物种类及消毒剂本身等多种因素的影响。

1. 消毒剂的性质与浓度

各种消毒剂的理化性质不同，对微生物的作用大小也有差异。例如表面活性剂对革兰阳性菌的杀灭效果比对革兰阴性菌好；龙胆紫对葡萄球作用较强。同一种消毒剂的浓度不同，其消毒效果也有差异。绝大多数消毒剂在一定范围内随浓度的升高抗菌作用增强，高浓度时杀菌作用大，当降至一定浓度时只有抑菌作用，但醇类例外，70%乙醇或50% ~80%异丙醇的消毒效果最好。消毒剂在一定浓度下，对细菌的作用时间愈长，消毒效果也愈好。

2. 微生物的种类与数量

不同种类的微生物对化学消毒剂的敏感性不同。例如：一般消毒剂对结核分枝杆菌的作用要比对其他细菌繁殖体的作用差；70%乙醇可杀死一般细菌繁殖体，但不能杀灭细菌的芽胞。因此必须根据消毒对象选择合适的消毒剂。此外，微生物的数量多时，就必须提高消毒浓度或延长消毒剂的作用时间。

3. 温度及酸碱度

温度升高可提高消毒效果。例如：2%戊二醛杀灭每毫升含 10^4 个炭疽芽胞杆菌的芽胞，20℃时需 15 分钟，40℃时为 2 分钟，56℃时仅 1 分钟即可。季铵盐类阳离子消毒剂，在碱性条件下杀菌作用增强；酚类阴离子消毒剂，在酸性条件下杀菌作用增强。

4. 有机物

环境中有机物的存在会减弱消毒剂的作用。病原菌常随同排泄物、分泌物一起存在，这些物质可阻碍消毒剂与病原菌的接触，因而减弱消毒效果。在用消毒剂消毒皮肤或器械时，需先洗净再消毒。对于痰、粪便等的消毒，宜选用受有机物影响小的药物，如生石灰、漂白粉等。

第五节　细菌的遗传与变异

遗传(heredity)与变异(variation)是生物体的基本特征之一，是相互对立和相互依存的一对矛盾。细菌的遗传保证了物种的稳定型，变异产生新的变种有利于物种的进化。细菌的变异有遗传性变异和非遗传性变异。非遗传性变异主要是由于环境条件发生变化而引起的可逆变异；而遗传性变异是由于遗传物质的改变而引起的不可逆变异，其变种的新特性靠遗传得以巩固。

一、细菌遗传变异的物质基础

(一)细菌染色体

细菌染色体是一个裸露的环状双螺旋 DNA 长链，以超螺旋形式缠绕成团。与高等生物相比，其缺乏组蛋白，外无核膜包绕。细菌的染色体 DNA 包含了细菌生存不可缺少的全部遗传基因，以大肠埃希菌为例，染色体长 1000～1400 μm，为菌体长度的 1000 倍，约含 3.2×10^6 bp(碱基对)，每个基因含 600bp，则一个大肠埃希菌约有 5000 多个基因。

(二)质粒

质粒(plasmid)是细菌染色体外能自主复制的遗传物质，是环状闭合的双链 DNA。质粒的基本特征：①质粒具有自我复制的能力，一个质粒是一个复制子。②质粒 DNA 所编码的基因产物赋予细菌某些性状特征，如致育性、耐药性、致病性等。③质粒并非是细菌生长繁殖不可缺少的遗传物质，可自行丢失或消除。随着质粒的丢失和消除，质粒所赋予细菌的性状也随之消失。④质粒可通过接合、转化或转导等方式在细菌间互相转移，其携带的性状也随之转移。这种转移可发生在同一种属内，也可发生在不同种属间。⑤质粒有相容性与不相容性，几种不同的质粒同时稳定共存于一个细菌内称相容性（compatibility），反之称不相容性（incompatibility）。

质粒基因可编码很多重要的生物学性状，如：①致育质粒或称 F 质粒（fertility plasmid）。有结合功能，能编码性菌毛。②耐药性质粒。有两类，能通过接合方式进行基因传递的称接合性耐药质粒，又称 R 质粒（resistance plasmid）；不能通过接合传递的称非接合性耐药性质粒，其可通过转导等方式传递。③毒力质粒或 Vi 质粒（virulence plasmid）。编码有关的毒力因子。如致病性大肠埃希菌产生的耐热性肠毒素是由毒力质粒编码的。④细菌素质粒。编码各类细菌素。如 Col 质粒编码大肠埃希菌的大肠菌素。⑤代谢质粒。编码产生相关的代谢酶类。

（三）噬菌体

噬菌体（phage）是感染细菌、真菌、放线菌或螺旋体等微生物的病毒。噬菌体由头部和尾部构成。头部呈六边、立体对称内含核酸，外裹一层蛋白质外壳。尾部是一管状结构，由一个中空的尾髓和外面包着的尾鞘组成，尾部末端有尾板、尾刺和尾丝（图 11 – 11），尾髓具有收缩功能，可使头部核酸注入宿主

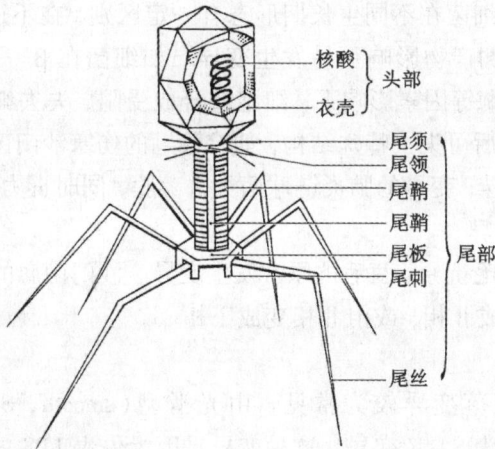

图 11 – 11　噬菌体结构模式图

菌，尾板内有裂解宿主菌细胞壁的溶菌酶，尾丝为噬菌体的吸附器官，能识别宿主菌体表面的特殊受体。当噬菌体感染细菌时，进入细菌的 DNA 以 2 种不同的方式复制：①溶菌方式（lytic pathway）：此类噬菌体（亦称毒性噬菌体）的 DNA 多以滚环方式复制，很快形成很多子代噬菌体，通过裂解菌体而释放。②溶原方式（lysogenic pathway）：此类噬菌体（亦称温和噬菌体）DNA 进入细菌后整合入细菌的染色体中，随细菌染色体 DNA 复制传给细菌子代，并赋予子代细菌某些遗传特性。整合在细菌染色体的噬菌体基因组称为前噬菌体（prophage），含有前噬菌体的细菌称为溶原菌（lysogen）。前噬菌体可导致溶原菌的性状改变，称之为溶原性转换。

（四）转位因子

转位因子是存在于细菌染色体或质粒 DNA 分子上的一段特异性核苷酸序列片段，它依赖于特异性转座酶，能在 DNA 分子中移动。由于转位因子的转位行为，DNA 分子发生遗传学上的分子重排，在生物变异及进化上具有重大意义。具有这种转位活性的核苷酸序列片段主要有三类：①插入序列（insertion sequence，IS）；②转座子（transposon，Tn）；③转座噬菌体或前噬菌体（prophage），是具有转座功能的溶原性噬菌体。

二、细菌的变异类型

（一）形态和结构变异

细菌对外界环境具有高度特异性，其形态、大小及结构受外界环境条件的影响可发生变异。细菌在不同生长期形态有一定区别，在不适宜的温度、酸碱度、药品及有害代谢产物影响下易发生变异。如细菌在 β - 内酰胺类抗生素、抗体、补体和溶菌酶等因素影响下，细胞壁合成受阻，失去细胞壁变成 L 型细菌。有些细菌变异后可失去特殊结构，如有鞭毛的伤寒沙门菌变异后可失去鞭毛，称为 H - O 变异；变异的肺炎链球菌失去荚膜，同时毒力也降低。

（二）抗原性变异

肠道杆菌的鞭毛抗原、菌毛抗原常发生变异。沙门菌属的 H 抗原可发生相变异，如由 I 相变成 II 相，或由 II 相变成 I 相。

（三）菌落变异

肠道杆菌的菌落变异较为常见。由光滑型（smooth，S 型）变为粗糙型（rough，R 型），称为 S - R 变异。这种变异是因为失去 LPS 的特异性寡糖重复单位引起的，往往伴有毒力、抗原性和生化反应等其他性状的相应改变。多数细菌的典型菌落是光滑型，毒力较强。

（四）毒力变异

包括毒力的增强和减弱。白喉棒状杆菌感染 β - 棒状杆菌噬菌体后变成溶原性细菌，获得产生白喉毒素的能力，由无毒株变成有毒株。用于结核病预防的卡介苗（BCG）就是将有毒力的牛型结核分枝杆菌经 13 年传 230 代获得的变异株，毒力减弱但仍保留免疫原性。此外，无毒力的细菌经过变异可变为有毒力的细菌。

（五）耐药性变异

细菌能通过突变、重组或耐药性质粒转移而产生耐药性。

1. 染色体突变

细菌染色体突变可使细菌获得耐药性，突变频率与抗生素药物的使用无关，但是药物存在形成的选择性压力则有利于耐药突变株的存活，使其成为优势群体。

2. 耐药性质粒（R 质粒）转移

R 质粒使细菌对抗菌药物产生耐药性，如氨苄西林、氯霉素、卡那霉素、四环素、链霉素和磺胺等。R 质粒可使耐药菌产生破坏药物的酶，降低药物进入细胞的能力，也可阻止药物与细菌细胞内敏感部位的结合。R 质粒可自耐药菌（R^+）转移至敏感菌（R^-），转移方式类似 F 质粒转移。有的细菌表现为同时对多种抗菌药物耐药，称为多重耐药菌株。

3. 重组

在细菌细胞群中，一旦发生了耐药性突变，耐药菌可通过转化、转导、接合这三种方式将耐药基因传递给敏感菌。

三、细菌遗传变异的发生机制

遗传性变异是由于基因结构的改变而引起的不可逆变异，基因结构的改变主要通过基因突变、基因损伤后的修复、基因的转移与重组等来实现。

（一）基因的突变

1. 突变（mutation）

突变是细菌遗传物质的结构发生突然而稳定的基因结构的变化，如仅为一个或几个碱基的置换、插入或丢失称为点突变，如涉及大段的 DNA 核苷酸序列发生改变称为染色体畸变。

2. 基因突变规律

（1）突变率：在细菌生长繁殖过程中，突变经常自发发生，但自发突变率极低，一般在 $10^{-6} \sim 10^{-9}$，诱发突变（如高温、紫外线、X 射线、烷化剂、亚硝酸盐等理化因素作用）可使突变率提高 $10 \sim 1000$ 倍。

（2）突变与选择：突变是随机的，不定向的。发生突变的细菌只是大量菌群中的个别菌，要从大量细菌中找出该突变菌，必须将菌群放在一个有利于突变菌生长而不利于其他菌生长的环境中，才能将其选择出来。如耐药性突变是细菌在未接触药物之前就已发生，并非是细菌在药物环境中逐渐适应而成为耐药菌。要想从中选择出耐药突变菌株，必须将敏感性细菌接种在含有药物的培养基中，凡对药物敏感的细菌均被药物抑制而不能生长，只有耐药突变菌株才能长出菌落来。因此，突变是细菌在接触药物之前已经发生，药物仅起到筛选作用。

（3）回复突变：由突变产生性状的变异，也可再经一次突变使之回复原先的表型，回复突变的发生频率一般是正向突变的10%。

自然发生或诱导发生的突变性细菌，可通过表型的检测加以鉴定，包括抗性突变型、营养缺陷突变型、条件致死性突变型、发酵阴性突变型等。

（二）基因的转移与重组

外源性的遗传物质由供菌转入某受菌细胞内的过程称为基因转移（gene transfer）。基因转移后，转移的基因与受体菌 DNA 整合在一起，并使受菌得到了供菌的某些特性，称为重组（recombination），外源性遗传物质包括供菌染色体 DNA 片段、质粒 DNA 及噬菌体基因等。细菌的基因转移和重组可通过转化、接合、转导、溶原性转换和细胞融合等方式进行。

1. 转化

转化（transformation）是受菌直接摄取供菌裂解后游离的 DNA 片段，并将其整合到自己的基因组中获得新的遗传性状。1928 年，Griffith 用肺炎链球菌进行试验时发现（图 11 – 12），将杀死的带荚膜、有毒力的Ⅲ型肺炎链球菌与活的无荚膜、无毒力的Ⅱ型肺炎链球菌混合在一起给小鼠注射，小鼠死亡，并能从死鼠体内分离出活的带荚膜、有毒力的Ⅲ型 S 型菌。这表明活的Ⅱ型菌从死的Ⅲ型菌获得了编码Ⅲ型菌荚膜的遗传物质，使活的Ⅱ型菌转化为Ⅲ型菌。

2. 接合

接合（conjugation）是供菌和受菌通过细菌间的直接接触，遗传物质自供菌转入受菌。能通过接合方式转移的质粒称为接合性质粒，主要包括 F 质粒、R 质粒等。

（1）F 质粒的接合：F 质粒为致育质粒，为最早发现的一种质粒。带有 F 质粒的细菌有性菌毛，相当于雄性菌（F^+），在接合中作为供菌；无性菌毛的细菌无 F 质粒，相当于雌性菌（F^-），作为受菌。当 F^+ 与 F^- 菌杂交时，F^+ 菌性菌毛末端与 F^- 菌表面受体接合，性菌毛逐渐缩短，使两菌之间靠近并形成通道，F^+ 菌的质粒 DNA 中的一条链断开并通过性菌毛通道进入 F^- 菌内，两细菌细胞

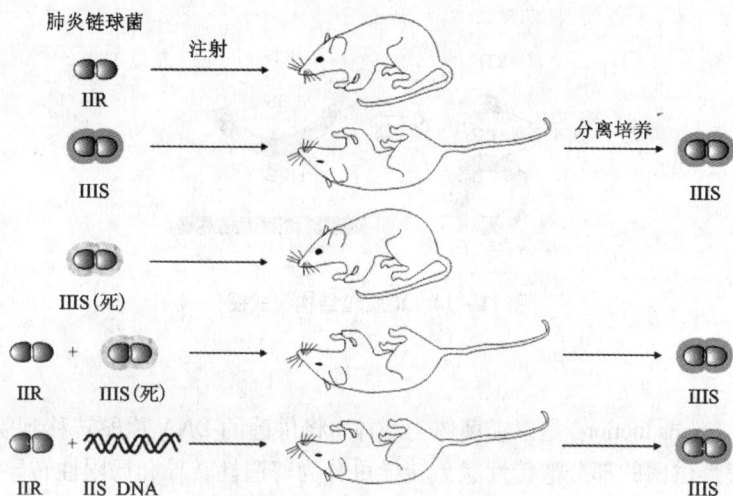

图 11 - 12 小鼠体内肺炎链球菌的转化试验

内的单股 DNA 链以滚环式进行复制, 各自形成完整的 F 质粒(图 11 - 13)。在此过程中, 供菌并不失去 F 质粒, 而受菌获得 F 质粒后即长出性菌毛, 成为 F$^+$菌。

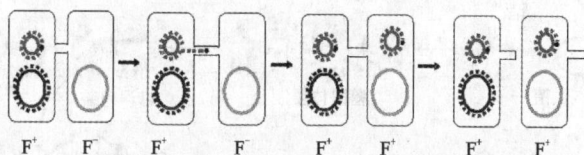

图 11 - 13 接合时 F 质粒的转移与复制

(2)R 质粒的接合: R 质粒可分为接合性和非接合性 R 质粒。接合性 R 质粒由耐药传递因子(resistance transfer factor, RTF) 和耐药决定因子(resistance determinant, r - det)组成(图 11 - 14), r - det 决定菌株的耐药性, 可带有几个不同耐药基因的转座子; RTF 功能似 F 质粒, 编码性菌毛, 故可通过接合转移R 质粒。而非接合性 R 质粒不含 RTF, 故不能通过接合方式转移, 但可通过转导或转化方式转移。R 质粒的危害性在于使耐药性在相同或不同种属间转移, 从而导致耐药菌株的大量增加, 给临床治疗工作带来困难。

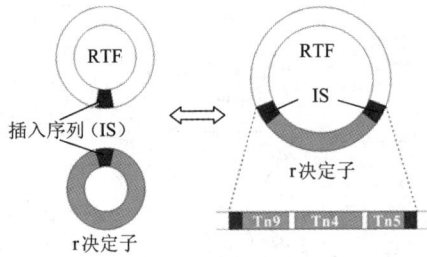

图 11 – 14 R 质粒结构模式图

3. 转导

转导(transduction)是以噬菌体为载体,将供菌的 DNA 片段转移到受菌内,使受菌获得供菌的部分遗传性状。转导可分为普遍性转导和局限性转导。

(1)普遍性转导(general transduction):毒性噬菌体和温和噬菌体均可介导。在噬菌体成熟装配过程中,误将宿主(供菌)染色体片段或质粒转入噬菌体内,产生一个转导噬菌体,当它感染其他细菌(受菌)时,便将供菌 DNA 转入受菌。因供菌染色体任何一个基因或质粒都有机会被转导,故称为普遍性转导(图 11 – 15)。

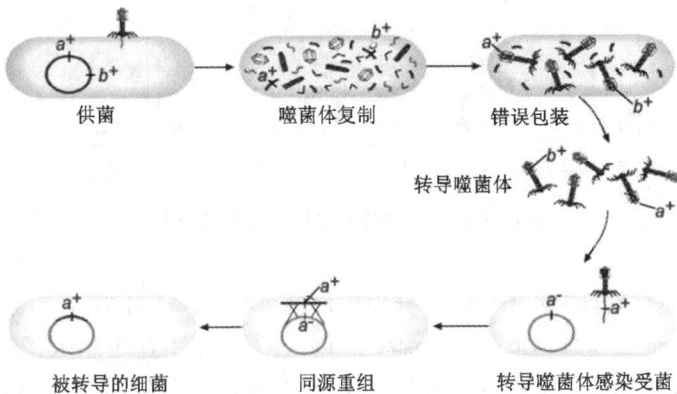

图 11 – 15 普遍性转导模式图

(2)局限性转导(restricted transduction):由温和噬菌体介导(图 11 – 16)。前噬菌体 DNA 从细菌染色体上分离时发生偏差,噬菌体将其本身 DNA 上的一段留在细菌染色体上,却带走了细菌 DNA 上的基因,这种转导噬菌体再感染受菌时,可将供菌基因带入受菌。由于被转导的基因只限于前噬菌体两侧的供菌基因,故称局限性转导。

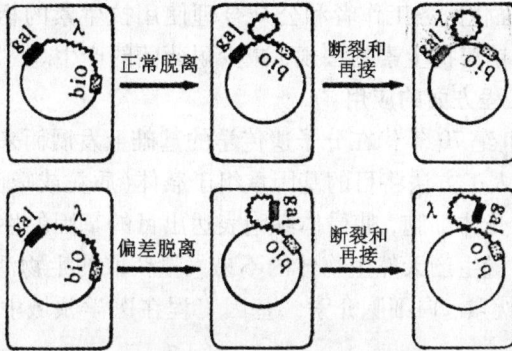

图 11-16 局限性转导模式图

4.溶原性转换

溶原性转换(lysogenic conversion)是指温和噬菌体感染宿主细菌时,以前噬菌体形式整合入宿主菌,使宿主菌获得了噬菌体基因编码的某些遗传性状。当此溶原性细菌失去了前噬菌体,则其获得的性状也随之消失。如 β-棒状杆菌噬菌体感染白喉棒状杆菌后,由于噬菌体携带编码毒素基因 tox,使无毒的白喉棒状杆菌获得产生白喉毒素的能力。

四、细菌遗传变异在医学上的应用

(一)在疾病的诊断、治疗及预防中的应用

由于细菌的变异可发生在形态、结构、染色性、生化反应、抗原性及毒力等方面,故在进行细菌学检查时不仅要熟悉细菌的典型性状,而且还需了解细菌的变异规律。例如,失去细胞壁形成的 L 型细菌,用常规方法分离培养阴性,必须采用高渗培养基进行分离;从伤寒患者体内分离到的伤寒沙门菌中约 10% 的菌株鞭毛消失,检查时无动力,患者血清中无鞭毛抗体;金黄色葡萄球菌随着耐药性菌株的增加,绝大多数菌株所产生的色素由金黄色变为灰白色。

(二)细菌耐药性变异与抗感染治疗

自抗生素的广泛使用以来,细菌耐药性已成为一个日益严重的全球性公共卫生问题。细菌逐步从单一耐药到多重耐药甚至泛耐药,最终成为超级耐药。根据耐药的严重程度,可以称为超级耐药细菌的主要有:耐甲氧西林金黄色葡萄球菌(MRSA)、耐万古霉素肠球菌(VRE)、耐万古霉素葡萄球菌(VRSA)、耐

碳青霉烯类肠杆菌科细菌（包括 NDM－1）、多重耐药铜绿假单胞菌（MDR－PA）、多重耐药结核分枝杆菌（XTB）等。世界卫生组织建议各国加强细菌耐药性监测；严格执行预防和控制措施，实施医院感染控制措施，控制多重耐药菌株的传播，同时，强化医务工作者和公众合理使用抗生素的相关政策，严格执行有关停止无处方销售抗生素的法规，减少耐药菌的产生。

（三）在基因工程方面的应用

基因工程 20 世纪 70 年代在分子遗传学的基础上发展而来的一种体外重组生物工程技术，用人工方法将目的基因重组于载体（质粒或噬菌体）上，通过载体将目的基因转入受体细胞，使受体细胞表达出目的基因的性状。目前采用基因工程技术已能大量生产天然生物体内不易大量获取的生物活性物质，如胰岛素、生长激素、干扰素、白细胞介素。基因工程在医学领域中必将得到更加广泛的应用。

第六节　细菌的致病作用

细菌引起感染的致病能力称为致病性（pathogenicity）或病原性。致病菌致病性的强弱程度称为毒力（virulence），常用半数致死量（median lethal dose，LD50）或半数感染量（median infective dose，ID50）表示，即在规定时间内，通过指定的感染途径，能使一定体重或年龄的某种动物半数死亡或半数感染所需要的最小细菌数或毒素量。

一、细菌的毒力

致病菌的致病性与细菌的毒力、侵入的数量、侵入部位及机体的免疫力等有密切关系。细菌的毒力包括侵袭力和毒素。

（一）侵袭力

致病菌能突破宿主皮肤、黏膜生理屏障，进入机体并在体内定植、繁殖和扩散的能力，称为侵袭力（invasiveness）。侵袭力包括荚膜、黏附素和侵袭性物质等。

1. 荚膜

荚膜具有抗吞噬细胞吞噬和抵抗体液中杀菌物质的作用，使致病菌能在宿主体内大量繁殖和扩散，在免疫逃逸现象中起重要作用。例如：将无荚膜的肺炎链球菌注射至小鼠腹腔，细菌易被小鼠吞噬细胞吞噬、杀灭；但若接种有荚膜的菌株，则细菌大量繁殖，小鼠常于注射后 24 小时内死亡。此外，A 族链球菌的 M 蛋白、伤寒沙门菌的 Vi 抗原，以及大肠埃希菌的 K 抗原等位于细胞壁外层的结构属于微荚膜，与荚膜有相同功能。

2. 黏附素

细菌黏附于宿主体表或黏膜上皮细胞是引起感染的首要条件。具有黏附作用的细菌结构，称为黏附素或黏附因子。有菌毛黏附素和非菌毛黏附素两类，前者如大肠埃希菌、痢疾志贺菌、霍乱弧菌等的菌毛，后者包括革兰阴性菌外膜蛋白和革兰阳性菌的细胞壁。

3. 侵袭性酶

属胞外酶，具有溶解细胞、破坏组织等作用。在感染过程中可以协助致病菌抗吞噬或向四周扩散。如 A 群链球菌产生的透明质酸酶、链激酶和链道酶等。

（二）毒素

细菌毒素（toxin）按其来源、性质和作用等不同，可分为外毒素（exotoxin）和内毒素（endotoxin）。

1. 外毒素

由革兰阳性菌和少数革兰阴性菌产生。大多数外毒素是在细菌细胞内合成后分泌至细胞外，少数存在于菌体内，待细菌裂解后释放出来，如痢疾志贺菌和肠产毒型大肠埃希菌的外毒素。

外毒素的化学成分是蛋白质，不耐热，一般加热至58℃～60℃经1～2小时可被破坏。外毒素的分子结构由 A 和 B 两种亚单位组成。A 亚单位是外毒素活性部分，决定其毒性效应；B 亚单位无毒性，能与宿主靶细胞表面的特殊受体结合，介导 A 亚单位进入靶细胞。A 或 B 亚单位单独对宿主无致病作用，因而外毒素分子的完整性是致病的必要条件。

外毒素具有良好的抗原性，可经0.3%～0.4%甲醛液脱毒，成为具有免疫原性而无毒性的类毒素（toxoid）。类毒素注入机体后，可刺激机体产生具有中和外毒素作用的抗毒素。外毒素毒性强，且对机体的组织器官具有选择性，例如：破伤风痉挛毒素作用于神经细胞引起肌肉痉挛。1mg 破伤风痉挛毒素可杀死100万只小鼠。

根据外毒素对宿主细胞的亲和性及作用方式等，可将其分成神经毒素、细胞毒素和肠毒素三大类。

2. 内毒素

是革兰阴性菌细胞壁中的脂多糖（lipopolysaccharide，LPS），当细菌死亡裂解或用人工方法破坏菌体后才释放出来。螺旋体、衣原体、支原体、立克次体亦有类似的 LPS，有内毒素活性。内毒素的分子量大于10万 kD，其分子结构由 O－特异性多糖、核心多糖和脂质 A 三部分组成。

内毒素耐热，加热至 160℃ 经 2~4 小时才被灭活；抗原性弱，不能用甲醛液脱毒成类毒素。

脂质 A 是内毒素的主要毒性组分。不同的革兰阴性菌的脂质 A 结构虽有差异，但由内毒素引起的毒性作用大致类同：①发热反应：其机制是内毒素作用于巨噬细胞等，使之产生 IL-1、IL-6 和 TNF-α，这些具有内源性致热源（endogenous pyrogens）作用于下丘脑体温调节中枢，引起机体发热。②白细胞反应：注射内毒素后，血循环中的中性粒细胞数减少，与其移动并黏附至组织毛细血管壁有关。1~2 小时后，LPS 诱生的中性粒细胞释放因子刺激骨髓释放中性粒细胞进入血流，使数量显著增加。但伤寒沙门菌内毒素例外，始终使血循环中的白细胞总数减少，机制尚不清楚。③中毒性休克：当大量 LPS 入血，可导致内毒素血症。内毒素及所诱生的细胞因子 TNF-α、IL-1、IL-6 等能使血管功能紊乱而造成微循环障碍，出现内毒素休克。④弥散性血管内凝血（DIC）：为革兰阴性菌感染的严重表现。大量的 LPS 直接活化凝血系统，也可通过损伤血管内皮细胞间接活化凝血系统。由于血小板凝集，大量血栓形成等，最终出现 DIC。

外毒素和内毒素的主要区别见表 11-4。

表 11-4　外毒素与内毒素的主要区别

区别点	外毒素	内毒素
来源	革兰阳性菌及部分革兰阴性菌	革兰阴性菌
编码基因	质粒或前噬菌体或染色体基因	染色体基因
存在部位	活菌分泌，少数细菌裂解后释出	细胞壁成分、细菌裂解后释出
化学成分	蛋白质	脂多糖
稳定性	差、60℃~80℃ 30 分钟破坏	好、160℃ 2~4 小时破坏
抗原性	强，能刺激机体产生抗毒素，经甲醛脱毒后能形成类毒素	弱，刺激机体产生的中和抗体作用弱，甲醛处理后不能形成类毒素
毒性作用	强，对机体组织器官有选择性，引起特殊临床表现	较弱，各种内毒素效应大致相同，引起休克，发热，DIC 等

二、细菌侵入的数量及部位

1.细菌侵入的数量

感染的发生，除致病菌必须具有一定的毒力物质外，还需有足够的数量。一般是细菌毒力愈强，引起感染所需的菌量愈小；反之则菌量愈大。例如毒力强的鼠疫耶氏菌，在无特异性免疫力的机体中，有数个细菌侵入就可发生感染；而毒力弱的某些引起食物中毒的沙门菌，常需摄入数亿个细菌才能引起急性胃肠炎。

2.细菌侵入的部位

各种细菌通过特定的侵入门户才能到达特定器官和细胞而致病，这与致病菌需特定的生长繁殖的微环境有关。一般一种细菌只有一种侵入门户，如伤寒沙门菌必须经口进入；破伤风梭菌的芽胞进入深部创伤，在厌氧环境中才能致病等。也有一些致病菌可有多种侵入门户，如结核分枝杆菌，可经呼吸道、消化道、皮肤创伤等多个部位侵入引起感染。

三、细菌感染的途径和类型

1.感染的来源

感染来源于宿主体外的称外源性感染（exogenous infection）；若来自患者自身体内或体表的称内源性感染（endogenous infection）。

（1）外源性感染：①患者。患者在疾病潜伏期一直到病后一段恢复期内，都可作为传染源。②带菌者。无临床症状，但体内带有某种致病菌并不断排出体外而传染健康人群，有些传染病患者恢复后可在一定时间内继续排菌，均称之为带菌者，成为主要传染源之一。③病畜和带菌动物。有些细菌是人畜共患病的致病菌，如鼠疫耶氏菌、炭疽芽胞杆菌等，因而病畜或带菌动物的致病菌也可传播给人类。

（2）内源性感染：致病菌主要来自体内的条件致病菌，也可由于曾经感染而潜伏在体内的致病菌，如结核分枝杆菌。

（3）医院获得性感染：医院获得性感染（hospital acquired infection）是指患者在住院期间发生的感染和在医院内获得而在出院后发生的感染，或患者入院时已发生的直接与前次住院有关的感染。其病原体主要为机会致病性微生物，常具有耐药性、常发生种类的变迁、适应性强。

根据感染来源不同，分为：①交叉感染。由医院内患者或医务人员直接或间接传播（如咳嗽、交谈、经手或生活用品等物品接触）引起的感染。②内源性感染。或称自身感染，由患者自己体内正常菌群引起的感染。③医源性感染。

在治疗、诊断或预防过程中,因所用器械等消毒不严格而造成的感染。

易发生医院内感染的主要有:①免疫力较低的婴幼儿和老年人;②糖尿病等慢性疾病患者;③免疫抑制药治疗或脾切除等所致的免疫力低下者;④接受手术、导管或内窥镜等医疗器械检查者。

2.传播方式与途径

(1)呼吸道感染:通过吸入被致病菌污染的痰液、唾液等分泌物或含有病原体的尘埃等经呼吸道感染。例如肺结核、白喉、百日咳等。

(2)消化道感染:大多是摄入被粪便污染的饮水、食物所致。如伤寒、细菌性痢疾、霍乱、食物中毒等胃肠道传染病。

(3)创伤感染:皮肤、黏膜的细小破损可引起各种化脓性细菌直接或间接感染。深部创伤混有泥土,有可能引起破伤风梭菌等厌氧菌感染。

(4)性接触感染:主要通过人类自身的性行为方式引起的传播。其病原体除细菌外,还包括病毒、支原体、衣原体、螺旋体等。

(5)节肢动物叮咬感染:有些传染病是通过吸血昆虫传播的。例如人类鼠疫由鼠蚤传播。

(6)多途径感染:有些致病菌的传播可经呼吸道、消化道、皮肤创伤等多种途径感染。例如结核分枝杆菌、炭疽芽胞杆菌等。

3.感染的类型

(1)隐性感染:当宿主体的抗感染免疫力较强,或侵入的病原菌数量不多、毒力较弱,感染后对机体损害较轻,不出现或出现不明显的临床症状,称隐性感染。隐性感染后,机体常可获得特异性免疫力,亦可携带病原体作为重要的传染源。

(2)潜伏感染:当宿主体与致病菌在相互作用过程中暂时处于平衡状态时,致病菌潜伏在病灶内或某些特殊组织中,一旦机体免疫力下降,则潜伏的致病菌大量繁殖而致病。结核分枝杆菌有潜伏感染。

(3)显性感染:当宿主抗感染的免疫力较弱,或侵入的致病菌数量较多、毒力强,导致机体的组织细胞受到不同程度的损害,发生病理改变,出现一系列的临床症状和体征。

临床上按病情缓急不同,分为急性感染和慢性感染;按感染的部位不同,分为局部感染和全身感染。

全身感染指感染发生后,致病菌或其毒性代谢产物向全身播散引起全身性症状的一种感染类型。临床上常见的有下列几种情况:①毒血症(toxemia):病菌侵入宿主体后,只在机体局部生长繁殖,病原菌不进入血循环,产生的外毒素入血。外毒素经血循环到达易感的组织和细胞,引起特殊的毒性症状。如白喉、破伤风等。②内毒素血症(endotoxemia)：革兰阴性菌侵入血流，并在其中大量繁殖，崩解后释放出大量的内毒素；也可由病灶内大量的革兰阴性菌死亡，释放的内毒素入血所致。在严重革兰阴性菌感染时，常发生内毒素血症。③菌血症(bacteremia)：致病菌由局部侵入血流，但未在血流中生长繁殖，只是短暂一过性通过血循环到达体内适宜部位后再进行繁殖而致病。例如伤寒早期有菌血症期。④败血症(septicemia)：致病菌侵入血流后，在血中大量繁殖并产生毒性产物，引起严重的全身性中毒症状，如高热、皮肤和黏膜瘀斑、肝脾肿大等。鼠疫耶氏菌、炭疽芽胞杆菌等可引起败血症。⑤脓毒血症(pyemia)：指化脓性病菌侵入血流后，在血中大量繁殖，并通过血流扩散至宿主体的其他组织或器官，产生新的化脓性病灶。例如金黄色葡萄球菌引起的脓毒血症，常导致多发性肝脓肿、皮下脓肿和肾脓肿等。

(4)带菌状态：有时致病菌在显性或隐性感染后并未立即消失，在体内继续存留一定时间，与机体免疫力处于相对平衡状态，称为带菌状态。该宿主称为带菌者(carrier)。如伤寒、白喉等病后常可出现带菌状态。带菌者经常会间歇排出病菌，是重要的传染源之一。

第七节 机体抗细菌免疫

细菌侵入宿主机体后，进行生长繁殖、释放毒性物质引起机体不同程度病理反应的过程，称为细菌的感染(bacterial infection)或传染。而机体对入侵致病菌的防御能力称机体的抗菌免疫。机体抵御细菌感染的功能包括非特异性免疫和特异性免疫两个方面。

一、非特异性免疫

机体抗细菌的非特异性免疫主要由生理屏障、吞噬细胞、体液中抗微生物物质等成分组成。

(一)屏障结构

1. 皮肤与黏膜

完整的皮肤和黏膜对细菌有机械性阻挡作用，只有当皮肤损伤时细菌才能侵入。皮肤和黏膜可分泌多种杀菌物质。例如皮肤的汗腺分泌乳酸使汗液呈酸性(pH5.2~5.8)，不利于细菌的生长；皮脂腺分泌的脂肪酸有杀细菌作用。不同部位的黏膜能分泌溶菌酶、胃酸、蛋白酶等多种杀菌物质。

2. 微生物屏障

在人的体表及与外界相通的腔道中存在着一定种类和数量的微生物，可拮抗病原微生物的侵入。

3. 血-脑屏障

可阻挡细菌及其毒性产物从血流进入脑组织或脑脊液，保护中枢神经系统。

4. 胎盘屏障

可阻挡母体感染时的病原菌进入胎儿体内，保护胎儿的正常发育。

（二）吞噬细胞

人类对细菌有吞噬和杀菌作用的细胞主要有单核/巨噬细胞和外周血中的中性粒细胞。吞噬细胞吞噬和杀菌过程主要分为接触、吞入、杀菌三个阶段。

（三）γδT 细胞

主要分布于黏膜和上皮组织中，可识别感染后表达于感染细胞表面的热休克蛋白或异常表达于受感染细胞表面的脂类抗原而被激活，杀伤受感染细胞，同时又可通过产生多种细胞因子参与免疫调节，增强机体早期非特异性免疫预防功能。

（四）B1-B 细胞

主要分布于腹腔、胸腔、肠壁固有层中，其可通过与某些细菌（如肺炎链球菌等）表面共有的多糖抗原配体交联结合而被激活，发挥抗感染作用。

（五）体液因素

正常体液和组织中含有多种杀菌或抑菌物质，主要有：

1. 补体

是存在于正常人或动物血清中的一组具有酶活性的蛋白质。活化的补体成分产生多种具有生物活性的产物，可导致免疫黏连、免疫调理作用，促进吞噬，引起炎症等反应，在有特异性抗体参与下还能表现溶菌作用。

2. 溶菌酶

溶菌酶（lysozyme）是一种碱性蛋白，主要来源于吞噬细胞，广泛分布于血清、唾液、泪液、鼻涕等分泌液中。它能作用于革兰阳性菌的胞壁肽聚糖，使之裂解而溶菌。

3. 防御素

防御素主要存在于中性粒细胞的嗜天青颗粒中，是一类富含精氨酸的小分子多肽。防御素主要杀胞外菌。目前已发现人防御素有 4 种。

正常体液中还有乙型溶素、干扰素、吞噬细胞杀菌素、组蛋白、白细胞素、正常调理素等杀菌或抑菌物质。

二、特异性免疫

机体抗细菌的特异性免疫包括体液免疫和细胞免疫两大类。体液免疫是指由特异性抗体起主要作用的免疫应答,细胞免疫是以效应性 T 细胞为主的免疫应答。

(一)胞外菌感染的免疫

人类多数致病菌属胞外菌,主要有葡萄球菌、链球菌、脑膜炎奈瑟菌、志贺菌、霍乱弧菌、破伤风梭菌等。其致病机制有:①产生外毒素、内毒素等毒性物质;②引起炎症反应。

1. 体液免疫

是抗胞外菌感染的主要免疫机制。胞外菌的胞壁和荚膜等多糖是 T1 - Ag,能直接激发相应 B 细胞产生 IgM 抗体应答,而大多数蛋白抗原是 TD - Ag,需经 APC 和 CD4$^+$Th2 细胞的辅助才能激发相应 B 细胞产生特异性抗菌抗体(调理素)和抗外毒素抗体(抗毒素)。特异性抗菌抗体的主要作用有:①IgG 抗体通过调理细菌或与抗原结合、活化补体促进吞噬作用;②外毒素与特异性抗毒素抗体结合,可封闭外毒素的毒性部位或阻止其吸附于敏感细胞,最终为吞噬清除;③细菌黏附于易感细胞是细菌致病的先决条件,分泌型 IgA(SIgA)阻挡致病菌在黏膜表面黏附,能防止病原菌由局部黏膜入侵;④抗体与补体或 NK 细胞、吞噬细胞共同参与,对某些细菌发挥细胞毒作用。

2. 细胞免疫

参与胞外菌的免疫应答 T 细胞主要是 CD4$^+$Th2 的细胞,除了辅助 B 细胞对 TD - Ag 产生抗体外,尚可产生多种细胞因子,引起局部炎症,促进巨噬细胞的吞噬和杀伤作用,及吸引、活化中性粒细胞等。

(二)胞内菌感染的免疫

病原菌侵入机体后,进入并在宿主细胞内繁殖,称胞内菌感染。胞内菌主要有结核分枝杆菌、麻风分枝杆菌、伤寒沙门菌等,立克次体、衣原体等属专性胞内菌。胞内菌感染的特点除细胞内寄生外,尚有低细胞毒性,呈慢性过程,主要通过病理性免疫损伤而致病。胞内菌主要靠效应性 T 细胞为主的细胞免疫清除。CD8$^+$CTL 细胞将穿孔素(perforin)和粒酶(granulozyme)介入胞内菌感染细胞,破坏其完整性,使病菌散出,再由抗体等调理后由吞噬细胞吞噬消灭。CD4$^+$Th1 细胞通过分泌 IFN - α、IL - 2 等细胞因子增强巨噬细胞的吞噬功能,同时能活化 CD8$^+$CTL,引起迟发型超敏反应,从而清除细菌。

〖复习思考题〗

1. 试述革兰阳性菌与革兰阴性菌细胞壁的结构异同点。

2. 细菌的特殊结构有哪些? 举例说明其医学意义。

3. 试述正常菌群的概念、生理作用及其致病条件。

4. 细菌常见的变异现象包括哪些？举例说明各种变异现象的意义。

5. 细菌获得外源基因的方式有哪些？试举例说明。

6. 细菌内毒素有何特点，其对机体的毒性作用有哪些？

第十二章　细菌学各论

第一节　化脓性球菌

化脓性球菌(Pyogenic coccus)根据革兰染色不同可分为革兰阳性球菌和革兰阴性球菌。前者包括葡萄球菌、链球菌、肺炎球菌，后者包括脑膜炎球菌、淋病奈瑟菌等。它们的菌体呈球形或近似球形，无鞭毛，无芽胞，有的有荚膜。这些球菌都可引起化脓性炎症，故称化脓性球菌。

一、葡萄球菌属

葡萄球菌属(Staphylococcus)因堆聚成葡萄串状而得名，为最常见的化脓性球菌，亦是医院内感染最重要的病原体。目前发现有 32 种，寄生人体的有 16 种，其中金黄色葡萄球菌有为主要致病种类。

(一)生物学性状

1. 形态与染色性

球形或椭圆形，直径 0.5～1.0 μm。呈葡萄串状排列，为繁殖时向多个平面不规则分裂所致。亦有呈双球或短链状排列者。无鞭毛，无芽胞，体外培养时一般不形成荚膜(图 12-1)。革兰染色阳性，但衰老、死亡或被中性粒细胞

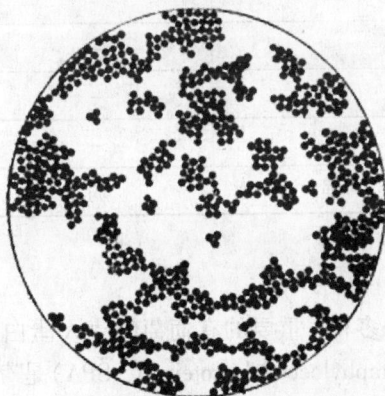

图 12-1　光学显微镜下的葡萄球菌形态

吞噬后革兰染色可呈阴性。

2. 培养特性

需氧或兼性厌氧，在18℃ ~40℃可生长，最适 pH 为7.4。营养要求不高，在普通培养基上生长良好。在普通琼脂平板上形成圆形、光滑湿润、不透明的菌落。因菌种不同，菌落可出现金黄色、白色或柠檬色的脂溶性色素。该菌耐盐性强，在含有10% ~15%的氯化钠培养基中仍能生长，因此可用高盐培养基进行分离培养。在血琼脂平板上，因金黄色葡萄球菌多产生溶血素而在菌落周围可形成完全透明的溶血环。

3. 分类

传统的分类是根据色素和生化反应的不同而分金黄色葡萄球菌（S. aureas）、表皮葡萄球菌（S. epidermidis）和腐生性葡萄球菌（S. sarophyticus）三种。其中金黄色葡萄球菌多为致病菌，表皮葡萄球菌偶尔致病，腐生性葡萄球菌一般不致病。三种葡萄球菌的主要生物学性状见表12-1。近来根据 DNA的相关性程度，将葡萄球菌属分32种。根据是否产生凝固酶，可将葡萄球菌分为凝固酶阳性菌株和凝固酶阴性菌株两类。

表12-1　三种葡萄球菌的主要性状

性状	金黄色葡萄球菌	表皮葡萄球菌	腐生葡萄球菌
菌落色素	金黄色	白色	白色或柠檬色
凝固酶	+	-	-
分解葡萄糖	+	+	-
甘露醇发酵	+	-	-
α 溶血素	+	-	-
耐热核酸酶	+	-	-
A 蛋白	+	-	-
致病性	强	弱	无

4. 抗原性

已发现的抗原有30多种，重要的有葡萄球菌 A 蛋白和多糖抗原。

葡萄球菌 A 蛋白（Staphylococcal protein A，SPA）是存在于葡萄球菌细胞壁表面的一种与胞壁肽聚糖呈共价结合的单链多肽。90%以上的金黄色葡萄球菌菌株有此抗原，但不同株间含量相差悬殊。SPA 可与人类 IgG1、IgG2 和 IgG4

的 Fc 段非特异性结合，通过与吞噬细胞争夺 Fc 段，降低抗体介导的调理作用，因而具有抗吞噬作用。以含 SPA 的葡萄球菌作为载体，结合特异性抗体，可用于多种微生物抗原的检测，称协同凝集试验（Coagglutination），因简易价廉快速而广泛用于临床。此外 SPA 与 IgG 结合后的复合物还具有促细胞分裂、引起超敏反应、损伤血小板等生物学活性。

多糖抗原是细胞壁磷壁酸中的 N－乙酰葡糖胺核糖醇残基，为半抗原。

5. 抵抗力

对理化因子抵抗力较强。干燥情况下能生存数月，加热 80℃ 30 分钟方可杀死，5% 石炭酸经 10～15 分钟可杀死。对碱性染料敏感。由于抗生素广泛应用，耐药菌株迅速增多，目前金黄色葡萄球菌对青霉素 G 的耐药性菌株高达 90% 以上。

（二）致病性与免疫性

1. 致病物质

有凝固酶、溶细胞毒素、杀白细胞素、肠毒素、表皮剥脱毒素、毒性休克综合征毒素 –1 和其他毒性物质。

（1）凝固酶：是能使含有抗凝剂的人或兔血浆发生凝固的酶类物质。致病性葡萄球菌可产生两种凝固酶，即游离凝固酶和结合凝固酶。游离凝固酶分泌至菌体外，被血浆中协同因子激活为凝血酶样物质，引起血浆凝固，可用试管法检测。结合凝固酶在菌体表面并不释放，能直接使纤维蛋白原转变为纤维蛋白而使细菌凝聚，可用玻片法测定。

凝固酶可使血浆纤维蛋白包被在菌体表面，妨碍吞噬细胞的吞噬或胞内消化作用，并能保护细菌免受血清杀菌物质的作用。由于病灶周围有纤维蛋白的凝固和沉积，细菌不易向外扩散，葡萄球菌感染易于局限化。致病株大多数能产生凝固酶，故凝固酶测定是鉴定葡萄球菌有无致病性的重要标志。

（2）葡萄球菌溶细胞毒素：致病性葡萄球菌产生的损伤细胞膜的毒素，有 α、β、γ 和 δ 4 种。皆为蛋白质，具有抗原性，可被相应抗体中和。对人类有致病作用的主要是 α 溶素，为不耐热蛋白质，对多种哺乳动物红细胞有损伤作用，并可引起白细胞、血小板、肝细胞、成纤维细胞、血管平滑肌的损伤。

（3）杀白细胞素：能杀伤人和动物的中性粒细胞和巨噬细胞。其机制是改变细胞膜的结构，使细胞对 K^+ 的通透性增加而导致细胞死亡。大多数致病性葡萄球菌能产生杀白细胞素，通过破坏宿主吞噬细胞而增强病菌的侵袭力。

（4）肠毒素：能引起急性胃肠炎的外毒素，有 A、B、C1、C2、C3、D、E、G 和 H 9 个血清型，以 A、D 型为多见。葡萄球菌肠毒素的分子量为 26～30 kDa，耐热，100℃ 30 分钟不被破坏。能抵抗胃肠液中蛋白酶的水解作用。30%～

50%金黄色葡萄球菌可产生肠毒素，中毒剂量 1 μg/kg，所致急性胃肠炎以呕吐为主要症状。此外葡萄球菌肠毒素尚具有超抗原作用。

(5)表皮剥脱毒素：蛋白质，分子量 24~33kDa，具有抗原性，可被甲醛液脱毒成类毒素。表皮剥脱毒素引起烫伤样皮肤综合征，又称剥脱性皮炎，多见于新生儿、幼儿和免疫功能低下的成人。

(6)毒性休克综合征毒素 –1(Toxic shock syndrome toxin 1, TSST – 1)：外毒素，可引起机体发热，增加机体对内毒素的敏感性。

2. 所致疾病

化脓性感染和毒素性疾病。

(1)化脓性感染：可为局部感染，如疖、痈、甲沟炎、麦粒肿、蜂窝组织炎、伤口化脓、气管炎、肺炎、脓胸、中耳炎等；亦可有全身感染，如败血症、脓毒血症等。

(2)毒素性疾病：有肠毒素所致的食物中毒、假膜性肠炎、烫伤样皮肤综合征和毒性休克综合征等。假膜性肠炎是滥用抗生素致菌群失调，耐药性金黄色葡萄球菌在肠道繁殖，产生肠毒素，引起以腹泻为主的临床综合征。病理特点是肠黏膜被一层由炎性渗出物、肠黏膜坏死块和细菌组成的炎性假膜所覆盖。

3. 免疫性

人类对金黄色葡萄球菌有一定的天然免疫力。当皮肤黏膜发生损伤或机体抵抗力降低时才易引起感染。病后可获一定免疫力，但不足以预防再次感染。

(三)微生物学检查

不同病型采取不同标本。化脓性病灶采取脓汁、渗出液；疑为败血症采取血液；脑膜炎采取脑脊液；食物中毒则分别采集剩余食物、患者呕吐物和粪便等。可直接涂片染色镜检，根据细菌形态、排列和染色性可作出初步诊断。鉴定则需分离培养作生化特性检测。肠毒素可以 ELISA 法检测。

(四)防治原则

保持个人卫生；及时处理皮肤黏膜损伤；做好医院内消毒隔离，防止医源性感染；加强饮食服务业的卫生管理，防止食物中毒。鉴于目前耐药菌株增多，应根据药敏试验结果选择抗生素。对慢性反复感染的患者，可试用自身菌苗疗法。

实验证明：黄连、黄芩、生地、麦冬等组成的清热养阴方对金黄色葡萄球菌有显著抑杀作用。

二、链球菌属

链球菌属(Streptococcus)广泛分布于自然界及人的鼻咽部、消化道和泌尿生殖道中,仅少数种类对人有致病性,可引起各种化脓性炎症、猩红热等毒素性疾病以及风湿热、肾小球肾炎等超敏反应性疾病。

(一)生物学性状

1.形态与染色性

球形或椭圆形,直径0.6～1.0 μm,链状排列,链的长短不一(图12－2)。无芽胞,无鞭毛。部分菌株在培养早期(2～4小时)可形成透明质酸荚膜。细胞壁外有菌毛样结构,含型特异的M蛋白。革兰染色阳性,但衰老、死亡或被吞噬细胞吞噬后,可呈革兰染色阴性。

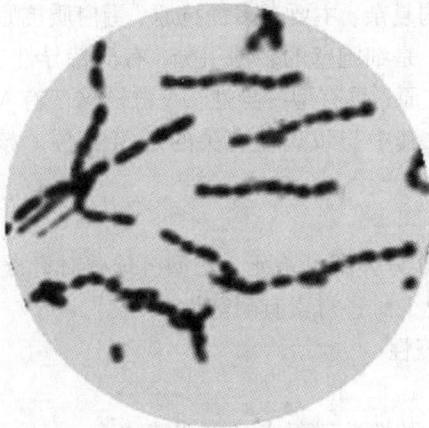

图12－2　光学显微镜下的链球菌形态

2.培养特性

需氧或兼性厌氧菌。最适生长温度为37℃,最适pH为7.4～7.6。营养要求较高,在普通培养基中需补充血液、血清、葡萄糖等才能生长,形成灰白色、表面光滑、边缘整齐、直径0.5～0.75 mm的细小菌落。在血琼脂平板上,因菌株的不同而形成不同的溶血现象。

3.分类

有根据溶血现象分类和根据抗原结构分类的两种方法。

(1)根据溶血现象分类。依链球菌在血琼脂平板上是否溶血和溶血性质而分三类。①甲型溶血性链球菌(α－hemolytic streptococcus)。可引起不完全溶血现象，称甲型或 α 溶血。其菌落周围可形成 1～2mm 宽的草绿色溶血环，故这类细菌亦称草绿色链球菌（streptococcus viridans），多为条件致病菌。②乙型溶血性链球菌（β－hemolytic streptococcus）。可引起完全溶血现象，称乙型溶血或 β 溶血。其菌落周围形成一个 2～4mm 宽的透明溶血环，故这类细菌亦称溶血性链球菌（Streptococcus hemolyticus），致病力强，可引起人类和动物的多种疾病。③丙型链球菌（γ－streptococcus）。不产生溶血素，菌落周围无溶血环，因而亦称不溶血性链球菌（Streptococcus non－hemolyticus），一般不致病。

（2）根据细胞壁多糖抗原分类。依细胞壁多糖抗原的不同，分 A、B、C、D、E、F、G、H、K、L、M、N、O、P、Q、R、S、T、U 和 V20 群。对人致病的链球菌菌株，90% 左右属 A 群，B、C、D、G 群偶见。链球菌的群别与溶血性间无平行关系，但对人类致病的 A 群链球菌多数呈乙型溶血。

4. 抗原性

链球菌的抗原结构复杂，主要有多糖抗原、蛋白质抗原和核蛋白抗原 3 种。多糖抗原亦称 C 抗原，是细胞壁的多糖组分，有群特异性。蛋白质抗原位于 C 抗原外层，亦称表面抗原，具有型特异性。A 群链球菌有 M、T、R 和 S 四种不同性质的蛋白质抗原，其中与致病性有关的是 M 抗原。核蛋白抗原也称 P 抗原，无特异性。

5. 抵抗力

不强，加热 60℃30 分钟即可杀死。乙型链球菌对青霉素、红霉素、四环素和磺胺都很敏感，且很少对青霉素有耐药性。

（二）致病性与免疫性

1. 致病物质

A 群链球菌也称化脓性链球菌或溶血性链球菌，有较强的侵袭力，并产生多种外毒素和胞外酶。

（1）链球菌溶素（streptolysin）：能溶解红细胞、杀伤白细胞和血小板，对心肌有急性毒性作用。据其对氧的稳定性，分链球菌溶素 O（streptolysin O，SLO）和链球菌溶素 S（streptolysin S，SLS）两种。

SLO 为含－SH 基的蛋白质，分子量 50～70 kDa。对氧敏感，遇氧时，－SH 基被氧化为－S－S－基而失去溶血能力，加入亚硫酸钠或半胱氨酸等还原剂后溶血作用可逆转。多数 A 群链球菌菌株和部分 C、G 群菌株能产生 SLO。其抗原性强，感染后 2～3 周，85% 以上患者产生 SLO 抗体，病愈后可持续存在数月甚至数年。风湿热患者，尤其活动期，血清 SLO 抗体增高显著。因此，测定 SLO 抗体可作为链球菌感染和风湿热的辅助诊断。

SLS 是对氧稳定的小分子糖肽，无免疫原性，对热和酸敏感，血琼脂平板

上菌落周围的 β 溶血环即由其所致。

（2）致热外毒素（pyrogenic exotoxin）：又称红疹毒素或猩红热毒素，有 A、B、C 3 个血清型，由 A 群链球菌菌株产生。为耐热蛋白质，96℃ 45 分钟才能完全灭活。抗原性强，能刺激机体产生抗毒素。并具有引起机体发热和皮肤红斑疹等生物学作用，是人类猩红热的主要毒性物质。

（3）M 蛋白：是 A 群链球菌细胞壁中的蛋白质组分，具有抗吞噬作用。与心肌、肾小球基底膜有共同抗原，因此与风湿热等超敏反应性疾病的发生有关。

（4）透明质酸酶（hyaluronidase）：又名扩散因子，能分解细胞间质的透明质酸，使组织通透性增加，病菌易在组织中扩散。

（5）链激酶（streptokinase）：可使血液中纤维蛋白酶原变成纤维蛋白酶，从而溶解血凝块，阻止血浆凝固，有助于病菌在组织中扩散。耐热，100℃ 50 分钟仍可保持活性。目前已用于急性心肌梗死的治疗。

（6）链道酶（streptodornase）：亦称链球菌 DNA 酶，主要由 A、C、G 群链球菌产生，能降解脓液中具有高度黏稠性的 DNA，使脓液稀薄，促进病菌扩散。

链道酶和链激酶能致敏 T 细胞，可用于皮肤试验，测定受试者的细胞免疫功能。此外，链激酶、链道酶作为酶制剂，在临床上用于液化脓性渗出液。

（7）F 蛋白（protein F）：分子量 120kDa，位于细胞壁内，结合区暴露在菌体表面，能与上皮细胞表面的纤维粘连蛋白结合，使菌体得以黏附到上皮细胞表面。

2. 所致疾病

乙型溶血性链球菌所致疾病占有人类链球菌感染的 90%。引起的疾病有化脓性感染、猩红热等中毒性疾病和风湿热、急性肾小球肾炎等超敏反应性疾病。

（1）化脓性感染：链球菌所致化脓性感染常见的有局部皮肤和皮下组织感染，如蜂窝组织炎、痈、脓疱疮、淋巴管炎、淋巴结炎等，扁桃体炎、咽炎、咽峡炎、鼻窦炎等也很常见。此外还可引起产褥热、中耳炎、乳突炎、气管炎、肺炎和败血症等。

（2）中毒性疾病：猩红热是由产生致热外毒素的 A 族链球菌所致的急性呼吸道传染病，临床特征为发热、咽峡炎、全身弥漫性皮疹和疹退后的明显脱屑。

（3）超敏反应疾病：可引起急性肾小球肾炎、风湿热等。

甲型溶血性链球菌所致疾病：当拔牙或扁桃体摘除时，该菌乘机侵入血液，若心瓣膜有缺陷或损伤，细菌就在该处繁殖，引起亚急性细菌性心内膜炎。

丙型链球菌：偶可引起泌尿系感染或亚急性细菌性心内膜炎。

3. 免疫性

链球菌感染可引起机体的特异性免疫，产生主要针对 M 蛋白的 IgG 型抗体，有型特异性，各型间无交叉免疫力，故可反复感染。猩红热病后，仅对产生同型致热外毒素的链球菌再感染有免疫力。用一定剂量致热外毒素作皮肤试验，检测人群对猩红热有无敏感性的试验称为狄克试验（Dick test）。

（三）微生物学检查

1. 病原体检测

根据感染部位不同采取标本。化脓性感染取脓汁，咽喉、鼻腔等病灶分泌物，败血症取血液。脓汁等标本可直接涂片，革兰染色镜检，发现有革兰阳性、链状排列球菌即可作出初步诊断。脓汁或棉拭子可直接在血平板上分离培养，血液标本应先增菌后再接种血平板。有 β 溶血菌落，应与葡萄球菌区别；α 溶血菌落，要和肺炎链球菌鉴别。心内膜炎病例，培养甲型溶血性链球菌宜孵育 3 个星期以上。

2. 抗体检测

对可疑风湿热或急性肾小球肾炎患者，可进行抗链球菌溶血素"O"抗体测定，即抗"O"试验。风湿热患者血清中抗"O"抗体比正常人显著增高，多在 250 单位左右；活动性风湿热患者一般超过 400 单位。

（四）防治原则

链球菌感染的防治原则与葡萄球菌相同。即及时治疗患者和带菌者，以减少传染源；空气、器械、敷料等注意消毒；注意个人卫生，保护皮肤黏膜，防止化脓性感染；对猩红热患者，在治疗的同时应进行隔离；对急性咽峡炎和扁桃体炎患者，尤其是儿童，须及时彻底治疗，以防止急性肾小球肾炎、风湿热以及亚急性细菌性心内膜炎的发生。A 群链球菌对磺胺、青霉素及红霉素等敏感，青霉素 G 为首选治疗药物。

三、肺炎链球菌

肺炎链球菌（S. pneumoniae）简称肺炎球菌（pneumococcus），又名肺炎双球菌，常见于正常人的鼻咽腔，多数不致病或致病力弱，仅少数有致病力，是细菌性肺炎的主要病原菌。

（一）生物学性状

1. 形态与染色性

革兰阳性球菌，多成双排列。菌体呈矛头状，宽端相对，尖端向外。在机体内或含血清的培养基中能形成荚膜，特殊染色后可见（图 12 - 3）。无鞭毛。无芽胞。

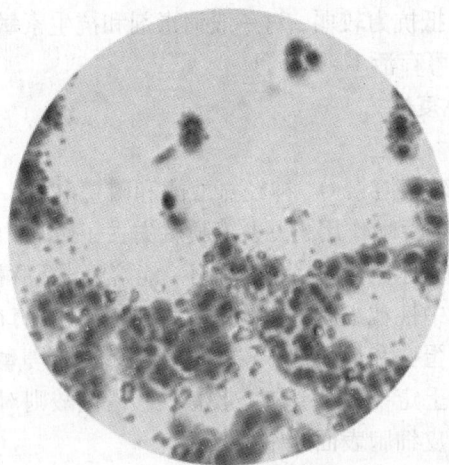

图 12 - 3 光学显微镜下的肺炎链球菌形态

2. 培养特性

兼性厌氧，营养要求高，须在含有血液或血清的培养基中才能生长，在血平板上生长的肺炎链球菌菌落与甲型溶血性链球菌菌落相似，灰白色、细小、半透明，有草绿色 α 溶血环。因该菌能产生自溶酶，切断肽聚糖上 L - 丙氨酸与 N - 乙酰胞壁酸间的连接键，从而破坏细胞壁，致细菌溶解。因此，孵育时间大于 48 小时，即出现溶菌现象，血平板上菌落中央下陷呈脐状；在血清肉汤中初期呈混浊生长，后期培养液渐变澄清。这种溶菌过程可被胆汁或牛磺胆酸钠等表面活性剂加速，据此可进行胆汁溶菌试验。

3. 分类

根据荚膜特异性多糖抗原性不同，可将肺炎球菌分为 84 个血清型，分别以 1、2、3、4……表示。其中有 20 多个型可引起疾病。

4. 抗原构造

主要有荚膜多糖抗原和 C 物质两种抗原。C 物质是存在于胞壁中的一种磷壁酸，在钙离子存在时，可与血清中球蛋白片段即 C - 反应蛋白(C reactive protein, CRP)结合而沉淀。CRP 在正常人血清中含微量，急性炎症时含量剧增，感染控制后又迅速降至正常水平。故可用 C 物质测定 CRP 含量，协助活动性风湿热及急性炎症疾病的诊断。

5. 抵抗力

对多数理化因素抵抗力较弱，对一般消毒剂和抗生素敏感。有荚膜株抗干燥力较强，在干痰中可存活 1~2 个月。

(二)致病性与免疫性

1. 致病物质

有荚膜、肺炎链球菌溶素 O、神经氨酸酶和磷壁酸等。荚膜是肺炎链球菌的主要毒力因子，有抗吞噬作用，失去荚膜就失去了致病力。肺炎链球菌溶素 O 对氧敏感，在血平板上形成绿色 α 溶血环；能溶解羊、豚鼠、人的红细胞，抑制淋巴细胞的增殖和中性粒细胞的趋化作用。神经氨酸酶在新分离株中出现，能水解宿主细胞膜糖蛋白和糖蛋白末端的 N-乙酰神经氨酸，与肺炎链球菌在鼻咽部和支气管黏膜上定植、繁殖和扩散有关。磷壁酸则对肺炎链球菌黏附到肺上皮细胞或血管内皮细胞表面起重要作用。

2. 所致疾病

肺炎链球菌在正常人口腔及鼻咽部常有存在，一般仅形成带菌状态。当机体免疫力下降时可致病，主要引起大叶性肺炎。成人肺炎多由 1、2、3 型肺炎链球菌引起，其中 3 型肺炎链球菌能产生大量荚膜物质，毒力强，有一定致死率。致儿童大叶性肺炎的肺炎链球菌则以第 14 型最常见。肺炎后可继发中耳炎、乳突炎、肺脓肿、脑膜炎和败血症等，也可引起支气管炎。

3. 免疫性

肺炎链球菌感染后，机体可产生荚膜多糖型特异抗体，获得型特异性免疫。

(三)微生物学检查

根据病种，采取痰液、脓液、血液或脑脊液等标本。可直接涂片、革兰染色后镜检，如发现典型的革兰阳性具有荚膜的双球菌，即可初步诊断。在作分离培养和鉴定时，痰或脓液直接划种于血琼脂平板上，血液或脑脊液则须先经血清肉汤增菌再接种。孵育后挑取 α 溶血的菌落进行鉴定。鉴定时主要应注意与甲型溶血性链球菌的鉴别，方法有胆汁溶菌试验、菊糖发酵和奥普托辛(Optochin)试验，肺炎链球菌均呈阳性，而甲型溶血性链球菌为阴性。

(四)防治原则

除防止呼吸道感染一般措施外，目前使用 23 价荚膜多糖菌苗接种以预防肺炎球球菌感染，取得了良好效果。青霉素 G 为治疗常用的药物，但近来肺炎球球菌耐药菌株日益增多，因此应根据药敏试验选用抗生素治疗。

四、奈瑟菌属

奈瑟菌属(Neisseria)是一群革兰阴性双球菌，无鞭毛，无芽胞，有菌毛。需氧，具有氧化酶和触酶。能引起人体疾病的奈瑟菌有脑膜炎奈瑟菌和淋病奈瑟菌。

(一)脑膜炎奈瑟菌

脑膜炎奈瑟菌(N. meningococcus)常寄生于人类鼻咽腔中，是流行性脑脊髓膜炎(简称"流脑")的病原菌。

1. 生物学性状

(1)形态与染色性：革兰阴性菌。肾形或豆形，直径 $0.6 \sim 0.8\ \mu m$，成双排列，两菌接触面平坦或略向内陷(图 12 – 4)。无鞭毛，无芽胞，新分离菌株大多有荚膜和菌毛。在患者脑脊液中，多位于中性粒细胞内。

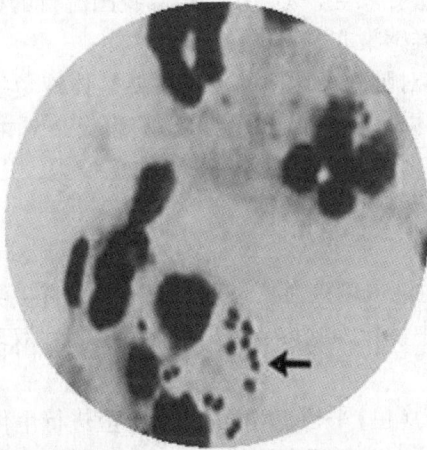

图 12 – 4　光学显微镜下的脑膜炎奈瑟菌形态

(2)培养特性：专性需氧，5% CO_2 条件下生长更佳。最适生长温度为 37℃，低于 30℃ 不生长。最适 pH 为 7.4 ~ 7.6。营养要求较高，须在含有血清、血液等的培养基中生长。常用的培养基是经 80℃ 以上加温的血琼脂平板，由于血液加热后变色，似巧克力色，故名巧克力(色)培养基。经 37℃ 孵育 24 h 后，在培养基表面可形成直径 1.0 ~ 1.5 mm 的无色、圆形、光滑、透明的露滴状菌落。该菌能产生自溶酶，如培养物不及时转种，超过 48 小时后常死亡。

(3)抗原性和分类：脑膜炎奈瑟菌的主要组分有荚膜多糖群特异性抗原、外膜蛋白型特异性抗原、脂多糖抗原和核蛋白抗原四种。

根据荚膜多糖群特异性抗原的不同，脑膜炎奈瑟菌在国外已分成 A、B、C、D、X、Y、Z、29E、W135 和 L 等 10 个血清群，我国有 H、I、K 三个血清群，故总计 13 个血清群，其中 C 群致病力最强。根据外膜蛋白型特异性抗原的不同，脑膜炎奈瑟菌各血清群又可分为若干血清型，但该抗原在 A 群所有菌株相同。

(4)抵抗力：对理化因素的抵抗力极弱，对干燥、热力、消毒剂等均敏感，易自溶死亡。

2. 致病性与免疫性

(1)致病物质：有荚膜、菌毛和内毒素。荚膜有抗吞噬作用，菌毛介导细菌黏附于宿主黏膜。内毒素是其主要致病物质，引起发热反应及血管坏死性出血，严重者可出现 DIC 及中毒性休克。

(2)所致疾病：引起流行性脑脊髓膜炎，即流脑，临床表现为发热、头痛、呕吐、皮肤黏膜瘀点，瘀斑及颈项强直等症状体征。人类是脑膜炎奈瑟菌的唯一易感宿主，主要通过飞沫经空气直接传播。我国流行的血清群，95% 以上是 A 群，近年 B 群和 C 群感染亦有报道。

(3)免疫性：机体对脑膜炎球菌的免疫主要是体液免疫，群特异多糖抗体和型特异外膜蛋白抗体在补体存在下能杀伤脑膜炎奈瑟菌。人类可因免疫接种、患病、带菌状态和交叉抗原而获得一定的免疫力，儿童因免疫力弱而较易感。

3. 微生物学检查

取患者脑脊液、血液或刺破血瘀斑取其渗出物，直接涂片，革兰染色或美蓝染色后镜检。如在中性粒细胞内、外发现有革兰阴性双球菌，即可作出初步诊断。

分离培养用巧克力(色)平板，培养阳性者，应进行生化反应和血清凝集试验鉴定。因脑膜炎奈瑟菌对低温和干燥极敏感，故标本采取后应注意保暖保湿并立即送检，接种于预温的培养基内，最好是床边接种。

脑膜炎奈瑟菌易自溶，患者脑脊液和血清中可有其可溶性抗原存在。因此可用对流免疫电泳、SPA 协同凝集、ELISA 等方法对其进行快速检测。

4. 防治原则

应用 A 群和 C 群脑膜炎球菌荚膜多糖菌苗进行特异性免疫接种，有良好保护作用。对患者应早期隔离治疗以控制传染源。病原治疗首选青霉素和磺胺类药物。中药牛筋草水煎剂对流脑有一定预防作用。

(二)淋病奈瑟菌

淋病奈瑟菌(Neisseria gonorrhoeae)简称淋球菌，1879 年由德国 Albert Neisser 首次发现，是人类淋病的病原菌。淋病是常见的性传播疾病之一。

1. 生物学性状

(1)形态与染色性：革兰阴性菌。形态、排列与脑膜炎球菌相似，有荚膜、致病株有菌毛。脓汁标本中，淋病奈瑟菌多位于中性粒细胞内；慢性期则多在细胞外。

(2)培养特性：培养条件与脑膜炎球菌相似，巧克力(色)平板是适宜培养基，孵育 48 小时后，在培养基表面形成凸起、圆形、灰白色、直径 0.5~1.0mm、边缘呈花瓣状的光滑型菌落。为提高淋球菌检出率，可在培养基中加入万古霉素、多粘菌素等抑制其他杂菌生长。

(3)抗原性和分类：淋病奈瑟菌的表层抗原有菌毛蛋白抗原、脂多糖抗原和外膜蛋白抗原三类。外膜蛋白抗原包括 PⅠ、PⅡ 和 PⅢ。PⅠ 为主要外膜蛋白，可分 16 个血清型，在流行病学调查方面有一定意义。

(4)抵抗力：与脑膜炎奈瑟菌相似，对干燥、寒冷、热及常用消毒剂敏感。

2. 致病性与免疫性

(1)致病物质：目前已知与淋球菌致病性有关的物质有菌毛、外膜蛋白 P、脂多糖、IgA$_1$ 蛋白酶等。菌毛介导细菌黏附于宿主细胞表面，并具有抗吞噬及抗细胞内杀菌物质的作用等功能。外膜蛋白 PⅠ 可直接插入中性粒细胞的膜，使中性粒细胞受损；PⅡ 可介导菌与宿主细胞的黏附；PⅢ 则可阻抑杀菌抗体的活性。脂多糖与补体、IgM 等共同作用在局部引起炎症反应、IgA$_1$ 蛋白酶则可破坏黏膜表面 IgA$_1$，有利于细菌对黏膜表面的黏附。

(2)所致疾病：引起淋病，主要表现为男女性泌尿生殖系统的急性、慢性化脓性炎症。人类是淋球菌的唯一宿主，主要通过性接触传播。母体患有淋菌性阴道炎或子宫颈炎，可致新生儿发生淋球菌性结膜炎。

(3)免疫性：人类对淋病奈瑟菌的感染无天然免疫力。感染后有特异性 IgM、IgG 和分泌型 IgA 抗体出现，但免疫不持久，不能防止再次感染。

3. 微生物学检查

取泌尿生殖道脓性分泌物，直接涂片镜检。如在中性粒细胞内发现有革兰阴性双球菌，有诊断价值。免疫酶试验(EIA)、直接免疫荧光法(DFA)、PCR 技术可直接检测标本中淋球菌的抗原或核酸，为淋病的诊断提供了快速、简便的方法。

分离培养用巧克力(色)平板，菌落涂片染色镜检呈现革兰阴性双球菌即可诊断。也可进一步作氧化酶试验、糖发酵试验或直接免疫荧光试验等加以确证。标本采取后应注意保暖保湿并立即送检。

4. 防治原则

目前尚无有效的疫苗进行特异性预防，性病知识宣传教育和健康卫生的性生活是预防淋病的重要环节。新生儿出生时，无论母亲有无淋病，都应以1%硝酸银滴眼，以预防淋菌性结膜炎。对患者尽可能早发现早用药，彻底治疗。目前常用的药物是壮观霉素、头孢曲松钠等。近年来耐药菌株逐渐增加，因此应根据药物敏感试验结果选择抗生素。

马齿苋、生山楂、川楝子、珍珠草、车前草等对急性淋病有一定疗效。中医在慢性淋病治疗上依据湿热瘀阻证来进行配药，主要是清热除湿，活血化瘀。常用的药方有六味地黄汤、清淋汤和补肾通琳汤等。

第二节　肠道杆菌

肠道杆菌是一大群种类不同而生物学性状相似的革兰阴性杆菌(图12 - 5)。菌体两端钝圆、无芽胞，大多数有鞭毛，有的有菌毛，个别细菌带有荚膜；需氧或兼性厌氧，在普通培养基上生长良好，在液体培养基中呈均匀混浊生长，在普通琼脂培养基上菌落大多相似；生化反应活跃，能分解多种糖类和蛋白蛋，形成不同的产物，常借此区分各菌属或菌种。特别是乳糖发酵试验，能初步鉴别肠道致病菌与非致病菌。多数为肠道正常菌群，在一定条件下也可引起疾病。

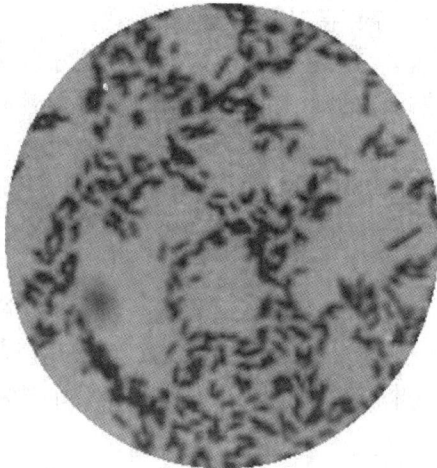

图12 - 5　光学显微镜下的肠道杆菌形态

一、埃希菌属

埃希菌属(Escherichia)是人类和动物肠道的正常菌群，常见的有大肠埃希菌(E.coli)，简称大肠杆菌，婴儿出生数小时后进入肠道，并终生相伴。一般不致病，但可作为条件致病引起肠外感染。有些血清型的大肠杆菌有致病性，可引起腹泻及急性胃肠炎等，称致病性大肠杆菌。

(一)生物学性状

革兰阴性短杆菌。在普通培养基上生长良好，分解乳糖产酸产气。在肠道鉴别培养基上由于分解乳糖产酸使指标剂变色，故生成有色菌落。

抗原复杂，有 O、H、K 三种。O 抗原、H 抗原均有多种。O 抗原是分群的基础，K 抗原又可分 L、A 或 B。各种抗原以阿拉伯数字表示。表明大肠杆菌血清型别的方式是 O：K：H，例如 $O_{111}：K_{58}(B_4)：H_2$。

(二)致病性与免疫性

1.肠外感染

多数大肠杆菌是条件致病菌。当机体抗力下降，防御能力减弱或细菌移居于肠外的组织或器官时，可引起肠道外的化脓性炎症。例如：泌尿系统感染的引起的膀胱炎、肾盂肾炎；手术或创伤造成的腹腔感染，也可引起败血症。

2.肠道感染

某些血清型大肠埃希菌(称致病性大肠杆菌)引起人类腹泻，为外源性感染，主要有 5 种类型(表 12 - 2)，分别是：

表 12 - 2　引起腹泻的大肠埃希菌的种类和致病机制

大肠埃希菌	致病部位	所致疾病	致病机制
ETEC	小肠	旅行者及婴幼儿腹泻；有水样便、恶心、呕吐、低热等症	质粒介导 ST 和 LT 肠毒素，大量分泌液体和电解质
EIEC	大肠	成人和儿童菌痢样腹泻；水样便、少量血便、发热	质粒介导侵袭和破坏结肠黏膜上皮细胞
EPEC	小肠	婴幼儿腹泻；水样便、恶心、呕吐、发热，无血便	质粒介导黏附和破坏上皮细胞
EHEC	大肠	出血性结肠炎；剧烈腹痛、水样便、大量血便、低热或无热、并发溶血尿毒综合征(HUS)	溶原性噬菌体编码志贺菌样毒素，中断蛋白质合成
EAEC	小肠	婴幼儿持续性腹泻，水样便、呕吐、脱水、低热	质粒介导集聚性黏附上皮细胞，阻止液体吸收

（1）肠产毒性大肠埃希菌（enterotoxigenic E. coli，ETEC）菌毛是定植因子，构成感染的第一步。ETEC产生的肠毒素分两种。①不耐热肠毒素（heat labile enterotoxin，LT）：65℃30分钟可被破坏。LT的氨基酸组成与霍乱肠毒素有75%的同源性，其致病机制也与霍乱肠毒素相似。LT由1个A亚单位和5个B亚单位构成。B亚单位与肠道细胞表面受体GM1神经节苷脂结合，使A亚单位穿过细胞膜后激活腺苷酸环化酶，使ATP变为cAMP，胞内cAMP升高，水、钠、氯和碳酸氢钾过度分泌至肠腔导致腹泻。②耐热肠毒素（heat stable enterotoxin，ST）：100℃20分钟不被灭活。作用于鸟苷酸环化酶，使细胞内cGMP升高，肠液分泌增加，引起腹泻。

（2）肠侵袭性大肠埃希菌（enteroinvasive E. coli，EIEC）不产生肠毒素，但携带与编码志贺菌侵袭力高度同源的质粒，能编码外膜蛋白插入上皮细胞膜。EIEC侵袭结肠黏膜上皮细胞，并在其中生长繁殖、扩散并释出内毒素。主要临床症状似菌痢，生化反应及抗原结构也似于志贺菌，易误诊为志贺菌。

（3）肠致病性大肠埃希菌（enteropathogenic E. coli，EPEC）：引起婴儿腹泻。耐药性强。主要黏附于十二指肠、空肠回肠上段黏膜细胞大量繁殖，破坏刷状缘微绒毛细胞，使肠黏膜上皮细胞结构和吸收功能受损，导致严重腹泻。

（4）肠出血性大肠埃希菌（enterohemorrhagic E. coli EHEC）：引起出血性结肠炎，以5岁以下儿童易感，暴发性流行为主。

（5）肠集聚性大肠埃希菌（enteroaggregative E. coli，EAEC或EggEC）：引起急性和慢性腹泻的一种病原菌。引起婴幼儿持续性腹泻，伴有脱水。

（三）微生物学检查

1.临床检查

（1）肠外感染：根据不同疾病取不同的标本。如中段尿、血液、脑脊液、脓汁等。尿路感染除检测大肠埃希菌外，还应计数细菌总数，当尿液含菌量≥10^5/mL时，才有诊断价值。

（2）肠内感染：腹泻采集粪便，直接接种到选择培养基分离培养，血液标本需先经肉汤培养基增菌，再接种于血琼脂培养基和选择培养基。37℃孵育18～24小时后，挑取可疑菌落，涂片染色镜检，并通过生化反应和血清学试验，对病原性大肠埃希菌鉴定血清型。也可用DNA探针或PCR的方法检测。

2.卫生学检查

大肠埃希菌随粪便排出后，易污染环境、水源和食品，故饮水、食品、药品等的卫生学检查常以细菌总数和大肠菌群数作为指标。

（1）细菌总数：细菌总数指每毫升或每克样品中所含细菌总数。将检测样品稀释后倾注培养，37℃，24～48小时后，计菌落数。

（2）大肠菌群数：是指 1000 mL 样品中检出的大肠菌群数。大肠菌群系指37℃培养 24 小时内可发酵乳糖产酸产气的肠道杆菌。

（四）防治原则

加强饮食卫生检查，实施严格的消毒措施，避免与患者密切接触，改善公共卫生条件，控制传染等都非常重要。治疗用磺胺、链霉素、卡那霉素、诺氟沙星等，但易产生耐药性。因此应根据药敏试验结果选用药物。

二、志贺菌属

志贺菌属（Shigella）细菌是细菌性痢疾的病原菌，俗称痢疾杆菌（dysentery bacterium），是细菌性痢疾的病原菌。人类对痢疾杆菌易感性很高，因此发病率也高。本菌菌型多，病后很少有交叉免疫。急性患者如不彻底地治疗易转为慢性。本菌极易产生耐药性，目前因卫生条件的改善已得到一定的控制，但还需要进一步加强防治，特别是农村地区。

（一）生物学性状

1. 形态与结构

革兰阴性短小杆菌，有菌毛，无芽胞，无荚膜，无鞭毛。

2. 培养与生化反应

营养要求不高，普通培养基上生长良好。可分解葡萄糖，产酸不产气，不发酵乳糖，在肠道选择鉴别培养基上菌落与伤寒沙门菌相似，为无色透明小菌落。

3. 抗原结构和分类

有 O 抗原和 K 抗原。O 抗原有群、型特异性，将志贺菌分为 4 群 40 多个血清型（包括亚型）：A 群为痢疾志贺菌；B 群为福氏志贺菌；C 群为鲍氏志贺菌；D 群为宋内志贺菌。在我国菌痢常见的病原菌为福氏志贺菌和宋内志贺菌。

4. 抵抗力

在污染食品及瓜果、蔬菜上，志贺菌可生存 10 天左右。加热 60℃15 分钟及阳光照射 30 分钟均能杀死。但在水中，特别是冰冻状态中可存活数月之久。对酸敏感，在胃酸中几分钟即可死亡。对常用的抗生素敏感，但易产生耐药性，耐药性是经 R 因子传递的。

5. 变异

志贺菌易发生变异，有 S－R 菌落变异、耐药性变异和营养缺陷型变异如链霉素依赖株（Sd 株），毒力弱，可制成活疫苗。

(二)致病性与免疫性

1. 致病物质

主要是侵袭力和内毒素,有的细菌可产生外毒素。

(1)侵袭力:菌毛能黏附于回肠末端和结肠黏膜的上皮细胞。K抗原也与致病力有关。

(2)内毒素:志贺菌各菌株都有强烈的内毒素。内毒素破坏肠黏膜上皮细胞,形成炎症、溃疡、出血,呈现典型的脓血粘液便,并可使肠黏膜通透性增高,进一步促进内毒素的吸收,引起发热、神智障碍,甚至中毒性休克等症状。内毒素刺激肠壁植物神经,导致肠功能紊乱,肠蠕动失调和痉挛,出现腹痛、腹泻,里急后重等症状。

(3)外毒素:由痢疾志贺菌产生的一种外毒素称为志贺毒素(Shiga toxin, ST),具有神经毒性、细胞毒性、肠毒素性三种生物学活性。

2. 所致疾病

志贺菌引起细菌性痢疾(简称菌痢)。患者或带菌者为传染源,粪-口途径传播。细菌在局部繁殖,不入血。潜伏期一般1~3天。由于菌群和人体反应性不同,临床症状亦不同,一般有急性菌痢、中毒性痢疾和慢性菌痢三种情况。急性菌痢有发热,腹痛,里急后重,脓血粘液便等典型症状。中毒性痢疾常见于小儿。肠道症状不典型,以全身中毒症状为主。若急性菌痢治疗不彻底或机体抵抗力低而转为慢性,病程2个月以上。

3. 免疫性

志贺菌感染主要为消化道黏膜局部免疫,可产生SIgA。病后免疫力不牢固。

(三)微生物学诊断

取脓血便或粘液便标本接种于肠道杆菌选择鉴定培养基,经培养,挑取可疑菌落,再经生化反应和血清学试验鉴定。

(四)防治原则

对菌痢的预防应采取以切断传染途径为主的综合措施。搞好食品卫生,把住病从口入关。对急性菌痢、慢性菌痢及各种带菌者进行及时诊断、隔离和治疗。

治疗原则是合理用药,及时彻底治疗,以防急性菌痢转为慢性或细菌变成耐药菌株。

三、沙门菌属

沙门菌属(Salmonella)为一群生化反应和抗原构造相似的革兰阴性无芽胞

杆菌。迄今全世界已发现有 2000 多血清型，在我国有 100 余个血清型。多数是动物的致病菌，少数对人类致病，能引起伤寒或副伤寒等。有些沙门菌对人和动物都能致病，引起人类食物中毒或败血症等。

（一）生物学性状

1. 形态与结构

革兰阴性杆菌，无芽胞，无荚膜，大多数有周身鞭毛及菌毛（图 12 - 6）。

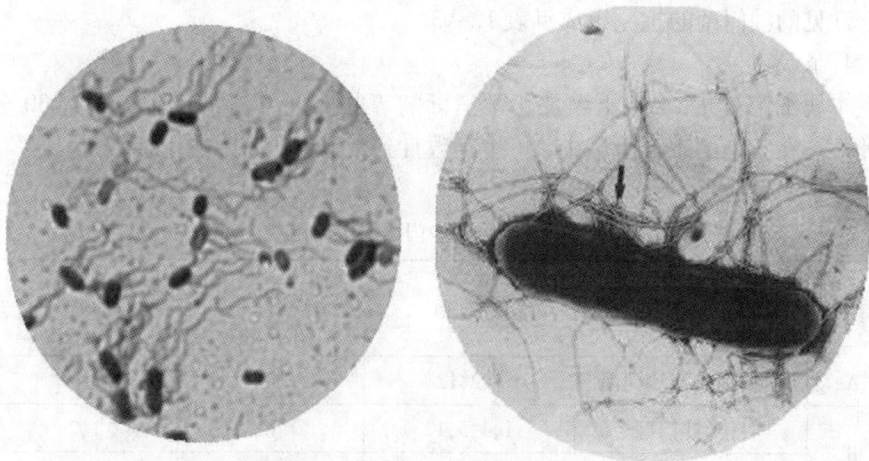

图 12 - 6　沙门菌周鞭毛（左图光学显微镜下图；右图扫描电镜下图）

2. 培养与生化反应

营养要求不高，在普通琼脂培养基上形成中等大小、圆形、无色半透明的 S 型菌落。不分解乳糖和蔗糖，但能发酵葡萄糖、麦芽糖和甘露糖，除伤寒沙门菌只产酸，其他沙门菌均产酸产气。生化反应对沙门菌属鉴定具有重要意义。

3. 抗原构造与分类

（1）菌体抗原（O 抗原）：是细菌细胞壁的组成成分，主要为脂多糖（即内毒素）。其抗原特异性由细胞壁特异性多糖链中单糖的种类与排列顺序所决定。本菌属 O 抗原有 67 种，分别用 1、2、3……代号表示。每种沙门氏菌可含 1 至数种 O 抗原，不同的细菌可有相同的 O 抗原，将有主要相同 O 抗原的细菌归为一组，引起人类疾病的大多数菌型在 A - E 组。O 抗原与其相应免疫血清混合时，出现颗粒状凝集。

（2）鞭毛抗原（H 抗原）：沙门菌属 H 抗原有两种，第 1 相和第 2 相，前者用 a，b，c⋯⋯表示，特异性较高，据此可将沙门菌分为种或型；后者用 1、2、3 ⋯⋯表示，为几种沙门菌所共有，特异性不高。H 抗原与相应免疫血清混合时，可出现絮状凝集。

（3）表面抗原（Vi 抗原）：是包绕于 O 抗原的一种表面抗原。存在于新分离培养的伤寒沙门菌及丙型副伤寒沙门菌中，经人工培养后易消失，Vi 抗原不耐热，加热 60℃即被破坏。抗原性弱，刺激机体产生的抗体效价低，体内有伤寒沙门菌存在时才有 Vi 抗体产生，无该菌时抗体也消失，故可作带菌者指标。

常见的沙门菌的抗原组成见表 12 - 3。

4. 抵抗力

本属细菌对光、热、干燥及化学消毒剂等的抵抗力较弱，加热 60℃ 30 分钟死亡。在污染的水及土壤中，可生存数日到数月，在冰中能生存数月。

表 12 - 3　常见的沙门菌的抗原组成

组	菌型	O 抗原	H 抗原	
			第 1 相	第 2 相
A	甲型副伤寒沙门菌	1,2,12	a	-
B	肖氏沙门菌	1,4,5,12	b	1,2
	鼠伤寒沙门菌	1,4,5,12	i	1,2
C	希氏沙门菌	6,7,Vi	c	1,5
	猪霍乱沙门菌	6,7	c	1,5
D	伤寒沙门菌	9,12,Vi	d	-
	肠炎沙门菌	1,9,12	g,m	

（二）致病性和免疫性

沙门菌属细菌具有毒性较强的内毒素，此外，Vi 抗原有一定的侵袭力。人类沙门菌病主要通过消化道传播，临床表现有三种类型。

1. 伤寒与副伤寒

即肠热症。粪 - 口途径传播。分别由伤寒沙门菌和副伤寒沙门菌（甲、乙、丙三型）引起，临床表现相似，副伤寒症状较轻。

细菌经消化道进入小肠，到达肠壁固有层淋巴组织，被吞噬细胞吞噬，细菌在巨噬细胞内寄生，此阶段患者无症状。细菌经淋巴液到达肠系膜淋巴结大量繁殖后，经胸导管入血，引起第一次菌血症。患者有发热，乏力，全身酸痛等前驱症状(相当于病程第1周)。细菌随血流进入肝、脾、肾、骨髓、胆囊等器官,并在其中繁殖后,再次入血造成第二次菌血症,并释放大量内毒素,引起患者持续高热(39℃以上),胸腹部有玫瑰疹,缓脉,肝脾肿大,血液中白细胞明显减少。胆囊中细菌可随胆汁进入肠道,一部分随粪便排出——粪便检出率高。另一部分再次侵入肠壁淋巴组织,引起局部超敏反应,导致溃疡和坏死,严重者发生肠出血、肠穿孔等并发症。肾脏中的细菌随尿排出——尿检出率高,血、骨髓检出率仍高(相当于病程的2~3周)。若无并发症,自第3~4周后病情开始好转。第4周特异性免疫功能的建立,患者逐渐恢复。部分患者细菌存留在胆囊,成为无症状带菌者,并不断随粪便排菌污染环境,是重要的传染源。

2.胃肠炎(食物中毒)

是当前最常见的沙门菌病。主要由鼠伤寒沙门氏菌、肠炎杆菌、猪霍乱沙门菌等引起。这些细菌常寄居于各种动物如猪、牛、羊、鸡、鸭、鱼及鼠类的肠道中。蛋制品常被污染。由于食入含大量细菌(一般 10^7 个以上)的食物而致病,潜伏期短,为4~24小时,通常在感染18小时后出现恶心、呕吐、腹泻、腹痛、发热等症状,病程2~4天,重者可持续数周,大部分病例可自愈。

3.败血症

多由猪霍乱沙门菌、鼠伤寒沙门菌引起。由侵入肠道中的细菌入血而致。细菌随血流可散布到许多组织及脏器中引起感染,如脑膜炎、胆囊炎、骨髓炎、肺炎、肾炎、心内膜炎以及内脏脓肿等。从血中大多能检出细菌。

3.免疫性

肠热症病后可获得牢固免疫力。以细胞免疫为主。对存在于血流和细胞外的沙门菌,体液免疫的特异性抗体有辅助杀菌作用。胃肠炎的免疫主要靠炎症反应和局部产生 SIgA 的作用。

(三)微生物学检查

1.标本

急性胃肠炎取可疑食物、粪便、呕吐物。败血症采血液。肠热症病程第1周采血液,第1~3周取骨髓,第2周后采集尿液和粪便。

2.分离培养与鉴定

血液和骨髓需增菌后接种于血琼脂培养基;粪便和尿沉淀直接接种于肠道杆菌选择鉴别培养基并结合生化及血清学试验鉴定。

3.肥达试验(Widal's test)

用已知的伤寒沙门菌 O 抗原和 H 抗原以及副伤寒沙门菌(甲、乙、丙型)H 抗原与患者血清做定量凝集实验,以测定患者血清中的相应抗体及其效价,为伤寒与副伤寒的诊断提供参考。

肥达试验判定结果及注意问题：①诊断标准。因隐性感染或过去预防接种，正常人血清中含有少量抗体。一般伤寒沙门菌 O 抗体效价≥1∶80，H 抗体效价≥1∶160，副伤寒沙门菌 H 抗体效价≥1∶80 时才有诊断价值。②动态观察。病程第一周末即有抗体出现，第二周后逐渐增加。当第二次抗体效价高于第一次，且明显超过正常效价时才有诊断意义。③O 抗体和 H 抗体的诊断意义。O 抗体（IgM）出现早，消失快，不易因受非特异性刺激而产生；H 抗体（IgG）出现晚，消失慢，容易因受非特异性刺激而产生。若 O 和 H 效价均超过正常值，则伤寒可能性大；若两者均低于正常值，患伤寒与副伤寒的可能性小；若 O 高 H 低，可能是感染早期或其他沙门菌（如肠炎沙门菌）的交叉感染；若 O 低 H 高，可能是曾经感染或预防接种或非特异性回忆反应。

4.带菌者检查

先用血清学方法检测可疑者血清中 Vi 抗体效价，若≥1∶10 时，再反复取粪便等进行病原菌分离培养，以确定是否为带菌者。

（四）防治原则

主要是加强饮水、食品等的卫生监督管理，切断传播途径。减毒口服活疫苗是研究方向。现用伤寒沙门菌 Ty21a 活疫苗，该疫苗效果较好，有明显的保护作用，且不良反应小，使用方便，可与霍乱活疫苗制成二价联合疫苗口服，安全可行，有效期 3 年。近几年亦有用伤寒 Vi 多糖疫苗，效果也较为理想。治疗可选氯霉素或头孢霉素等。

第三节 弧菌属

弧菌属（Vibrio）是一大群菌体短小、弯曲成弧形的革兰阴性菌。弧菌属细菌广泛分布于自然界，以水中最多，其中有许多种类具有致病性，以霍乱弧菌和副溶血性弧菌最为重要。

霍乱弧菌（V. cholerae）引起的霍乱是一种烈性消化道传染病，也是国际检疫传染病之一。

（一）生物学性状

1.形态与结构

形态短小，弯曲成弧状或逗点状。无芽胞，有菌毛，有些菌株有荚膜，在菌体一端有一根单鞭毛。若直接用患者的米泔水样便做悬滴观察，可见细菌排列呈鱼群样，如流星样穿梭运动。

2. 培养特性

营养要求不高。耐碱不耐酸，pH8.8～9.2时生长良好。可用碱性蛋白胨水作为选择培养基。

3. 抗原结构与分型

有耐热的 O 抗原和不耐热的 H 抗原。根据 O 抗原的不同，可将霍乱弧菌分 155 个血清群，其中 O1 群和 O139 群可引起霍乱流行。O1 群霍乱弧菌根据其菌体抗原 A、B、C 的不同，可分为不同血清型。O139 群的抗原与 O1 群之间无交叉，序列分析 O139 群无 O1 群的 O 抗原基因，有一个编码与 O1 群不同的脂多糖抗原和荚膜抗原。

非 O1 群的血清型均不与 O1 群抗血清凝集，故又称为不凝集弧菌(non - agglutinating vibrio，NAG)。广泛分布于地面或水中，引起散发胃肠炎。

4. 抵抗力

对热及一般消毒剂的抵抗力弱，在55℃湿热中经 5 分钟死亡，对酸尤为敏感，正常胃酸中仅能存活 4 分钟；0.5% 高锰酸钾处理蔬菜、水果 30 分钟，以及按 1 份漂白粉加 4 份水的比例处理患者排泄物、呕吐物经 1 小时，均可达到消毒的目的。霍乱弧菌在自然水中一般能生存 2 周以上。对大多数抗生素(如链霉素、红霉素等)敏感。黄连、大蒜等对本菌液有一定的杀菌作用。

(二) 致病性与免疫性

1. 致病物质

(1) 侵袭力：鞭毛的活泼运动有助于细菌穿过肠黏膜层。菌毛能吸附于肠壁上皮细胞上。

(2) 霍乱肠毒素(cholera enterotoxin，CT)：为最主要的致病物质。由 1 个 A 亚单位和 5 个 B 亚单位组成。A 亚单位由 A1 和 A2 借二硫键连接而成，具有肠毒素的生物活性。A1 为毒素活性部分。A2 可与 B 亚单位连接。B 亚单位能与易感细胞上的 GM1 神经节苷酯受体结合，引起肠毒素变构，使 A 亚单位穿过细胞膜，A1 与 A2 间的二硫键断裂，A1 活化而具有酶活性。能将 NAD(辅酶 I)上的腺苷二磷酸核糖(ADPR)转移到刺激性 G 蛋白(Gs)上，糖基化的 Gs 可持久作用于腺苷酸环化酶，导致细胞内 cAMP 升高，激活了 cAMP 依赖的 A 蛋白激酶，导致蛋白磷酸化，从而抑制内皮细胞吸收 Na^+、Cl^- 等，主动分泌 Cl^-、HCO_3^- 和水等，小肠外液增多，导致严重的腹泻和呕吐。

2. 所致疾病

霍乱是烈性消化道传染病，俗称 2 号病。传染源为患者和恢复期带菌者，主要通过污染的水或食物经消化道感染。在正常胃肠条件下，少量霍乱弧菌易被杀死，但当胃酸低时或大量饮水造成胃液稀释即可引起感染。病菌黏附于肠黏膜表面,并迅速繁殖产生肠毒素而致病。致死原因主要是严重脱水引起内环境紊乱,发生酸中毒,最终导致肾功能衰竭和休克而死亡。如未经治疗处理,死亡率高达 50% ~75%。如及时补充大量液体和电解质,死亡率可降至 1%。O139 群霍乱弧菌感染比 O1 群严重,死亡率高。

3.免疫性

体液免疫为主,病后免疫力牢固。虽然 O139 群与 O1 群霍乱弧菌产生的肠毒素在抗原性上相同,但人群中过去已获得对 O1 群霍乱弧菌的免疫力对 O139 群无交叉保护作用。

(三)微生物学检查

发现可疑患者后做须专项检查,尽早确诊,快速隔离治疗,及时作出疫情报告。

1. 直接涂片

取患者粪便、肛拭、呕吐物直接镜检,悬滴法观察动力,涂片染色镜检可见呈鱼群状排列的革兰阴性弧菌。

2.分离培养

标本及时接种到碱性蛋白胨水,37℃孵育 6 ~8 小时后镜检,并用含有硫代硫酸盐、枸橼酸盐、胆盐及蔗糖的可选择性抑制其他肠道杆菌的 TCBS 培养基分离培养。霍乱弧菌因分解蔗糖呈黄色菌落。挑选可疑菌落作生化反应,并与 O1 群及 O139 群抗血清作凝集反应鉴定细菌。

3.快速诊断

①免疫荧光菌球法。将标本接种于含有霍乱弧菌荧光抗体的接替培养基中,37℃孵育 3 ~6 小时,用荧光显微镜观察有无发荧光的菌球。②SPA 协同凝集。检测标本中有无霍乱弧菌的可溶性抗原。

(四)防治原则

加强卫生管理,以防为主,改良水源。特异性预防可通过接种死菌苗、重组疫苗、混合疫苗等增强免疫力。治疗主要是严格隔离患者,迅速补充水和电解质,纠正酸中毒,并辅以抗菌治疗及对症处理。抗菌治疗用四环素、诺氟沙星、红霉素等。

第四节 厌氧性细菌

厌氧性细菌(anaerobic bacteria)是一大群必须在无氧环境才能生长的细菌。分为厌氧芽胞梭菌和无芽胞厌氧菌两大类。前者广泛分布于自然界土壤、水中,也可存在于动物及人体肠道中,多数为腐生菌,少数为致病菌,如破伤风梭菌、产气荚膜梭菌和肉毒梭菌。后者与需氧菌、兼性厌氧菌共同构成人体的正常菌群，分布于皮肤、口腔、胃肠道和泌尿生殖道等。在某些情况下，无芽胞厌氧菌作为条件致病菌可导致内源性感染。近年来，随着厌氧菌分离培养技术的发展和培养条件的改善，对厌氧菌的研究进展迅速，成功分离的厌氧菌种类逐渐增多。

一、厌氧芽胞梭菌

厌氧芽胞梭菌属(Clostridium)为革兰染色阳性大杆菌，能形成芽胞，芽胞的直径大多比菌体宽，使菌体膨大呈梭形。在适宜条件下，芽胞发芽形成繁殖体，产生强烈的外毒素和酶，引起人类或动物疾病。

(一)破伤风梭菌

破伤风梭菌(C. tetani)是破伤风的病原菌。当机体创伤口被污染或新生儿分娩时使用不洁器械剪切脐带时，本菌可以芽胞形式侵入伤口，并在局部生长繁殖，产生外毒素而致病。

发病后机体呈强直性痉挛、抽搐，严重者可因窒息或呼吸衰竭死亡。

1. 生物学性状

(1)形态与染色性：菌体细长呈杆状，大小为$(2 \sim 3)$ μm × $(0.3 \sim 0.5)$ μm，具有周身鞭毛，无荚膜，芽胞呈球形，位于菌体顶端，直径比菌体宽，使菌体呈鼓槌状(图12 –7)，是本菌的典型形态特征。革兰染色阳性菌。

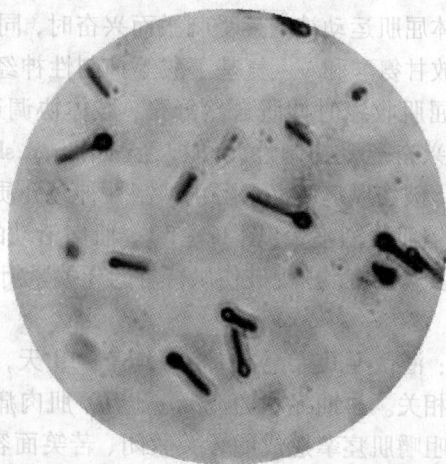

图 12 – 7　光学显微镜下的破伤风梭菌形态

(2)培养特性：为专性厌氧菌，代谢不活跃，不分解糖类和蛋白质，在血琼脂平板上37℃培养48小时后可见薄膜状爬行生长物，伴有β溶血环。在庖肉培养基中培养，呈均匀浑浊生长，肉渣部分消化呈微黑色，有腐败臭味。

(3)抵抗力：芽胞抵抗力强，在土壤中可存活数十年，煮沸1小时或高压蒸汽121℃15~30分钟被破坏。

2.致病性与免疫性

破伤风梭菌芽胞由伤口侵入人体，芽胞发芽形成繁殖体后在局部繁殖，通过分泌外毒素而致病。

(1)感染条件：本菌属专性厌氧菌，伤口局部形成厌氧微环境是感染的重要条件：窄而深的伤口，混有泥土或异物污染；大面积创伤、烧伤所致大量组织坏死，局部组织缺血、缺氧；同时伴有需氧菌或兼性厌氧菌混合感染等因素。

(2)致病物质：破伤风梭菌能释放强烈的外毒素，包括破伤风痉挛毒素（tetanospasmin）和破伤风溶血素（tetanolysin）。其中破伤风痉挛毒素是主要致病物质。

破伤风痉挛毒素是一种神经毒素，为蛋白质，不耐热，60℃30分钟即被破坏。可被肠道的蛋白酶破坏，因此，口服该毒素不致病。毒性极强，仅次于肉毒毒素，对人的致死量小于1μg。

破伤风痉挛毒素对脑干神经细胞和脊髓前角细胞有高度亲和力。细菌感染伤口所释放的毒素由局部神经细胞吸收或经血液、淋巴液到达中枢神经系统。痉挛毒素可阻止抑制性神经介质的释放，导致肌肉运动失调。机体在正常的生理状态下，当一侧肢体屈肌运动神经元受刺激而兴奋时，同时有冲动传递给抑制性神经元，使其释放甘氨酸和γ-氨基丁酸等抑制性神经介质，抑制同侧伸肌的运动神经元，使屈肌收缩时伸肌自然舒张，肢体协调运动。另外，屈肌、伸肌的运动神经元的兴奋还受抑制性元和神经闰绍（ren shaw）细胞的反馈调节，防止其过度兴奋。破伤风痉挛毒素阻止抑制性神经介质的释放，使运动神经元持续兴奋导致骨骼肌强烈痉挛（图12-8）。肌肉活动的兴奋与抑制失调，导致伸肌、屈肌同时强烈收缩，出现破伤风特有的牙关紧闭、角弓反张等体征。

(3)所致疾病

①外伤性破伤风：潜伏期几天至数周，平均7~14天，与原发感染部位距中枢神经系统的距离相关。早期症状为流涎、出汗、肌肉痛和易激动等，破伤风发作的典型表现为咀嚼肌痉挛造成的牙关紧闭、苦笑面容，颈部、背部肌肉持续性痉挛引起角弓反张。患者面部发钳、呼吸困难，大汗淋漓，严重者可因窒息或呼吸衰竭死亡。

②新生儿破伤风：又称脐风、七日风。因分娩时断脐不洁或手术器械灭菌

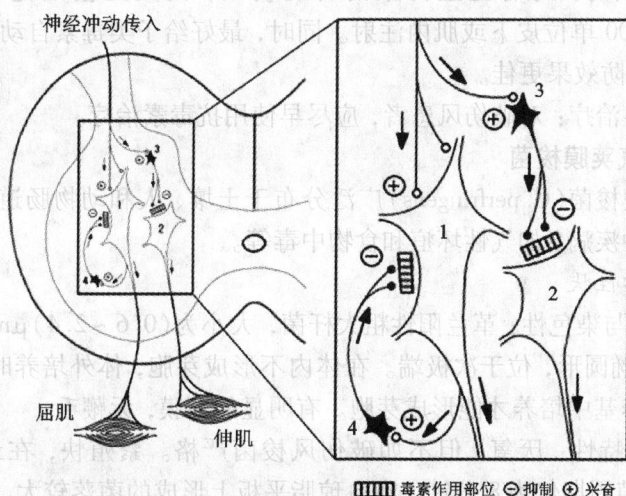

神经冲动传入

屈肌　　伸肌

‖‖‖毒素作用部位　⊖抑制　⊕兴奋

图 12－8　破伤风痉挛毒素的作用机制

1—屈肌运动神经元；2—同侧伸肌运动神经元；3—抑制性神经元；4—闰绍细胞

不严等引起，病死率高。

（4）免疫性：经预防注射类毒素后，可获抗毒素体液免疫。破伤风痉挛毒素毒性极强，微量即可致病，当毒素迅速与神经组织牢固结合，就不能有效地刺激免疫系统引起免疫应答，因此，疾病恢复后一般不易获得明显的免疫力，仍可再次得病。对痊愈患者，尤其是早期使用抗毒素治疗者，仍应给以类毒素注射，使其获得有效的免疫力。

3. 微生物学检查法

根据典型症状体征和创伤病史可作出诊断，病菌分离培养阳性率低，故一般不采集标本培养。

4. 防治原则

（1）一般措施：对可疑伤口应及时进行清创，用 H_2O_2 洗清伤口，必要时伤口周围可用 TAT 封闭。同时应用抗生素抑制破伤风梭菌及其他需氧菌生长。

（2）特异性防治

1）人工自动免疫：对战士、农民或易受创伤的人群进行类毒素计划免疫；儿童预防注射白、百、破三联混合疫苗（DPT），刺激机体产生破伤风抗毒素，获牢固免疫力。育龄妇女接种类毒素是预防新生儿破伤风的有效措施。

2）人工被动免疫：注射破伤风抗毒素（TAT），可获被动免疫。注射前应做皮肤试验，预防超感反应的发生。

①紧急预防：对有泥土污染的可疑伤口，而又无基础免疫者，应以TAT1500～3000单位皮下或肌内注射。同时，最好给予类毒素自动免疫。实践证明，此法预防效果更佳。

②特异性治疗：对破伤风患者，应尽早使用抗毒素治疗。

（二）产气荚膜梭菌

产气荚膜梭菌（C. perfringens）广泛分布于土壤、人和动物肠道中，可引起人和动物多种疾病，如气性坏疽和食物中毒等。

1.生物学性状

（1）形态与染色性：革兰阳性粗大杆菌，大小为（0.6～2.4）$\mu m \times$（3～19）μm。芽胞呈椭圆形，位于次极端。在体内不形成芽胞，体外培养时芽胞少见。须在无糖培养基中培养才能形成芽胞。有明显的荚膜，无鞭毛。

（2）培养特性：厌氧，但不如破伤风梭菌严格。繁殖快，在最适宜温度（45℃）时繁殖周期仅为8分钟。在血琼脂平板上形成的菌落较大、灰白色、不透明、边缘呈锯齿状，多数菌株有双层溶血环，内环是由θ毒素作用的完全溶血，外环为α毒素作用的不完全溶血。在蛋黄琼脂平板上，由于其α毒素（卵磷脂酶）可分解蛋黄中的卵磷脂，导致菌落周围产生乳白色浑浊圈，称为Nagler反应。若在培养基中加入α毒素的抗体，中和α毒素，则无乳白色浑浊圈产生，此方法可用于鉴定细菌是否产生卵磷脂酶。产气荚膜梭菌代谢十分活跃，可分解多种糖类，产酸产气。在庖肉培养基中分解肉渣中的糖类产生大量气体。在牛乳培养基中分解乳糖产酸，凝固酪蛋白并生成大量H_2和CO_2，将凝固的酪蛋白冲成蜂窝状，大量气体将覆盖在液体上的凡士林层向上推挤，气势凶猛，称为汹涌发酵（stormy fermentation）。

（3）分型：根据产气荚膜梭菌的4种主要毒素（α、β、ε、ι）的抗原性差异，将产气荚膜梭菌分为A、B、C、D、E五型，其中对人致病的主要是A型菌株，B～E型主要寄生于动物肠道内。

2.致病性

（1）致病物质：产气荚膜梭菌可产生多种外毒素和侵袭性酶，并具有荚膜，因此侵袭力强。各种毒素的特性见表12-3。

1）外毒素：有十余种，其中α毒素最重要，各型菌均能产生，A型产量最大。α毒素为蛋白质，是一种卵磷脂酶。人和动物的细胞膜是磷脂和蛋白质的复合物，可被卵磷脂酶破坏。因此，α毒素能溶解红细胞、白细胞、血小板和组织细胞的细胞膜，引起溶血、组织坏死、血管内皮细胞损伤，导致血小板聚集、血栓形成。同时使血管通透性增高，造成局部水肿。α毒素同时作用于心脏、肝脏，在气性坏疽的形成中起主要作用。

2)侵袭性酶：有多种，其中胶原酶分解肌肉和皮下的胶原组织；DNA酶使细胞核DNA解聚；透明质酸酶分解细胞间质中的透明质酸，使组织液化坏死，出现中毒症状。

A型和少数C、D型菌株还可产生肠毒素，肠毒素与小肠上皮细胞受体结合，改变细胞膜通透性，引起腹泻。

表12-3　产气荚膜梭菌产生的主要与次要毒素及其特性

毒素		生物学作用	细菌的分型				
			A	B	C	D	E
主要	α毒素	卵磷脂酶、溶血和坏死作用	+	+	+	+	+
	β毒素	组织坏死作用	−	+	+	−	−
	ε毒素	增加胃肠壁通透性	−	+	−	+	−
	ι毒素	皮肤坏死、增加血管通透性	−	−	−	−	+
次要	δ毒素	溶血素	−	±	+	−	−
	θ毒素	溶血素、溶细胞作用	±	+	+	+	+
	κ毒素	胶原酶、明胶酶、坏死作用	+	+	+	+	+
	λ毒素	蛋白酶	−	+	−	+	−
	μ毒素	透明质酸酶	±	+	+	±	±
	ν毒素	DNA酶	±	+	+	±	±
	神经氨酸酶	改变神经节苷脂受体	+	+	+	+	+
其他	肠毒素	增加肠黏膜细胞通透性	+	nt	+	+	nt

注：+：大多数菌株产生；±：某些菌株产生；−：不产生；nt：未研究。

（2）所致疾病

1)气性坏疽：60%～80%由A型菌引起，除产气荚膜梭菌外，也可由其他梭菌引起。致病条件与破伤风梭菌相同。

潜伏期短，一般仅8～48小时。本菌繁殖快，可产生大量毒素和侵袭性酶，并具有荚膜抗吞噬，因此侵袭力强。细菌产生的卵磷脂酶、胶原酶、DNA酶等可溶解组织、促进细菌迅速扩散至周围正常组织中，发酵肌肉和组织中的糖类产生大量气体，造成气肿。同时细菌产生多种外毒素溶解细胞，增加血管壁通透性，形成水肿，进而挤压软组织和血管，阻碍血液循环，导致组织坏死。

患者局部组织剧烈胀痛，水气夹杂，触摸有捻发感，组织迅速坏死、分泌物恶臭，细菌一般不入血，但大量毒素和坏死组织的毒性产物吸收入血，导致全身毒血症、休克。死亡率高达40%～100%。

2) 食物中毒：某些A型菌株能产生肠毒素，不耐热，100℃立即被破坏，食入被大量产气荚膜梭菌污染（10^8～10^9繁殖体）的食物后，可引起食物中毒。潜伏期约10小时，症状主要为腹痛、腹胀、水样腹泻等，通常无发热、无恶心呕吐，1～2日自愈。

3) 坏死性肠炎：由C型菌株污染食物引起，为β毒素致病。

3. 微生物学检查法

气性坏疽起病急，后果严重，应早诊断、早治疗。

(1) 直接涂片镜检：取创口深部组织涂片染色，镜检结果具有以下三个特点即可报告初步结果：有荚膜的革兰阳性大杆菌，常伴有其他杂菌，白细胞少而形态不典型。是极有价值的快速诊断法。

(2) 分离培养：取坏死组织制成悬液，接种于血琼脂平板、牛奶培养基或疱肉培养基中，厌氧培养，观察生长情况，取培养物涂片镜检，或用生化反应鉴定。

(3) 动物实验：取细菌培养液0.5～1 mL给小鼠或家兔静脉注射，10分钟后杀死动物，37℃培养5～8小时，如动物躯体膨胀，立即解剖取肝或腹腔渗出液涂片镜检并分离培养。

4. 防治原则

及时对伤口进行清创、扩创，局部用 H_2O_2 清洗，防止伤口形成厌氧微环境。感染局部尽早手术切除并清除坏死组织，必要时截肢防止扩散。早期可应用多价抗毒素，配合大剂量抗生素治疗，可使用高压氧治疗气性坏疽。

(三) 肉毒梭菌

肉毒梭菌（C. botulinum）主要存在于土壤中，引起人和动物肉毒病，最常见的为肉毒中毒和婴儿肉毒病。

1. 生物学性状

革兰阳性粗大杆菌，单独或成双排列。有周鞭毛，无荚膜。在20℃～25℃时形成椭圆形的次极端芽胞，宽于菌体，使菌体呈汤匙状。专性厌氧。在血平板上有β溶血环，在疱肉培养基中能消化肉渣，使之变黑，有腐败恶臭。根据神经毒素的抗原性不同，可分为A、B、C、D、E、F、G 7个型，引起人类疾病的有A、B、E、F型，以A、B型常见。肉毒毒素耐酸力强，胃液24小时内不能将其破坏，故可被胃肠道吸收；不耐热，煮沸1分钟即可被破坏。芽胞抵抗力强，耐煮沸100℃1小时以上。

2. 致病性与免疫性

(1)致病物质：本菌能分泌强烈的外毒素，对人的致死剂量约 0.1 μg。肉毒毒素是一种神经毒素，由肠道吸收后，经淋巴和血行扩散，作用于外周神经肌肉接头处、植物神经末梢和颅脑神经核，阻碍乙酰胆碱释放，影响神经冲动传递，导致肌肉松弛性麻痹。

(2)所致疾病：肉毒梭菌所致疾病总称为肉毒病(botulism)，常见病型是误食毒素后引起的肉毒中毒，我国大多是由食入污染的发酵豆制品和面制品所致。近年，发现婴儿食入被肉毒梭菌芽胞污染的蜂蜜或其他食物后发生感染性中毒，称为婴儿肉毒病，表现为便秘、颈部肌肉软弱、吮奶无力、吞咽困难、眼睑下垂、全身肌张力减退，可持续 8 周以上，只要注意营养与护理，1~3 个月内可自然恢复，严重者可因呼吸肌麻痹而致死。

3. 微生物学检查

食物中毒患者可取粪便，剩余食物分离病菌，同时检测粪便和患者血清中毒素活性。婴儿肉毒病取粪便分离病菌并检测毒素。粪便、食物等可经 80℃加热 10 分钟，杀死标本中所有的细菌繁殖体，再进行厌氧培养。毒素检查可将培养物滤液或食物悬液上清分成两份，其中一份直接注射小鼠腹腔，一份与抗毒素混合后注射小鼠腹腔，如果直接注射的小鼠发病，而抗毒素处理小鼠得到保护，表明有毒素存在。

4. 防治原则

加强食品卫生管理监督；一般防护包括低温保存食品，防止芽胞发芽；80℃加热食品 20 分钟破坏毒素。对患者应尽早根据症状作出诊断，迅速注射 A、B、E、三型多价抗毒素，同时加强护理和对症治疗，特别是维持呼吸功能，以显著降低死亡率。

二、无芽胞厌氧菌

无芽胞厌氧菌是一大类寄生于人和动物体内的正常菌群，包括革兰阳性和革兰阴性的球菌和杆菌。在人体正常菌群中，厌氧菌占绝对优势，是其他非厌氧菌的 10~1000 倍；肠道菌群中厌氧菌与非厌氧菌比例为 1000:1，即厌氧菌占 99.9%。与人类疾病相关的无芽胞厌氧菌见表 12-4。

(一)主要种类及其特征

1. 革兰阴性厌氧杆菌

包括 8 个属，与人类疾病相关的有类杆菌属、普雷沃菌属。

(1)类杆菌属：脆弱类杆菌(B. fragilis)最重要，在无芽胞厌氧菌感染中占首位。菌体两端钝圆而浓染，有荚膜。主要引起腹腔脓肿、败血症等。

表 12 – 4 与人类疾病相关的无芽胞厌氧菌

染色	形态	常见菌属	分布部位
阴性	杆菌	类杆菌属（Bacteroides）	口腔、肠道
	球菌	普雷沃菌属（Prevotella）	口腔
		卟啉单胞菌属（Porphyromonas）	口腔、肠道
		梭杆菌属（Fusobacterium）	口腔、肠道
		韦荣菌属（Veillonella）	口腔
阳性	杆菌	丙酸杆菌属（Propionibacterium）	皮肤
		双歧杆菌属（Bifidobacterium）	肠道
		真杆菌属（Eubacterium）	肠道
		放线菌属（Actinomyces）	呼吸道、肠道
	球菌	消化链球菌属（Peptostreptococcus）	阴道

（2）普雷沃菌属：产黑色素类杆菌（B. melaninogenicus）最多见，小球杆菌，有荚膜、菌毛，专性厌氧。在血平板上培养 5～7 天，菌落转为黑色。寄居于人的口腔、上呼吸道、肠道。

2. 革兰阴性厌氧球菌

包括 3 个属，其中韦荣菌属最重要，其菌体直径 0.3～0.5 μm，成对或短链排列，主要寄居于口腔、上呼吸道，占临床厌氧菌分离株的 1%，多见于混合感染。

3. 革兰阳性厌氧杆菌

包括 7 个属，占临床厌氧菌分离株的 22%，其中 57% 为丙酸杆菌属，23% 为真杆菌。

（1）丙酸杆菌属：小杆菌、呈链状或成簇排列，无鞭毛、无荚膜，可发酵糖类产酸，培养 2～5 天可见菌落。寄居于人和动物肠道、皮肤。痤疮丙酸杆菌最常见，可引起皮肤痤疮病。

（2）双歧杆菌属：呈多形性、有分支，无动力，严格厌氧，耐酸。主要寄居于肠道。双歧杆菌是婴儿、成人肠道中正常菌群中占较高比例，尤其是婴幼儿，出生一周的婴儿肠道中的双歧杆菌可高达 10^6 个，可促进肠道吸收和抗感染。齿双歧杆菌与龋齿和牙周炎有关。

4. 革兰阳性厌氧球菌

包括 5 个属，21 个种，与人类疾病相关的有消化链球菌属，主要寄居于阴道，占临床厌氧菌分离株的20%，仅次于脆弱类杆菌，大多数为混合感染。

（二）致病性

1. 致病条件

无芽胞厌氧菌属正常菌群，当寄居部位改变、宿主免疫力下降或菌群失调，以及局部供血障碍形成厌氧微环境等情况下可引起内源性感染。

2. 致病物质

无芽胞厌氧菌可通过荚膜和菌毛等吸附和侵入上皮细胞和各种组织。同时可产生多种毒素、胞外酶等促进细菌的定居和扩散。

3. 感染特征

①多呈慢性过程的内源性感染，可遍及全身；②无特定病型，多为化脓性感染，也可侵入血流引起败血症；③分泌物或脓液黏稠，或呈黑色、乳白色浑浊或血色，有恶臭或有气体；④取分泌物、血液、脓液等标本经普通培养无菌生长；⑤使用氨基苷类抗生素治疗无效。

（4）所致疾病：无芽胞厌氧菌感染无特定病型，多为局部化脓性感染，也可侵入血流引起败血症。多呈慢性过程，可遍及全身。常见无芽胞厌氧菌疾病类型见表12-5。

表12-5 常见无芽胞厌氧菌疾病类型

感染部位	所致疾病	常见菌种
血液系统	败血症	脆弱类杆菌、消化链球菌等
中枢神经系统	脑脓肿、脑膜炎、硬脑膜下脓肿、血栓性静脉炎等	脆弱类杆菌、产黑色素类杆菌、坏死梭杆菌、消化链球菌等
呼吸系统	肺脓肿、吸入性肺炎、坏死性肺炎、脓胸等	普雷沃菌属、坏死梭杆菌、脆弱类杆菌、消化链球菌等
心血管系统	感染性心内膜炎等	消化链球菌、脆弱类杆菌等
口腔	牙龈炎、牙周炎、坏疽性口腔炎等	消化链球菌、产黑色素类杆菌等
腹腔和会阴部	腹膜炎、肝脓肿等	脆弱类杆菌、消化链球菌、产气荚膜梭菌等
女性生殖道和盆腔	盆腔脓肿、输卵管卵巢脓肿、子宫内膜炎、产褥期败血症等	消化链球菌、普雷沃菌属、紫单胞菌等

（三）微生物学检查法

1. 标本采取

标本采集时注意避免正常菌群的污染，从感染深部吸取渗出物或脓液，或手术切除组织标本。厌氧菌对氧敏感，暴露于空气中易死亡，因此，标本采集后应立即放于厌氧标本瓶中，迅速送检并进行厌氧培养。

2. 直接涂片镜检

脓液或穿刺液直接涂片、革兰染色，观察细菌形态。

3. 分离培养与鉴定

是证实厌氧菌感染的关键步骤，最常用的培养基是牛心脑浸液血平板。送检标本应立即在厌氧环境中接种，置于 37℃厌氧培养 2～3 天，将菌落接种于两个血平板，分别置于有氧和无氧环境中培养，两种环境均能生长为兼性厌氧菌，仅在厌氧环境中生长的是专性厌氧菌。生化反应可鉴定菌种。

（四）防治原则

避免正常菌群侵入非正常寄生部位；及时清创引流，防止创伤局部出现厌氧环境。95%临床厌氧菌对氯霉素、亚胺硫霉素、氨苄青霉素、氟哌嗪青霉素、甲硝唑、头孢西丁等药物敏感。革兰阳性厌氧菌对万古霉素敏感。

第五节　分枝杆菌属

分枝杆菌属（Mycobacterium）是一类细长略弯曲的杆菌，有时呈分枝状或丝状的细菌。其细胞壁中含有大量脂质，主要为分枝菌酸，使细菌不易被一般染料染色，用助染剂并加温使之着色后，又不易被含 3% HCl 乙醇脱色，故称为抗酸杆菌。分枝杆菌属种类繁多，可引起人类疾病的主要有结核分枝杆菌、麻风分枝杆菌和某些非结核分枝杆菌。

一、结核分枝杆菌

结核分枝杆菌（M. tuberculosis）俗称结核分枝杆菌（tubercle bacillus），是引起结核病的病原体。结核分枝杆菌仅寄生于人体，可侵犯全身各组织器官，以肺结核最多见。随着抗结核药物的发展、儿童普遍接种卡介苗和卫生状况的改善，世界范围内结核病的发病率和死亡率曾大幅度下降。但由于近年艾滋病流行、吸毒、免疫抑制药应用、结核分枝杆菌耐药菌株出现等原因，结核病的发病率又呈现不断上升的趋势，成为世界范围内危害最严重的传染病之一。

（一）生物学性状

1. 形态与染色性

结核分枝杆菌细长略弯曲，大小为（1～4）μm×0.4 μm，呈分枝状生长，无芽胞，无鞭毛，有荚膜。在陈旧病灶和培养物中呈多形性，如弯曲的丝状、颗粒状、串珠状或短棒状等。

结核分枝杆菌因细胞壁含有大量脂质，特别是肽聚糖外层包绕的分枝菌酸（Mycolic acid），导致染料难以渗入细胞壁，虽然革兰染色呈阳性，但不易着色，通常用齐－尼（Ziehl–Neelsen）抗酸染色法染色，即经5%石炭酸复红加温染色，使分枝菌酸与复红结合成牢固复合物后，能抵抗含3%盐酸乙醇脱色，再经亚甲基蓝复染，结核分枝杆菌仍保持红色，而其他非抗酸细菌被染成蓝色。

2. 培养特性

专性需氧，营养要求高，生长缓慢，繁殖一代约需18小时。常用含马铃薯、蛋黄、甘油、无机盐和孔雀绿等的罗氏（Lowenstein）培养基进行分离培养，约需2~4周可见粗糙型菌落。菌落米黄或乳白色，表面粗糙、有皱褶，有时呈颗粒状、菜花状。在液体培养基中结核分枝杆菌形成菌膜浮于液面，如液体培养基中加入Tween 80，细菌分散呈均匀生长，繁殖速度加快，有利于进行药敏实验和动物接种。

3. 生化反应

不发酵糖类，结核分枝杆菌可合成烟酸和还原硝酸盐，可与牛分枝杆菌鉴别。结核分枝杆菌大多数触酶试验阴性，而非结核分枝杆菌为阳性。

4. 抵抗力：结核分枝杆菌细胞壁中含有大量脂质，因此抵抗力较强。表现在：①抗干燥。在干燥的痰内可以存活6~8个月，黏附于尘埃中传染性保持8~10天。②抗酸碱。在6% H_2SO_4、3% HCl或4% NaOH溶液中能耐受30分钟，因此常用酸碱处理污染的标本，杀死杂菌和消化黏稠物质，提高检出率。③抗染料。可抵抗一定浓度的结晶紫或孔雀绿，加入培养基中能抑制杂菌生长。④对湿热、紫外线、酒精的抵抗力弱。在液体中加热62~63℃ 15分钟被杀死，直射日光下2~3小时被杀死，70%~75%的酒精内数分钟死亡。⑤对链霉素、异烟肼、利福平、乙胺丁醇、对氨基水杨酸钠等敏感，但容易产生趁耐药性。

5. 变异性

结核分枝杆菌可发生形态、菌落、毒力、耐药性和免疫原性的变异。在青霉素、溶菌酶的作用下可失去细胞壁变成L型细菌，细菌呈颗粒状或丝状。Calmette等将牛结核分枝杆菌接种在含有胆汁、甘油、马铃薯的培养基中，经13年230次传代培养，使其毒力变异，获得减毒活疫苗菌株，称为卡介菌（Bacilli Calmette–Giierin，BCG），广泛应用于预防结核病。

（二）致病性与免疫性

结核分枝杆菌既无内毒素，也不产生外毒素和侵袭性酶，主要靠菌体成分，特别是细胞壁中的大量脂质发挥致病作用。

1. 致病物质

(1) 脂质：细胞壁含有大量的脂质，它们大多与蛋白质或多糖结合形成复合物，脂质含量与细菌毒力呈正比。

① 脂肪酸。又称索状因子(cord factor)，为有毒株产生的6, 6′ - 双分支菌酸藻糖，能使结核分枝杆菌在液体培养基中相互黏连，呈索状排列。可破坏细胞线粒体膜，影响呼吸，抑制中性粒细胞游走与吞噬，引起慢性肉芽肿。

② 磷脂。能刺激单核细胞增生，使巨噬细胞转化为类上皮细胞，促使结核结节形成，抑制蛋白酶分解病灶组织，形成干酪样坏死。

③ 蜡质D。细胞壁的主要成分，是一种肽糖脂与分枝菌酸的复合物，可引起迟发超敏反应。

④ 硫酸脑苷脂。抑制吞噬细胞的吞噬体与溶酶体结合，使结核分枝杆菌在细胞内寄生。

(2) 蛋白质：主要成分为结核菌素(tuberculin)，与蜡质D结合引起迟发超敏反应，导致组织坏死和全身中毒症状。

(3) 荚膜：主要成分为多糖，部分为脂质和蛋白质。主要作用有：① 与巨噬细胞表面的CR3结合，促使细菌黏附于巨噬细胞；② 抑制吞噬溶酶体形成，具有抗吞噬作用；③ 阻止有害物质进入细菌内。

(4) 多糖：主要有半乳糖、甘露醇等，常与蜡质D结合，引起病灶局部细胞浸润。

2. 所致疾病

(1) 肺部感染：因感染结核分枝杆菌时机体的免疫力不同，肺部感染可分为原发感染和原发后感染。

1) 原发感染(primary infection)：为初次感染，多见于儿童。以肺部感染最常见。传染源为肺结核患者。结核分枝杆菌随飞沫和尘埃经呼吸道进入肺泡，被巨噬细胞吞噬后，细菌细胞壁中的硫酸脑苷脂抑制吞噬体与溶酶体结合，使巨噬细胞无法溶解细菌，结核分枝杆菌在细胞内大量繁殖，导致细胞死亡、崩解，释放出的结核分枝杆菌可在细胞外繁殖，也可被其他巨噬细胞吞噬，如此反复引起渗出性炎症病灶，称为原发病灶。结核分枝杆菌经淋巴管扩散至肺门淋巴结，引起淋巴管炎和淋巴结肿大，X线胸片呈现哑铃状阴影，称为原发综合征(primary syndrome)。感染3~6周后，机体产生特异性细胞免疫，在细菌的磷脂作用下，病灶局部形成结核结节和干酪样坏死，为典型的结核病理特征。随着抗结核免疫的建立，90%以上的原发病灶可纤维化、钙化而自愈。但原发病灶内可长期潜伏少量结核分枝杆菌，不断刺激机体产生免疫，也可引起内源性感染。10%的患者发展为慢性结核病，其中极少数的免疫力低下者，结核分枝杆菌可经淋巴和血液系统扩散至全身,导致粟粒性结核或结核性脑膜炎。

2)原发后感染(post - primary infection):也称继发感染,多见于成年人。大多为内源性感染,极少为外源性感染。由于体内已经建立特异性细胞免疫,因此病灶局限,常发生在肺部,一般不累及邻近的淋巴结。病理表现为慢性肉芽肿,局部形成结核结节,发生纤维化或干酪样坏死,严重者可出现肺空洞或大血管破裂,患者咯血。

(2)肺外感染:少数患者体内的结核分枝杆菌经血液和淋巴系统播散至全身,引起脑、肾、骨、关节、生殖器等部位的结核病。痰内细菌被吞咽入消化道引起可肠结核、结核性腹膜炎等。

3. 免疫性与超敏反应

(1)免疫性:结核分枝杆菌属于胞内寄生菌,由 CD4$^+$ T 细胞介导的细胞免疫发挥作用。巨噬细胞呈递抗原激活 CD4$^+$ T 淋巴细胞后,T 细胞可释放多种细胞因子,如 TNF - α、IFN - γ、IL - 2 等,吸引 NK 细胞和巨噬细胞聚集在病灶周围,同时激活巨噬细胞增强吞噬杀菌作用,抑制细菌扩散,发挥细胞免疫功能。结核分枝杆菌感染也可刺激机体产生多种抗体,但无保护作用。抗结核免疫属于带菌免疫或传染性免疫(infection immunify),当结核分枝杆菌在体内存在时有免疫力,但体内结核分枝杆菌被消灭,抗结核免疫力随之消失。

(2)免疫与超敏反应:在结核分枝杆菌感染时,细胞免疫与迟发超敏反应同时存在。如郭霍现象(Koch's phenomenon):①将一定量的结核分枝杆菌初次注射于健康豚鼠皮下,10 ~ 14 天后注射局部出现溃疡,溃疡深而不易愈合,邻近淋巴结肿大,细菌扩散至全身,结核菌素试验为阴性。②将等量的结核分枝杆菌再次注入曾感染过结核并已康复的豚鼠皮下,1 ~ 2 天内注射局部迅速发生溃疡,溃疡浅而易愈合,邻近淋巴结不肿大,细菌很少扩散,结核菌素试验为阳性。③将大量的结核分枝杆菌再次注入已康复的豚鼠皮下,注射局部及全身发生严重的迟发型超敏反应,甚至导致动物死亡。

郭霍现象表明,初次感染潜伏期长,局部炎症反应重,溃疡不易愈合,机体的抗结核免疫较弱,不能抑制细菌扩散,表现出原发感染的特点;再次感染潜伏期短,机体产生特异性细胞免疫和迟发超敏反应,因此病灶局部迅速形成溃疡,溃疡易愈合,同时抑制细菌扩散,表现出原发后感染的特点;过量的结核分枝杆菌再次感染,可发生剧烈的迟发超敏反应,出现严重的损伤。

近年有实验证明,结核分枝杆菌感染时,细胞免疫与迟发超敏反应是由不同的 T 淋巴细胞亚群、细胞因子介导的,为两种不同的反应。

(三)微生物学检查法

1. 标本的采集和制备

①采集标本。根据感染部位采集适当标本。如肺结核应采集痰液,最好取早晨第一次咯痰,挑取血痰或脓痰;肾或膀胱结核取中段尿;肠结核取粪便;结核性脑膜炎采集脑脊液;脓胸、腹膜炎或骨髓结核等可穿刺取脓液。②制备标本。标本中结核分枝杆菌数量较少时需浓缩集菌,可提高检出率。无杂菌标本,如脑脊液、胸水或腹水等用离心沉淀法集菌;有杂菌标本,如痰液、尿液或粪便等,先经 4% NaOH 处理 15 分钟或 3% HCl 处理 30 分钟,然后用离心沉淀法集菌。

2. 直接涂片

标本可直接或集菌后涂片。抗酸染色法染色,镜检找到抗酸杆菌,结合临床症状可初步诊断。也可使用荧光染色,荧光显微镜下结核分枝杆菌显示金黄色荧光,阳性率较高。

3. 分离培养

将酸碱中和并浓缩集菌的沉淀物,接种于罗氏培养基上,橡皮塞封口后置 37℃ 温箱培养,通常 2~4 周可见粗糙型菌落。也可将沉淀物接种于含血清的液体培养基中,37℃ 培养 1~2 周可在管底看到颗粒状沉淀,然后取颗粒状沉淀做直接涂片。

4. 动物试验

常用豚鼠进行分离培养物和毒力测定。将 0.1 mL 浓缩集菌的标本注射于豚鼠腹股沟皮下,3~4 周后若出现局部淋巴结肿大,结核菌素试验阳性,立即解剖动物,观察淋巴结、肝、脾、肺等脏器有无结核病变,进行涂片、染色或培养;若 6~8 周后仍未发病,也应进行病理解剖。

5. 结核菌素试验

将结核菌素注入皮内,测机体对结核分枝杆菌有无迟发超敏反应。

(1)结核菌素试剂:①旧结核菌素(old tuberculin, OT),结核分枝杆菌肉汤培养液经加热、过滤制成。主要成分是结核蛋白。②精制纯蛋白衍生物(purified protein derivative, PPD),OT 经三氯醋酸沉淀后的纯化物,通常使用人结核分枝杆菌提取的 PPD - C 和卡介苗制成的 BCG - PPD。

(2)试验方法:将 5U 的 PPD - C 和 BCG - PPD 分别注射于双前臂掌侧皮内,48~72 小时观察红肿硬结直径 ≥5 mm 为阳性,≥15 mm 为强阳性,<5 mm 为阴性。若双臂红肿硬结,PPD - C 侧直径 > BCG - PPD 侧为感染;反之,可能是卡介苗接种引起。

(3)结果分析:阳性表示曾感染过结核分枝杆菌或卡介苗接种成功,有特异性细胞免疫功能。特别是婴幼儿，3 岁以下强阳性者表示新近感染结核分枝杆菌。阴性表示未感染过结核分枝杆菌或未接种过卡介苗(但若受试者处于原发感染早期，尚未建立迟发超敏反应，或严重的结核病患者，或细胞免疫功能低下者，或使用免疫抑制药等，结核菌素试验均呈阴性)。

(4)应用：①用于选择卡介苗接种对象，并检测其效果；②诊断婴幼儿结核病；③在未接种卡介苗的人群中进行结核病的流行病学调查；④检测肿瘤患者的细胞免疫功能。

6. 快速诊断

聚合酶链反应(PCR)、核酸分子杂交、ELISA 法检测方法可进行快速诊断。

(四)防治原则

1. 预防接种

接种卡介苗是预防结核病的有效措施。婴儿的免疫力低，是卡介苗接种的主要对象。新生儿可直接接种卡介苗，一岁以上儿童须先作结核菌素试验，阴性者接种卡介苗，接种后 2~3 个月再作结核菌素试验，阳性者表示接种成功，阴性者补种。

2. 治疗

结核病的化疗原则是：早期，联合，适量，规律和全程用药。合理联用抗结核药物可降低耐药性。异烟肼、利福平、链霉素、乙胺丁醇和吡嗪酰胺为一线抗结核药，目前常用的联合用药方案为异烟肼、利福平和吡嗪酰胺联用。近年来结核分枝杆菌的耐药菌株逐渐增多，因此可通过药敏试验指导临床合理用药。

二、麻风分枝杆菌

麻风分枝杆菌(M. leprae)俗称麻风杆菌，是麻风病的病原菌。

(一)生物学性状

形态与结核分枝杆菌相似，略短粗，呈束状排列，抗酸染色法染色后红色。人工培养尚未成功，南美的犰狳是最理想的实验动物。小鼠足垫内注射麻风分枝杆菌并将足垫的温度降低，可见麻风杆菌繁殖。

(二)致病性与免疫性

麻风分枝杆菌只侵犯人。可通过皮肤接触传播，也可通过飞沫经呼吸道传播(重要途径)或因密切接触患者而感染。人对麻风分枝杆菌的抵抗力较强，主要靠细胞免疫。麻风病的潜伏期长，发病较慢，病程长。临床上可分为两大类：结核样型麻风和瘤型麻风。

1. 结核样型麻风

病原菌侵犯面部皮肤和外周神经，不侵犯内脏。随病程不同在镜下可见淋巴细胞、上皮细胞、多核巨细胞浸润，病变处细胞内不易查出麻风分枝杆菌，传染性小。

2. 瘤型麻风

病原菌侵犯皮肤、黏膜，随病程的发展可侵犯内脏和神经系统，病变处可查出大量麻风分枝杆菌，传染性强。机体细胞免疫功能低下，但体液免疫功能正常，产生大量自身抗体。自身抗体与受损组织释放的自身抗原结合成免疫复合物沉积于皮肤或黏膜下形成麻风结节。面部结节融合则呈狮面状，是典型的病症。

（三）微生物学检查

麻风分枝杆菌是典型的胞内菌，患者标本涂片可见细胞内有大量麻风分枝杆菌存在，细胞质呈泡沫状，即麻风细胞。患者鼻黏膜或皮肤病变处取材涂片作抗酸染色，抗酸杆菌及麻风细胞有诊断意义。

（四）防治原则

麻风病目前尚无特异性预防方法，主要依靠早期发现、早期隔离、早期治疗。治疗所用药物主要是砜类、利福平等，多种药物联合应用可降低耐药性的产生。

第六节　其他致病性细菌

一、白喉棒状杆菌

白喉棒状杆菌属棒状杆菌属（Corynebacterium）细菌，为一类菌体一端或两端呈棒状膨大的革兰阳性杆菌，可产生白喉外毒素，引起白喉。

（一）生物学性状

1. 形态与染色性

菌体细长微弯，排列不规则。用美蓝染色时，菌体着色不均，有深染颗粒出现，这些颗粒称异染颗粒，为该菌的主要形态特征。

2. 培养特性

需氧或兼性厌氧。在含凝固血清的吕氏（Loeffler）培养基上生长良好，12~24 小时可形成灰白色光滑湿润的圆形小菌落。在含 0.03%~0.04% 的亚碲酸钾的血平板上，本属细菌生长，形成黑色或深灰色菌落，其他杂菌受到抑制。

3. 抵抗力

对寒冷、干燥和日光抵抗力强，在衣服、床单、玩具上可存活数天至数周。但对湿热和消毒剂敏感，煮沸 1 分钟或 5% 石炭酸 1 分钟即死亡。对青霉素、红霉素及广谱抗生素敏感，对磺胺类药物不敏感。

(二)致病性与免疫性

1. 致病物质

主要为白喉毒素。该毒素由 β 棒状杆菌噬菌体毒素基因(tox +)编码，是一条含两个二硫键的多肽链，经胰酶水解分裂为 A 与 B 两个片段，B 片段能与宿主易感细胞表面相应受体结合，通过转位作用使 A 片段进入细胞。A 片段具有酶活性，能将氧化型烟酰胺腺嘌呤二核苷酸(NAD +)水解并可将细胞内延伸因子 − 2(elongation factor − 2，EF − 2)灭活，从而抑制细胞内蛋白质的合成。

此外白喉棒状杆菌可产生一些类似于结核分枝杆菌索状因子的侵袭性物质，损伤细胞线粒体膜。

2. 所致疾病

白喉棒状杆菌可在易感者咽部和气管黏膜上繁殖，产生毒素，使局部黏膜发生炎症反应，导致炎症细胞浸润、上皮细胞坏死、血管扩张、纤维蛋白渗出，在黏膜上形成灰白色膜状物，称假膜。气管和支气管黏膜上的假膜易脱落，可阻塞气道而致患者窒息死亡。

细菌通常不入血，但白喉毒素可随血流至易感组织，引起细胞损伤。心肌及外周神经(如支配腭肌与咽肌的神经)受累较常见，患者可出现心肌炎、软腭麻痹、声嘶、肾上腺功能障碍等表现。

患者及带菌者是白喉的传染源，白喉棒状杆菌存在于其假膜及鼻咽腔中，随飞沫或污染的物品传播，儿童是主要的易感者。

3. 免疫性

机体经白喉毒素刺激后产生抗毒素，为 IgG 类抗体，可阻止白喉毒素 B 片段与敏感细胞结合，使 A 片段不能进入细胞。患病、隐性感染和预防接种均可使人体获得稳定的免疫力。要检测对白喉有无免疫力，可采用锡克(Schick)试验。

(三)微生物学检查

临床诊断为白喉，即应给予抗毒素、抗生素治疗，同时用无菌棉拭采取患者假膜边缘分泌物进行微生物学检查以确诊，带菌者则检查鼻咽腔分泌物。

1. 直接染色镜检

将待检材料涂片后用美蓝或革兰染色镜检，查见有异染颗粒的棒状杆菌，即可结合临床作出初步诊断。

2. 分离培养

将待检材料接种于吕氏血清斜面，37℃ 6～12 小时增菌，挑取典型菌落染色镜检；也可将待检材料或吕氏血清斜面上的可疑菌落接种于亚碲酸钾血平板进行鉴定。

3. 毒力鉴定

用琼脂平板毒力试验或动物试验鉴别产毒白喉棒状杆菌与其他棒状杆菌。

（四）防治原则

接种白喉类毒素能显著降低白喉的发病率和病死率，目前我国采用白喉类毒素、百日咳菌苗和破伤风类毒素的混合制剂（白百破三联疫苗）进行人工主动免疫，效果良好。对密切接触过白喉患者的易感儿童，须肌肉注射 1000～2000 单位白喉抗毒素进行紧急预防。

对白喉患者，应选用青霉素、红霉素或广谱抗生素进行抗菌治疗，并尽早足量应用白喉抗毒素，用量一般为 2 万～10 万单位，肌内注射或静脉滴注。注射前应作皮试，阳性者应予脱敏疗法。

二、百日咳杆菌

百日咳杆菌属鲍特菌属（Bordetella），是革兰阴性小球杆菌，引起百日咳。

（一）生物学性状

1. 形态与染色性

卵圆形短小杆菌，无鞭毛、无芽胞，甲苯胺蓝染色见两极深染。

2. 培养特性

专性需氧，营养要求高，在含马铃薯、血液和甘油的鲍－金（Bordet-gengou）培养基上，37℃ 2～3 天后形成细小凸起菌落，周围有不明显的溶血环。

常发生光滑型到粗糙型的相变异，在疾病急性期分离的菌株一般为光滑型，有荚膜、菌毛，毒力强，有免疫原性。疾病晚期和人工培养传代的菌株多为粗糙型，毒力消失，无免疫原性。

3. 抵抗力

较弱，56℃30 分钟、日照 1 小时均可将其杀灭。

（二）致病性和免疫性

1. 致病物质

主要为外毒素，其他致病物质有荚膜、菌毛等。

2. 所致疾病

引起百日咳。细菌黏附于人体上呼吸道纤毛上皮细胞，繁殖并产生毒素，患者可出现剧烈的阵发性痉挛性咳嗽，伴有高音调鸡鸣样吼声，病程约 4 周～

10 周。患者是唯一的传染源,主要通过飞沫传播,6 岁以下儿童易感。

3.免疫性

病后可获得持久的免疫力,再次感染少见。

(三)微生物学检查

从患者鼻咽部拭取分泌物,接种于鲍-金培养基,根据菌落形态、血清反应和免疫荧光染色作出鉴定。

(四)防治原则

可选用红霉素、氨苄青霉素治疗。白百破三联疫苗有良好的免疫效果。

三、嗜肺军团菌

1976 年美国费城召开退伍军人集会时,暴发原因不明的肺炎流行,由于受染者主要是退伍军人,故称军团病。而分离出的致病菌是以往未曾认识过的新菌属。故命名为军团病菌,亦称嗜肺军团菌(Legionella pneumophila)。

本菌为革兰阴性杆菌,无芽胞,有菌毛和微荚膜。菌体呈杆状、丝状等大小不同的多形性。需氧菌。生长缓慢,营养要求高,须在含半胱氨酸和血红蛋白的培养基上才能生长,在 2.5% CO_2 环境下生长最佳。

此菌广泛存在于自然界、主要隐蔽在土壤里,生存能力较强,通过污染空气而传播。目前,临床类型有两种,一种是肺炎型,即上述的军团病,肺炎症状突出,亦有胃肠道、肾及中枢神经症状;另一种是流感样型,无肺炎症状,以肌肉痛、发热、寒战、头痛为特征,预后良好。

四、布鲁菌属

布鲁菌属(Brucella)是一类革兰阴性菌,可引起人类、家畜及其他动物布鲁菌病,有牛、羊、猪、犬四种,在我国流行的主要是羊布鲁菌。

(一)生物学性状

1.形态与染色性

呈球状、球杆状或卵圆形,无鞭毛、无芽胞,光滑型菌株有微荚膜。

2.培养特性

专性需氧。用血琼脂平板或肝浸液培养基培养,37℃ 48 小时出现无色透明的光滑型细小菌落。

3.抵抗力

在土壤、动物的皮毛、脏器和分泌物及乳制品中可生存数周至数月。对常用消毒剂敏感,湿热 60℃ 和日照 20 分钟即死亡。

（二）致病性和免疫性

1. 致病物质

主要的致病物质为内毒素、荚膜与侵袭酶（透明质酸酶、过氧化氢酶等）。

2. 所致疾病

人类接触病畜的乳汁、子宫分泌物、尿和粪便，经消化道、皮肤、呼吸道、眼结膜等途经感染，引起布鲁菌病。布鲁菌进入机体后，在吞噬细胞内繁殖，滞留于淋巴结，形成病灶。后随血流播散至肝、脾、骨髓等处，寄生于这些部位的细胞内。病菌入血形成菌血症，机体即出现发热，表现为不规则的波浪状热型，此为布鲁菌病的典型症状。

3. 免疫性

以细胞免疫为主，病后可获较强免疫力。

（三）微生物学检查

急性期取血，慢性期取骨髓，以双相肝浸液培养基进行分离培养。

急性期可用凝集试验、慢性期可用补体结合试验检测抗体，布氏菌素皮试可用于流行病学调查。

（四）防治原则

做好家畜管理、切断传播途径。疫区人群可接种减毒活疫苗。治疗以抗生素为主。

五、炭疽芽胞杆菌

炭疽芽胞杆菌（B. anthracis）属需氧芽胞杆菌属，是引起人类和草食大型动物（羊、马、骆驼）炭疽病的病原菌。

本菌是革兰阳性大杆菌，两端平切，在机体内呈单个或短链排列，经人工培养而呈长链状排列，如竹节状。在氧气充足，温度适宜（25℃～30℃）的环境中形成芽胞，而在活体内和未经解剖的尸体内不形成芽胞。芽胞呈椭圆形，位于菌体中央，小于菌体宽度，其抵抗力强，在外界可存活十几年或更长。荚膜主要在机体内形成，与毒力有关。需氧或兼性厌氧菌。在普通培养基上生长，形成扁平粗糙、灰白色、边缘不整齐如卷发状菌落。炭疽芽胞杆菌在含有低浓度青霉素培养基中，可发生形态变异，菌体膨胀呈圆球状，称"串珠"反应，具鉴定意义。

炭疽芽胞杆菌的毒力与荚膜和炭疽毒素有关。炭疽毒素是由于水肿因子、保护性抗原及致死因子组成的外毒素复合物，炭疽毒素主要引起广泛性组织水肿，血管通透性增加，单核－巨噬细胞系统受损，心血管功能紊乱，呼吸衰竭，最终因血氧含量急骤下降而死亡。

人类可因接触病畜、皮革以及畜产食品等而被感染，发生皮肤炭疽、肺炭疽和肠炭疽，严重时可并发败血症和脑膜炎，死亡率高。病愈后可获持久免疫力。

六、流行性感冒杆菌

流行性感冒杆菌（H. influenzae）属嗜血杆菌属。为革兰阴性小杆菌，有荚膜的菌株毒力强。根据荚膜多糖抗原不同，将其分不同的血清型。其致病性与菌毛、脂多糖、荚膜多糖、IgA 酶等因素有关。常寄居于人的呼吸道，一般冬季带菌率高，发病亦较多。主要由呼吸道飞沫传染，引起两种类型感染：①急性化脓性感染。如急性鼻咽炎、气管炎、中耳炎、肺炎、脑膜炎等。②继发感染。常发生在流感、麻疹、百日咳、肺结核及病毒引起的呼吸道感染之后，有支气管肺炎、中耳炎、鼻窦炎等。

感染或用荚膜多糖抗原免疫后，机体血清中产生特异性保护抗体，能增强吞噬细胞吞噬作用和溶菌作用，而获得免疫力。

氨苄青霉素、头孢霉素衍化物、利福平、磺胺治疗有效，联合用药提高疗效。

七、铜绿假单胞菌

铜绿假单胞菌（P. aeruginosa）俗称绿脓杆菌，为假单胞菌属（Pseudomonas）的代表菌株。广泛分布于自然界以及人体皮肤、肠道和呼吸道内，是一种常见的条件致病菌。因产生绿色水溶性色素，感染后脓汁或敷料出现绿色而得名。

（一）生物学性状

1. 形态与染色性

革兰阴性细长杆菌，长短不一，呈球杆状或长丝状，成双或短链状排列。菌体一端有 1~3 根鞭毛，运动活泼，有荚膜，无芽胞。

2. 培养与生化反应

需氧菌。普通培养基上生长良好，经 18~24 小时形成圆形、扁平、边缘不整齐、湿润菌落。菌落及培养基均呈黄绿色或蓝绿色。血平板上菌落周围有溶血环。

铜绿假单胞菌可产生多种水溶性色素，主要为绿脓素还有产生红脓素、黑脓素和不产色素菌株。

3. 抗原构造

①O 抗原。有两种成分，一种是原内毒素蛋白，另一种是内毒素脂多糖。前者保护性抗原。后者具特异性，可用作血清学分类。②H 抗原。包括 H_1 和

H_2两种，可作为 O 抗原分群的补充。③粘液抗原。存在于菌体表面，具抗原性和抗吞噬作用，刺激机体产生特异性抗体。

4. 抵抗力

较强，对干燥、紫外线抵抗力强。$55℃$ 1 小时能杀灭。对多种抗生素和化学消毒剂有天然耐受性。

(二)致病性与免疫性

1. 致病物质

铜绿假单胞菌有多种毒力因子，包括结构成分、毒素和酶。①荚膜。能阻抑吞噬细胞的吞噬作用。②内毒素。即 O 抗原中的脂多糖部分。③杀白细胞素。引起白细胞肿胀与溶解。④外毒素 A。能阻止真核细胞蛋白质合成，在烧伤或慢性肺部感染中介导组织损伤。

2. 所致疾病

铜绿假单胞菌是条件致病菌。当机体抵抗力下降时，如烧伤、创伤、长期使用免疫抑制药或癌症患者；或使用抗生素引起菌群失调时，均易引起本菌的继发感染或混合感染。近年来，铜绿假单胞菌发病率有增加趋势，特别是铜绿假单胞菌败血症死亡率高达80%。本菌可感染人体的任何组织和部位，经常引起手术后伤口感染、烧伤或战伤后感染、化脓性中耳炎、肺炎、心内膜炎、角膜炎及胃肠炎等。

人类对铜绿假单胞菌有不同程度的自然抵抗力，正常人血清中具有相应的天然抗体。感染后，机体产生特异性抗体，有一定的抗感染作用。

(三)微生物学检查

按疾病和检查目的的不同，采取不同标本。将标本接种到血平板，根据菌落特征、色素及生化反应等鉴定。

(四)防治原则

铜绿假单胞菌可由各种途径传播，但主要是接触感染，因此，对烧伤、创伤及外科病房、手术器械、敷料等进行严格的消毒灭菌是控制医源性感染的最好措施。

铜绿假单胞菌对多数抗生素不敏感，治疗时，除选用敏感抗生素外，配合免疫治疗是控制感染的有效措施。

毛冬青、黄芩、黄连、黄柏、桉树叶等中草药对控制铜绿假单胞菌局部创面感染有一定疗效。实验证明，黄芩甙抑菌效果仅次于对金黄色葡萄球菌，临床应用疗效较佳。

第十三章 其他致病性微生物

第一节 螺旋体

螺旋体(Spirochete)是一类细长、柔软、螺旋状、运动活泼的原核细胞型微生物。生物学地位介于细菌与原虫之间,具有与细菌相似的基本结构,如有细胞壁、原始核质、以二分裂方式繁殖以及对抗生素敏感等;有类似于原虫的轴丝而运动活泼。

螺旋体在自然界和动物体内广泛存在,种类很多。根据螺旋体的大小、螺旋数目、规则程度、螺旋间距及抗原性等,螺旋体目可分为 3 个科 13 个属,其中对人和动物致病的螺旋体有 3 个属,即疏螺旋体属(Borrelia)、密螺旋体属(Treponema)、钩端螺旋体属(Leptospira),三种致病螺旋体螺旋由稀疏到细密,不规则到规则。

一、钩端螺旋体

钩端螺旋体简称钩体,致病性钩体能引起人和动物的钩体病,是世界各地均有流行的人兽共患病。本病危害人民健康,我国大多数地区有不同程度的流行,南方各省尤甚,被列为重点防治的传染病。

(一)生物学性状

1. 形态染色性

菌体 6~20 μm,呈细长状螺旋盘绕,细密规则,常呈 C 或 S 状(图 13 - 1)。无鞭毛,但运动活泼。革兰染色阴性,着色较难,一般用 Fontana 镀银染色,菌体呈棕褐色。

2. 培养特性

常用 Korthof 培养基,需氧,最适生长温度28℃。生长缓慢,培养 1~2 周后在固体培养基上可形成扁平、透明、圆形菌落。

3. 抵抗力

在酸碱度中性的湿土或水中可存活数月,这对钩体的传播有重要意义。对干燥、热、紫外线、消毒剂等抵抗力弱,对青霉素类抗生素敏感。

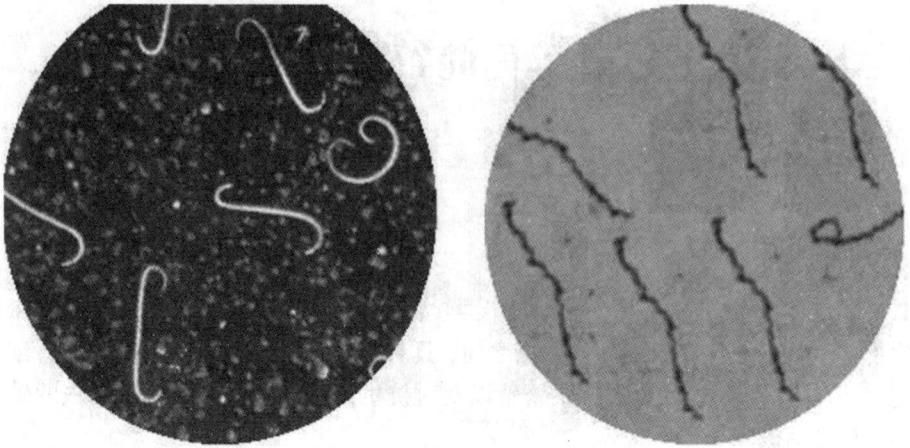

图 13 - 1　钩端螺旋体形态图

4. 抗原构造与分类

致病性钩体有表面抗原和内部抗原。前者为多糖蛋白质复合物,具型特异性;后者为类脂多糖复合物,具群特异性。目前国际上至少有 25 个血清群,273 多个血清型,其中我国发现至少有 19 个血清群,75 个血清型。

(二)致病性与免疫性

我国已从 50 多种野生动物和家畜中检出钩体,其中以鼠类和猪为主要传染源和储存宿主,带菌率高且长期排菌。钩体在肾曲小管中生长繁殖,并随尿排出,污染水源和土壤。钩体侵袭力很强,能通过微小伤口甚至完整皮肤、黏膜、血液、胎盘及生殖道侵入人体内,迅速穿过血管壁进入血流中引起全身感染。也可经吸血昆虫传播。

1. 致病物质

钩体毒素如溶血素、细胞致病变作用物质及细胞毒性因子;内毒素样物质;黏附素(定植因子)。

2. 致病过程及临床类型

接触钩体污染的疫水是感染钩体的主要途径。其临床特点为起病急、高热、全身酸痛、眼结膜充血、腓肠肌疼痛、浅淋巴结肿大等。钩体病的发病机制及主要临床类型为:①早期(菌血症期):发病 3 天内,钩体侵入血流,局部繁殖和死亡裂解,由菌血症转为毒血症,患者出现典型的全身感染中毒症状和局部轻微病变,临床类型为流感伤寒型;②中期(器官损伤期):发病 3 ~ 14 天,心、肝、肺、肾、脑膜等器官明显损伤,显示不同的临床类型:流感伤寒型、黄疸出血型、肺出血型、肾功能衰竭型、脑膜脑炎型等；③恢复期：7～14 天以后，各种症状渐轻而趋向康复。少数患者可再次发热，出现后发症状。

3. 免疫性

抗感染免疫以体液免疫为主，细胞免疫作用不大。发病 1 周后患者体内可产生特异性抗体。型特异性钩体凝集素主要为 IgM，能凝集并溶解钩体，具有免疫保护作用。隐性感染或病愈后可获得对同型菌株持久性免疫力。

(三)微生物学检查

1. 检查螺旋体

发病 1 周内取血液，1 周以后取尿液，有脑膜炎症状者取脑脊液进行显微镜检查或分离培养与鉴定。

2. 血清学诊断

一般在病初及发病后 2～3 周各采血 1 次进行凝集实验，此外，还可用补体结合实验、钩体凝集实验、间接免疫荧光实验等血清学方法进行诊断。

(四)防治原则

钩体病的预防措施主要是消灭传染源，切断传播途径和增强机体抗钩体免疫力等。治疗钩体病首选青霉素，对过敏者可改用庆大霉素或多西环素。

二、梅毒螺旋体

梅毒螺旋体又称苍白密螺旋体(T. pallidum)，是人类梅毒的病原体。

(一)生物学性状

1. 形态与染色

菌体约 $(0.1～0.2)\mu m × (6～20)\mu m$，螺旋致密、规则，两端尖直，运动活泼。Fontana 镀银染色呈棕褐色(图 13 – 2)。

2. 培养特性

梅毒螺旋体人工培养尚未真正成功。

3. 抵抗力

极弱，对温度、干燥均敏感，离体后干燥 1～2 小时或 50℃ 加热 5 分钟即死亡。对各种消毒剂敏感，对青霉素、四环素、砷剂均敏感。

(二)致病性与免疫性

1. 致病物质

有较强的侵袭力，致病因素可能与其荚膜样物质和黏多糖酶有关。梅毒螺旋体的免疫抑制也是其在体内繁殖的重要因素。

2. 所致疾病

人是梅毒的唯一传染源，主要通过性直接接触而感染。梅毒有先天性和获

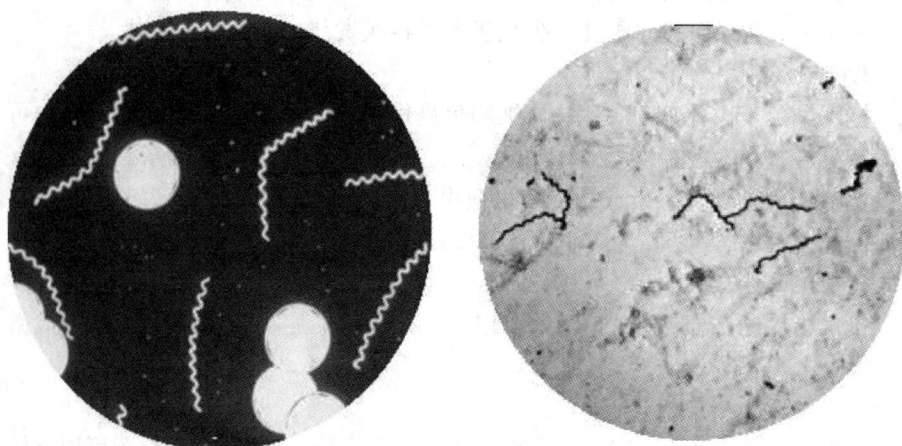

图 13 – 2　梅毒螺旋体形态图

得性两种,前者从母体经胎盘传染胎儿所致,可导致流产、早产或死胎;出生后可伴梅毒患儿特殊体征。后者主要经性接触传播。根据感染时间的长短、临床特点、传染性强弱分为Ⅰ、Ⅱ、Ⅲ期梅毒。

(1)Ⅰ期梅毒:约感染后3周左右,外生殖器出现硬下疳。

(2)Ⅱ期梅毒:发生于硬下疳出现2~8周。全身皮肤黏膜损伤,常出现皮肤梅毒疹。

(3)Ⅲ期梅毒:发生于感染2年以后。病变侵犯全身器官和组织,往往危及生命。

3.免疫性

机体对梅毒的免疫属传染性免疫,即体内有螺旋体存在时才有免疫力。T细胞介导的免疫在梅毒抗感染中有重要意义,与体液免疫协同作用能保护机体抵抗再感染。

(三)微生物学检查

1.检查螺旋体

Ⅰ期梅毒取硬下疳渗出液,Ⅱ期梅毒取梅毒疹渗出物,直接在暗视野显微镜下检查。也可用直接免疫荧光技术检查。

2.血清学实验

第一类测定患者血清中的反应素,常用 VDRL(veneral disease research laboratoty),为非特异性实验,常用于初筛。第二类是查特异性抗体,方法有荧光密螺旋体抗体吸收 FTA – ABS 实验等,可作为梅毒感染确认实验。

（四）防治原则

梅毒是一种性传播疾病，预防上应加强性卫生教育并严格社会管理。对梅毒患者应用青霉素彻底治疗，血清抗体转阴一年方可视为治愈。

三、常见螺旋体及其所致疾病（表 13 –1）

表 13 –1　常见螺旋体及其所致疾病

种类	生物学特性	致病物质	传染源	传播途径	所致疾病
钩端螺旋体	螺旋细密规则，一端或两端弯曲使菌体呈问号状。常用 Fontana 镀银染色法染成棕褐色；需氧或微需氧；常用含 10% 兔血清的 Korthof 培养基和 EMJH 培养基；抵抗力弱；对青霉素敏感；在中性的湿土或水中可存活数月	内毒素样物质、溶血素、细胞毒性因子	鼠类和猪是主要储存宿主。钩体从宿主尿中排出，污染土壤或水源	人与污染的土壤或水接触而被感染。也可经胎盘直接感染胎儿	钩端螺旋体病
梅毒螺旋体	有 8～14 个致密规则的螺旋，两端尖直，运动活泼。用镀银染色染成棕褐色。人工培养尚未成功。抵抗力极弱，对温度和干燥特敏感，对青霉素或砷剂敏感	荚膜样物质、透明质酸	Ⅰ、Ⅱ 期患者	先天性梅毒通过胎盘传染，后天获得性梅毒通过性行为传播	获得性梅毒、先天梅毒
伯氏疏螺旋体	螺旋体稀疏不规则，常用 Giemsa 或 Wright 染色法	侵袭力抗吞噬作用，内毒素样物质	鼠、鹿等野生或驯养的哺乳类动物	硬蜱	莱姆病（游走性红斑）
回归热疏螺旋体	螺旋稀疏不规则，常用 Giemsa 或 Wright 染色法	外膜蛋白（易变异），内毒素样物质	人	人虱软蜱	流行性回归热、地方性回归热

第二节 支原体

支原体(mycoplasma)是一类缺乏细胞壁,呈高度多形性,能在无生命培养基中生长繁殖的最小原核细胞型微生物。因其能形成有分支的长丝而得名。支原体在自然界分布广泛,多数不致病。其中对人致病的主要有肺炎支原体、溶脲脲原体和生殖器支原体。

一、生物学性状

1. 形态与结构

直径为 $0.2 \sim 0.3 \mu m$,体积微小能通过细菌滤器,缺乏细胞壁,呈多形性。Giemsa 染色呈淡紫色。

2. 培养特性

支原体营养要求高于一般细菌,需加入 10% ~20% 人或动物血清来培养。兼性厌氧,生长缓慢,典型菌落呈特有微小的"荷包蛋状",即核心较厚,深入琼脂,外周为薄而透明颗粒包绕(图 13-3)。

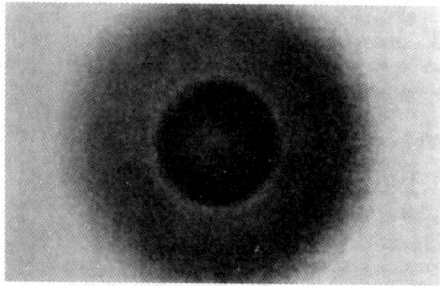

图 13-3 支原体菌落呈荷包蛋状

3. 生化反应

根据分解葡萄糖、精氨酸和尿素的能力进行鉴别(表 13-2)。

4. 抗原结构

支原体细胞膜上的抗原结构由蛋白质和糖脂组成。细胞膜外层蛋白质是支原体的主要特异性抗原,很少交叉,在鉴定支原体时有重要意义。

5. 抵抗力

支原体因无细胞壁而对各种理化因素敏感,容易被消毒剂灭活,但对作用于细胞壁的抗生素如青霉素不敏感,对醋酸铊、结晶紫的抵抗力大于细菌。抑制或影响蛋白质合成的抗生素对其有杀伤作用,如强力霉素、氯霉素、红霉素、螺旋霉素等。

二、致病性与免疫性

支原体主要寄生于细胞外,其顶端结构能与宿主细胞上受体结合而黏附于细胞上,并可产生有毒的代谢产物,如神经毒素、过氧化氢和超氧离子,引起细胞损伤。溶脲脲原体产生尿素酶可水解尿素生成大量氨,对细胞有毒害;有黏附精子作用,影响精子动力,并且与人精子膜有共同抗原,可引起免疫损伤而导致不育。支原体感染后可产生体液免疫和细胞免疫。分泌型 IgA 及特异性细胞免疫在防止支原体再感染上有一定作用。

人类主要致病支原体的生化反应鉴别及所致疾病见表 13 - 2。

表 13 - 2　　　人类主要致病支原体的生化反应鉴别及所致疾病

支原体	葡萄糖	精氨酸	尿素	pH	吸附细胞	所致疾病
肺炎支原体	+	−	−	7.5	红细胞	上呼吸道感染、非典型肺炎、支气管炎、肺外症状(皮疹、心血管和神经系统症状)
溶脲脲原体	−	−	+	6.0	红细胞	非淋菌性尿道炎
生殖器支原体	+	−	−	7.5	红细胞	非淋菌性尿道炎
人型支原体	−	+	−	7.0	—	附睾炎、盆腔炎、产褥热

三、微生物学检查和防治原则

微生物学诊断主要依靠病原体分离和血清学检查,分离到病原体后应作生长抑制试验进一步鉴定;血清学试验常用补体结合试验和非特异冷凝集试验。预防支原体感染尚无有效疫苗。治疗上多选用红霉素、四环素等抗生素。

第三节　衣原体

衣原体(chlamydia)是一类严格真核细胞寄生,有独特发育周期,能通过细菌滤器的原核细胞型微生物。衣原体广泛寄生于人、哺乳动物及禽类,其中对人致病的有沙眼衣原体、肺炎衣原体和鹦鹉热衣原体,引起沙眼、泌尿生殖系统感染、包涵体结膜炎、呼吸系统感染等疾病。其中沙眼衣原体除引起沙眼外，目前还是性传播疾病的重要病原体之一。

一、生物学性状

1. 发育周期与形态染色

衣原体在宿主细胞内繁殖有特殊的生活周期，可观察到两种不同的颗粒结构（表13－3）：①原体（elementary body，EB），是发育成熟的衣原体，为细胞外形式，Giemsa 染色呈紫色，具高度的感染性而无繁殖能力。原体通过吞饮作用进入胞内，由宿主细胞膜包围原体形成空泡，并在空泡内逐渐增大变成始体。②始体（initial body），为细胞内形式。电子致密度较低，无胞壁，代谢活泼，以二分裂方式繁殖，具繁殖能力而无感染性。始体在空泡内发育成许多子代原体也称为包涵体。成熟的原体从宿主细胞中释放，再感染新的易感细胞，开始新的发育周期，整个发育周期需 48 ~ 72 小时。

表 13 － 3　原体和始体的形状比较

性状	原体	始体	性状	原体	始体
大小（直径 μm）	0.2 ~ 0.4	0.5 ~ 1.0	感染性	+	－
细胞壁	+	－	繁殖能力	－	+
代谢活性	－	+ +	RNA：DNA	1：1	3：1
胞外稳定性	+	－	细胞形式	细胞外	细胞内

2. 培养特性

衣原体为专性细胞内寄生，大多数能在 6 ~ 8 日龄鸡胚卵黄囊中生长繁殖。

3. 抗原结构

根据细胞壁抗原的不同成分，可分为属、种、型特异性抗原。

4. 抵抗力

衣原体对热和常用消毒剂敏感，60℃仅能存活 5 ~ 10 分钟，在 － 70℃ 可保存数年。用 75% 乙醇 30 秒或 2% 来苏液 5 分钟均可杀死衣原体。对红霉素、强力霉素和四环素等均敏感。

二、致病性与免疫性

1. 致病机制

衣原体能产生类似革兰阴性细菌的内毒素样毒素物质，抑制宿主细胞代谢；其主要外膜蛋白可使其黏附易感细胞，并能阻止吞噬体与溶酶体的融合，从而使衣原体在吞噬体内繁殖，破坏宿主细胞。

2. 所致疾病

不同衣原体感染机体的部位不同，可引起不同类型的疾病（表 13 - 4）。

表 13 - 4   人类致病衣原体的感染部位与所致疾病

衣原体（血清型）	感染部位	传播途径	所致疾病
沙眼衣原体（A,B,Ba,C）	眼	眼 - 眼，眼 - 手 - 眼	沙眼
沙眼衣原体（D~K）	眼	性接触，手 - 眼或间接接触	包涵体结膜炎
	眼	产道感染	新生儿眼炎
	生殖道（男）	性接触	尿道炎、附睾炎、直肠炎
	生殖道（女）	性接触	尿道炎、宫颈炎、直肠炎、输卵管炎、不育、肝周炎、阑尾周围炎
	呼吸道	飞沫或呼吸道分泌物	婴儿肺炎
鹦鹉热嗜衣原体（羊株）	生殖道（女）	性接触	流产、死产
	呼吸道	飞沫或呼吸道分泌物	肺炎
沙眼衣原体（L1~L3）	生殖道	性接触	性病淋巴肉芽肿
肺炎嗜衣原体	呼吸道	飞沫或呼吸道分泌物	咽炎、肺炎
鹦鹉热嗜衣原体（鸟株）	呼吸道	飞沫或呼吸道分泌物	鹦鹉热

3. 免疫性

产生特异性的细胞免疫和体液免疫，但保护短暂，因而常表现为持续感染、反复感染或隐形感染。

三、微生物学检查和防治原则

多数衣原体病以临床诊断为主。实验室检查可取标本进行衣原体的分离培养和检查病变部位细胞内的包涵体及衣原体抗原，亦可采用 PCR 技术检测衣原体核酸。治疗上常选用利福平和四环素。

第四节 立克次体

立克次体(Rickettsia)是一类以节肢动物为传播媒介,严格细胞内寄生的原核细胞型微生物。生物学性状与细菌类似。对人致病的立克次体可分为 5 个属,引起的疾病主要有斑疹伤寒、Q 热和恙虫病。

一、生物学性状

1.形态与染色

立克次体的共同特点为:①大多是人畜共患病病原体,以节肢动物为传播媒介或储存宿主;②呈多形性,大小介于病毒和一般细菌之间,革兰染色阴性;③有细胞壁,含 DNA 和 RNA 两种核酸;④专性细胞内寄生,以二分裂法繁殖;⑤对多种抗生素敏感。

2.培养特性

专性细胞内寄生,培养方法有动物接种、鸡胚接种和细胞培养等。

3.抗原结构

立克次体有两种抗原,一为群特异性抗原,与细胞壁表层的脂多糖成分有关,耐热。另一为种特异性抗原,与外膜蛋白有关,不耐热。斑疹伤寒等立克次体与变形杆菌某些菌株(如 OXl9、OX$_K$、OX$_2$等)之间具有共同的耐热多糖抗原,由于变形杆菌抗原易于制备,因此可用这些变形杆菌菌株代替相应的立克次体抗原进行非特异性定量凝集反应,以检测患者或动物血清中有无相应抗体,用于立克次体病的辅助诊断,这种交叉凝集试验称为外斐反应(Weil Felix reaction)。

4.抵抗力

立克次体对理化因素的抵抗力较弱,一般 56℃ 30 分钟灭活。对低温和干燥的抵抗力较强。对四环素和氯霉素等敏感。磺胺类药物可促进其生长。

二、致病性与免疫性

1.感染途径

人类感染立克次体主要通过节肢动物如人虱、鼠蚤、蜱或螨的叮咬或其粪便污染伤口而感染。

2.致病机制

致病物质主要有内毒素和磷脂酶 A 两类,前者的主要成分为脂多糖,生物学活性与肠道杆菌内毒素相似,后者能直接溶解宿主细胞膜和胞内吞噬溶酶体膜，以利于立克次体进入宿主细胞并在其中生长繁殖。另外立克次体表面黏液层结构有利于黏附到宿主细胞表面，并具有抗吞噬作用，增强立克次体对易感细胞的侵袭力。

立克次体所致主要疾病如下(表 13 –5)：

表 13 –5 立克次体所致主要疾病

特 征	普氏立克次体	莫氏立克次体	恙虫病立克次体	贝纳柯克斯体
生物学特性	短杆状为主，G^-，Gimenez 染色呈红色，Giemsa 染色呈紫色，与变形杆菌 OX_{19} 有交叉抗原	与普氏立克次体相似，与变形杆菌 OX_{19}、OX_2 有交叉抗原	短杆状，与变形杆菌 OX_k 有交叉抗原。抵抗力较其他立克次体低	短杆或球状，是目前发现最小的立克次体，在细胞吞噬溶酶体内繁殖。G^-，抵抗力强
传播媒介	人虱	鼠虱和鼠蚤	恙螨	蜱
储存宿主	人	鼠	野鼠等	蜱
传播方式	人 – 人虱 – 人	鼠 – 鼠蚤 – 人 – 人蚤	鼠 – 恙螨幼虫 – 人	蜱 – 牛羊 – 人
所致疾病	流行性斑疹伤寒	地方性斑疹伤寒	恙虫病	Q 热

三、微生物学检查和防治原则

分离病原体可采血进行动物接种，分离到立克次体后再进一步采用血清学方法鉴定。血清学试验中外斐反应为非特异性实验，必须同时结合流行病学和临床症状才可确诊，还可作 ELISA 法或免疫荧光法检测血清中特异抗体。治疗上可用四环素和氯霉素等抗生素。

第五节 放线菌

放线菌(Actinomyces)是一类具有丝状分枝的，主要以无性孢子繁殖，革兰染色为阳性的单细胞原核微生物。放线菌与人类关系极为密切。常用的抗生素除青霉素和头孢霉素类外，绝大多数都是放线菌的产物。此外，放线菌还是酶类(葡萄糖异构酶，蛋白酶等)和维生素(B_{12})的产生菌。极少数放线菌可致病，与致病有关的放线菌主要是放线菌属和诺卡菌属。

一、产生抗生素的几种重要放线菌

根据放线菌菌丝的着生部位、形态和功能，不同发育阶段的菌丝因分化程度不同可分为基内菌丝、气生菌丝和孢子丝三种。孢子丝分化成熟后形成的孢子是放线菌的繁殖器官，其颜色和表面结构特征可作为菌种分类、鉴定的指标。

1. 链霉菌属

链霉菌属是放线菌目中最大的一个属。其形态上的突出特点是具有发达的基内菌丝和气生菌丝，菌丝无横隔。气生菌丝特化形成的孢子丝及孢子所具有的特征在放线菌中最为显著。链霉菌的次级代谢产物中最重要产物是 1000 多种抗生素，为放线菌中产生抗生素最多的属，应用于临床的近百种，如链霉素、卡那霉素、丝裂霉素、土霉素等，此外，还能产生蛋白酶、淀粉酶及纤维素等。

2. 诺卡菌属

本属产生的抗生素约 30 多种。该菌属的典型特征是气生菌丝发育不好，有的甚至不能形成气生菌丝，多数种类的基内菌丝经一段时间培养后会出现断裂。产生的抗生素如抗结核分枝杆菌和麻风杆菌的利福霉素、抗革兰阳性菌的瑞斯托菌素。

3. 小单孢菌属

小单孢菌属多数种类气生菌丝发育不好，最突出的形态特征为在单轴分枝的孢子梗上产生单生孢子。该属也是产生抗生素的主要类型，如庆大霉素、利福霉素、卤霉素等。

4. 游动放线菌属

属于孢囊放线菌的一种，突出特征是产生带有鞭毛的游动孢子。产生多种抗生素，如台东霉素、创新霉素。

二、主要致病性放线菌

对人致病的主要是放线菌属中的衣氏放线菌，以及诺卡菌属中的星形诺卡菌。放线菌属大多存在于正常人口腔等与外界相通的腔道，属正常菌群，但在机体抵抗力减弱、口腔卫生不良、拔牙或外伤时可引起内源性感染。而诺卡菌属为腐物寄生菌，广泛存在于土壤中，引起外源性感染。星形诺卡菌主要由吸入肺部或侵入创口引起化脓性感染，特别易发生于 T 细胞缺陷及器官移植用免疫抑制药治疗的患者(表 13 - 6)。

表13-6 放线菌属与诺卡菌属的比较

特 征	放线菌属	诺卡菌属
培养特性	厌氧或微需氧 35℃~37℃生长，20℃~25℃不生长	专性需氧 37℃或20℃~25℃均生长
抗酸性	非抗酸性丝状菌	弱抗酸性
分布	寄生在人和动物口腔、上呼吸道、胃肠道、泌尿生殖道	存在于土壤等自然环境中，多为腐生菌
感染性	引起内源性感染	外源性感染
代表菌种	衣氏放线菌、牛型放线菌、龋齿放线菌	星形诺卡菌、巴西诺卡菌

三、微生物学检查和防治原则

主要在脓或痰中寻找硫磺样颗粒压片，或取痰、脑脊液、脓液涂片，进行革兰染色及抗酸染色，镜检。必要时进行分离培养。放线菌属疾病患者应注意口腔卫生、牙病早日修补是预防的主要方法，脓肿和瘘管应进行外科清创处理。首选青霉素大剂量较长时间治疗，青霉素过敏者可选用红霉素、四环素或林可霉素等治疗。诺卡菌属疾病治疗首选磺胺，也可与四环素、链霉素等抗生素联合应用。

〖复习思考题〗

1. 简述钩体病的传染源、传播途径、致病机制及防治原则。
2. 简述主要的病原性支原体及其所致疾病。
3. 简述衣原体所致的人类疾病主要有哪些。
4. 简述主要致病性立克次体及其所致疾病。
5. 简述放线菌属和诺卡菌属的主要不同点。

第十四章　病毒学总论

病毒(virus)是一类个体最微小、结构最简单、只含有一种类型的核酸(DNA/RNA)、必须在活的易感细胞内以复制方式进行增殖的非细胞型微生物。结构完整的、具有传染性的病毒颗粒，统称病毒体(virion)。

病毒与人类疾病有密切关系。在微生物引起的疾病中，由病毒引起的约占75%。常见的病毒性疾病有流行性感冒、肝炎、麻疹、腹泻、艾滋病等。病毒性疾病具有传染性强、流行广泛、并发症复杂、后遗症严重、死亡率高、缺少有效药物、引起持续性感染等特点。某些病毒还与肿瘤、自身免疫病的发生密切相关。

病毒在自然界分布十分广泛，新病毒不断出现。病毒种类有 4 000 余种，按病毒所含核酸类型分为 DNA 病毒、RNA 病毒、DNA 和 RNA 反转录病毒三大类。

第一节　病毒的基本性状

一、大小与形态

病毒大小以纳米(1 nm = 1/1 000 μm)为测量单位。各种病毒大小相差悬殊，最大的病毒直径约为 300 nm，最小的直径仅为 20 nm，大多数病毒直径在 150 nm 以下，故必须用电子显微镜放大数千至数万倍方能看到(图 14 - 1)。

病毒形态因病毒种类的不同而异，多数呈球形或近似球形，少数为杆状、丝状、弹头状、砖块状、蝌蚪状等。使人和动物致病的病毒多为球形。

二、结构与化学组成

病毒的基本结构由核心(core)和衣壳(capsid)构成，称核衣壳(nucleocapsid)。有些病毒在核衣壳外还有一层包膜(envelope)(图 14 - 2)。

(一)核心

病毒核心主要由核酸组成，仅含 1 种类型核酸(DNA 或 RNA)，以此将病毒分为 DNA 病毒和 RNA 病毒。病毒核酸即病毒基因组(genome)，它携带病毒的全部遗传信息，决定病毒的感染、复制、遗传与变异等特性。

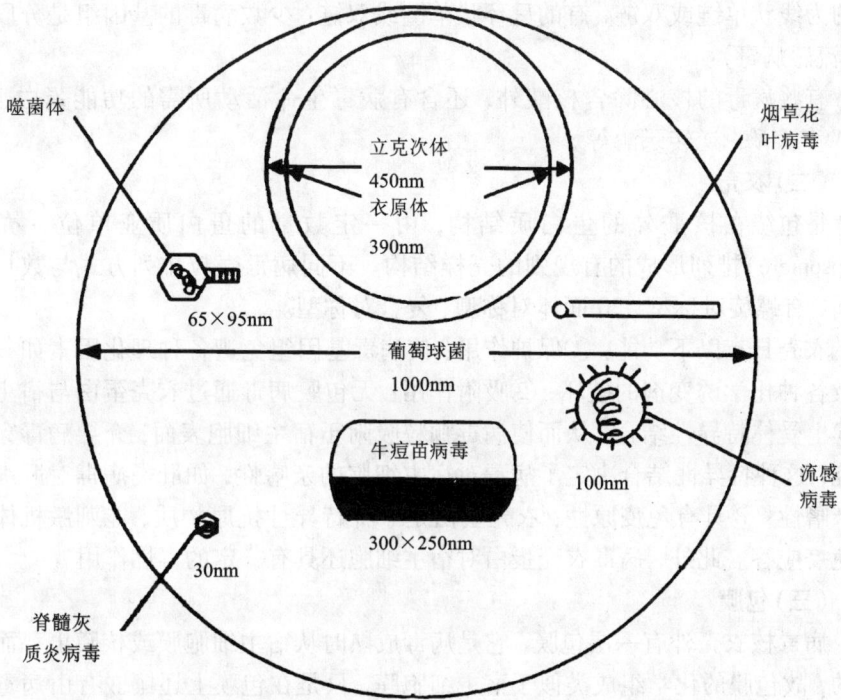

图 14-1 微生物大小的比较

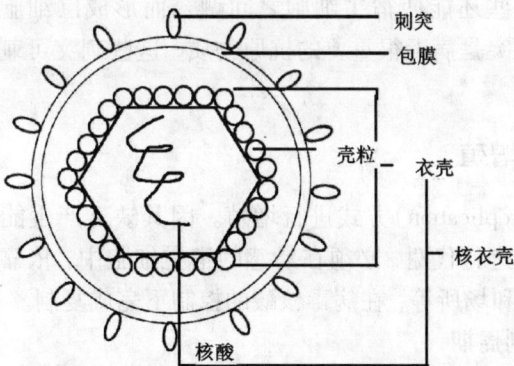

图 14-2 病毒体结构模式图

病毒基因组的结构在不同病毒科之间有很大差异，其基因组 DNA 或 RNA 有的为线状单链或双链，有的呈环状单链或双链；少数病毒的基因组是分段的（如流感病毒）。

有些病毒的核心除含核酸外，还含有病毒生命活动所需的功能蛋白，如 DNA 多聚酶、逆转录酶等。

（二）衣壳

是包绕在核酸外的蛋白质结构，由一定数量的蛋白质亚单位－壳粒（capsomere）排列形成的有规则的壳样结构。不同病毒壳粒排列方式与数目也不同，有螺旋对称型、20 面体对称型、复合对称型。

衣壳具有以下功能：①保护作用：使病毒基因组免遭各种理化因素如核酸酶及各种化学诱变剂的破坏；②吸附作用：无包膜病毒通过衣壳蛋白与宿主细胞膜上受体特异性结合，从而使病毒颗粒吸附于宿主细胞表面，介导病毒穿入细胞，这种特异性结合决定了病毒对宿主细胞的亲嗜性，如肝炎病毒对肝细胞的亲嗜性；③具有免疫原性：衣壳蛋白是一种特异性抗原物质，能刺激机体产生免疫应答。此外，病毒衣壳蛋白对宿主细胞还具有一定的毒性作用。

（三）包膜

病毒核衣壳外有一层包膜，它是病毒成熟时从宿主细胞膜或核膜出芽而获得的，故包膜的化学组成类似于宿主细胞膜，只是在包膜上还镶嵌有由病毒基因编码的糖蛋白，其呈放射状排列的突起，称为刺突（spike）或包膜子粒（peplomere）。如流感病毒包膜上的血凝素和神经氨酸酶。

包膜有以下功能：①保护核衣壳；②具有吸附作用，与病毒吸附、感染宿主细胞密切相关；③具有细胞融合活性，有些病毒包膜刺突能使病毒包膜与宿主细胞膜融合，有些还能使宿主细胞之间融合而形成巨细胞；④具有免疫原性，包膜糖蛋白刺突是病毒很重要的抗原物质，这些刺突可刺激机体产生保护性的中和抗体。

三、病毒的增殖

病毒以复制（replication）方式进行增殖。因其缺乏产生能量的酶系统和细胞器，不能独立地进行代谢，必须在易感的宿主细胞中，依靠宿主细胞提供原料、酶系统、能量和场所等，在病毒核酸的控制下完成复制。

（一）病毒复制周期

病毒以其基因为模板，通过 DNA 多聚酶或 RNA 多聚酶等作用，指令宿主细胞停止合成细胞的蛋白质与核酸，转为复制病毒的基因组，转录、转译出病毒蛋白，组装释放出子代病毒，这个过程称为病毒的一个复制周期。病毒的一个复制周期包括吸附与穿入、脱壳、生物合成、组装与释放等5个步骤(图14-3)。

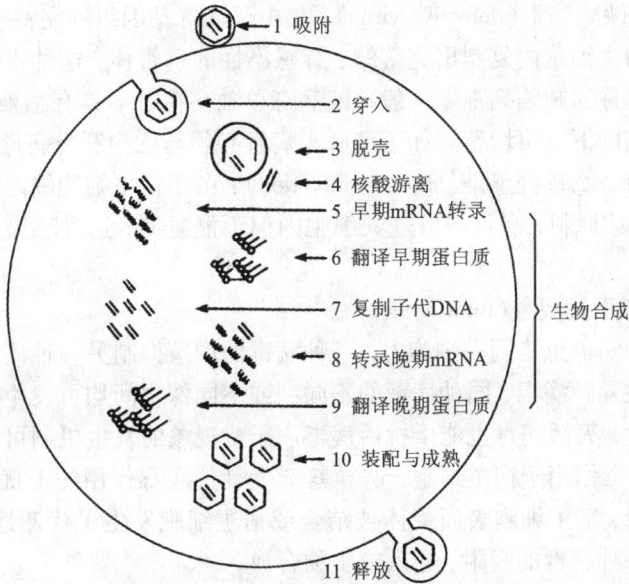

图14-3 病毒(包膜病毒)复制图解

(1)吸附:病毒通过衣壳或包膜表面的配体与易感细胞表面特异性受体结合的过程称吸附。病毒吸附细胞的过程,一般在几分钟至几十分钟内完成。

(2)穿入:无包膜病毒通过易感细胞的胞饮或病毒体直接穿入方式进入细胞,有包膜病毒多数通过包膜与宿主细胞膜融合后进入细胞。

(3)脱壳:即脱去衣壳释放核酸的过程。多数病毒在穿入细胞时在胞内溶酶体酶作用下脱去衣壳并释放出核酸。

(4)生物合成:DNA病毒与RNA病毒在复制的生化方面有区别,但复制的结果都是合成核酸分子和蛋白质衣壳,然后装配成新的有感染性的病毒。在此期感染细胞内检测不到完整的病毒体,故又称隐蔽期。

(5)组装与释放:新合成的病毒蛋白质与复制的子代病毒核酸在宿主细胞核内或胞质内组装成核衣壳,当病毒增殖到一定数量时引起细胞破坏,一次性大量释出,此种释放方式称爆破分式。而有包膜的病毒组装成核衣壳后以出芽方式释放,即通过细胞膜或核膜时获得包膜而成为成熟病毒体。病毒完成一个复制周期约需10小时。

(二)病毒异常增殖

病毒在宿主细胞内增殖并非都形成完整的病毒体,常发生异常增殖。常见的类型有:①缺陷病毒(defective virus):是由于病毒基因组不完整或发生变化,以致不能在宿主细胞内复制出完整的、有感染性的病毒体,这种带有不完整基因组的病毒体称为缺陷病毒。一般缺陷病毒单独存在时不具有感染性,需要在另一种病毒辅助下方可增殖。如丁型肝炎病毒必须与乙型肝炎病毒共同感染肝细胞才能增殖。②顿挫感染(abortive infection):由于宿主细胞缺乏病毒复制所需的酶、能量或原料,病毒虽可进入细胞内但不能复制,这种感染过程为顿挫感染。

(三)病毒干扰现象(interference)

是指两种病毒感染同一细胞时,一种病毒的增殖抑制另一种病毒增殖的现象。此现象在异种病毒、同种病毒的不同型或不同株之间均可发生。不仅在活病毒之间发生,灭活病毒也能干扰活病毒。干扰现象的发生机制可能与下列因素有关:①病毒作用于宿主细胞,诱导其产生具抗病毒作用的干扰素;②第一种病毒感染后,宿主细胞表面受体被结合或宿主细胞发生了代谢途径的变化,从而阻止另一种病毒的吸附、穿入或生物合成。

干扰现象对疫苗的合理使用有指导意义:①接种减毒活疫苗诱生干扰素能阻止毒力较强的病毒感染,故疫苗接种宜安排在疾病流行之前;②同时接种两种病毒疫苗时可因发生干扰而影响疫苗的效果。

四、理化因素对病毒的影响

病毒受理化因素作用失去感染性,称为病毒的灭活。多数病毒对理化因素抵抗力不强,对抗生素不敏感。

1. 物理因素

①温度。多数病毒耐冷不耐热,一般加温至60 ℃ 30 分钟或100℃数秒(乙型肝炎病毒则需100 ℃ 10 分钟)可灭活病毒。在室温下,多数病毒只能存活很短时间。温度越低保存活力越久,在 −20℃以下或用冷冻真空干燥可保存病毒数月至数年。但反复冻融易使病毒活性下降甚至灭活。②辐射。X 射线、γ 射线、紫外线均可灭活病毒,其机制主要是破坏病毒核苷酸,从而抑制病毒核酸的复制。

2. 化学因素

①脂溶剂:有包膜病毒因包膜富含脂类,故对氯仿、乙醚、丙酮、阴离子去垢剂等脂溶剂敏感而被灭活。②氧化剂、卤素及其化合物:病毒对这些物质都很敏感,过氧乙酸、过氧化氢、高锰酸钾、漂白粉、碘和碘化物及其他卤素均为

有效的病毒灭活剂。③醇类：70%甲醇及乙醇均能使多数病毒灭活。④酚类及醛类：酚类能破坏病毒衣壳蛋白，常作为病毒消毒剂；甲醛能消除病毒的感染性保留其免疫原性，常用于制备灭活疫苗。环氧乙烷对病毒有较强灭活作用。抗生素和磺胺对病毒无抑制作用。

五、病毒的变异性

病毒同所有生物一样，具有变异性。病毒变异可自然发生，也可人工诱导，重要的有以下2种：①免疫原性变异：有些病毒容易发生抗原性变异，如甲型流感病毒包膜表面的血凝素和神经氨酸酶均较容易发生变异，免疫原性变异形成的新变异株易引起疾病流行并给免疫学预防、治疗带来困难；②毒力变异：即病毒从强毒株变为弱毒或无毒株，或从无毒或弱毒株变为强毒株，通常用人工诱导获取毒力减弱的变异株用于制备活疫苗。

第二节　病毒的致病性与免疫性

一、传播方式

（一）水平传播

指病毒在人群中不同个体之间的传播，是大多数传染病的传播方式。其传播途径常有：①呼吸道传播，如流感病毒、麻疹病毒的传播；②消化道传播，如甲型肝炎病毒、脊髓灰质炎病毒、轮状病毒的传播；③经皮肤传播，如乙脑病毒经蚊叮咬、狂犬病毒经动物咬伤从皮肤侵入；④经血源传播，通过输血、手术、注射等方式直接入血，如HIV、乙型肝炎病毒的传播；⑤经性传播，如HIV、人乳头状瘤病毒的传播。有些病毒可经多种途径侵入人体，如乙型肝炎病毒、HIV等。

（二）垂直传播

指病毒通过胎盘或产道由亲代传播给子代的方式（包括产后哺乳和密切接触感染、病毒基因经生殖细胞的遗传即先天性感染），如HIV、乙型肝炎病毒、巨细胞病毒、HSV、风疹病毒的传播等。垂直传播引起的感染往往后果严重，尤其是先天性感染可致死胎、早产或先天畸形。

二、感染类型

（一）隐性感染

病毒侵入机体后不引起临床症状，称为隐性感染或亚临床感染。隐性感染者虽未表现出明显临床症状，但仍可获得免疫力而终止感染。部分隐性感染者一直不产生免疫力，而长期携带病毒，称为病毒携带者。病毒携带者可向外界播散病毒而成为重要传染源，在流行病学上具有重要意义。

（二）显性感染

病毒在宿主细胞内大量增殖引起明显的临床症状，称为显性感染。根据病毒在机体内滞留的时间长短，显性感染分为急性感染和持续性感染。

1. 急性感染

潜伏期短、发病急、病程短（数日至数周），以组织器官中的病毒消失而终止，如流感病毒引起的流感。

2. 持续性感染

病程较长，病毒可在机体内持续数月至数年，甚至持续终生，且经常或反复地向体外排出病毒，成为重要的传染源。感染者可出现症状，也可不出现症状。按病程、致病机制的不同，可分为 3 类。

（1）慢性感染：经显性或隐性感染后，病毒持续存在于血液或组织中并不断排出体外，可出现症状，也可无症状。在慢性感染全过程中病毒均可被检出，如乙型肝炎病毒、丙型肝炎病毒感染等。

（2）潜伏感染：显性或隐性感染后，病毒基因潜伏于一定组织或细胞中，但不能产生具有感染性的病毒体，此时机体既无临床症状也无病毒排出。在某些条件下病毒被激活而出现急性发作，引起临床症状。如水痘 - 带状疱疹病毒、单纯疱疹病毒感染等。

（3）慢病毒感染：为慢性发展进行性加重的病毒感染。潜伏期长（可达数年至数十年），病情逐步发展，一旦出现临床症状，多呈亚急性进行性发展，最后导致死亡。如麻疹病毒引起的亚急性硬化性全脑炎；朊粒引起的疯牛病、人库鲁病、克雅病及麻疹病毒引起的亚急性硬化性全脑炎（SPSS）等。

三、致病机制

（一）病毒对宿主细胞的直接作用

1. 溶细胞型感染

又称杀细胞感染，指病毒在宿主细胞内增殖直接引起细胞的溶解死亡。此类病毒多见于无包膜病毒，其致病机制主要有：①病毒增殖时，阻断宿主细胞的核酸和蛋白质的合成，使细胞代谢障碍，导致细胞的病变或死亡；②某些病毒的衣壳蛋白具有直接杀伤宿主细胞的作用；③病毒感染可引起细胞溶酶体膜通透性增高，释放水解酶，引起细胞自溶；④在病毒复制过程中，细胞核、细胞膜、内质网、线粒体均可被损伤，导致细胞裂解死亡；⑤病毒复制成熟后，以爆破方式释放大量子代病毒引起细胞裂解死亡。

2. 稳定状态感染

又称非杀细胞性感染，常见于有包膜病毒。这类病毒在易感细胞中缓慢增殖，以出芽方式释放子代病毒，不阻碍或轻度影响细胞代谢，细胞在短时间内并不立即被溶解或发生死亡，但细胞膜常发生一定的变化，主要表现为：①细胞融合，即受染细胞与邻近正常细胞发生细胞膜融合，形成多核巨细胞，致细胞功能丧失，有诊断价值；②细胞膜出现新抗原，新抗原是由病毒基因编码合成的并嵌入细胞膜上的蛋白质，具有病毒特异性，可诱导机体产生免疫应答。

3. 包涵体形成

有些病毒感染易感细胞后，在胞质或胞核内形成嗜酸性或嗜碱性、圆形或椭圆形的小体，称为包涵体。包涵体是病毒颗粒或未装配的病毒成分，也可能是病毒增殖后留下的细胞反应痕迹。包涵体可破坏细胞的正常结构及功能，甚至导致细胞死亡。不同病毒感染所形成的包涵体特征各异，有助于病毒感染的诊断。

4. 细胞凋亡

是一种由基因控制的程序性细胞死亡，属正常的生物学现象。病毒感染可导致宿主细胞发生凋亡，如 HIV 感染 $CD4^+T$ 细胞后，通过信号转导作用，启动凋亡基因，逐步使细胞发生凋亡。

5. 细胞转化

有些病毒 DNA 或其片段整合到宿主细胞 DNA 中，使宿主细胞的生物遗传特性发生改变，引起细胞转化，甚至可能发生恶性转化，成为肿瘤细胞。其可能机制是：①整合的病毒核酸激发了细胞癌基因或原癌基因，并使之过度表达，从而引起细胞无限增殖；②某些病毒的基因组携带有病毒癌基因，当发生整合时，其病毒癌基因在宿主细胞表达活性，引起细胞的转化或诱发癌变；③某些病毒基因编码的转化蛋白作用于宿主细胞的抑癌蛋白并使之失活，导致细胞无限增殖、生长失控。

(二) 引起免疫病理损伤

1. 体液免疫的损害作用

许多病毒感染后，如乙肝病毒、流感病毒等感染细胞后，受染细胞膜上形成的新抗原与相应抗体特异性结合，通过激活补体及结合 NK 细胞、吞噬细胞，导致Ⅱ型超敏反应，引起细胞的溶解破坏；细胞外病毒体与相应抗体结合形成免疫复合物，在一定条件下可沉积于某些组织的血管壁基底膜，激活补体，导致Ⅲ型超敏反应，引起组织损害。

2. 细胞免疫的损害作用

受病毒感染的细胞膜上出现新抗原，效应 Tc 细胞及 Th1 细胞与受染细胞膜上的病毒抗原结合，通过效应 Tc 细胞直接发挥细胞毒作用或通过效应 Th1 细胞释放细胞因子导致组织细损伤，引起Ⅳ型超敏反应。

3. 病毒直接损伤免疫系统

许多病毒感染导致机体的免疫功能降低，可能与病毒感染致吞噬细胞功能降低、抗体产生低下有关，使病毒难以清除，还可在这些细胞中逃避抗体、补体的作用，并随免疫细胞播散到体内其他脏器。病毒感染可致免疫应答功能紊乱，免疫细胞识别功能下降，对自身组织产生免疫应答，甚至诱发自身免疫病。

四、抗病毒免疫

（一）非特异性免疫

1. 屏障作用

完整的皮肤、黏膜及其附属结构、腺体分泌物等是抗病毒的第一道防线，但各种屏障对病毒的作用不如对细菌作用强，有些病毒在妊娠前 3 个月可通过胎盘感染胎儿。

2. 吞噬细胞的作用

巨噬细胞在抗病毒感染中具有重要作用，它不仅可以吞噬、灭活病毒，还能产生多种生物活性物质参与抗病毒免疫。

3. 干扰素（interferon，IFN）

干扰素是细胞受病毒感染或某些其他物质作用后产生的一种细胞因子，具有抗病毒、抗肿瘤和免疫调节等活性。由人类细胞产生的 IFN 可分 α、β、γ 三种。α-干扰素主要由人白细胞产生，β-干扰素由人纤维细胞产生，γ-干扰素由 T 细胞产生。α-干扰素和 β-干扰素属于Ⅰ型干扰素，γ-干扰素属于Ⅱ型干扰素。

干扰素通过旁分泌的方式诱导邻近细胞发挥抗病毒作用。干扰素作用于细胞诱生一组抗病毒蛋白（antiviral protein，AVP）而抑制病毒蛋白在细胞内的合成。干扰素诱导抗病毒蛋白具有动物种属特异性（与细胞膜干扰素受体有关）。但其激活细胞产生的抗病毒蛋白的抗病毒作用，具有广泛的抗病毒作用。不同病毒对干扰素的敏感性有一定差异。细胞在病毒感染的早期产生干扰素，并使细胞迅速处于抗病毒状态。因此它既能中止受感染细胞中的病毒复制，又能限制病毒的扩散。

4. NK 细胞

病毒感染细胞后，受染细胞膜上出现新抗原，成为 NK 细胞攻击对象。NK 细胞识别靶细胞是非特异性的，对病毒感染的细胞均有杀伤作用。

（二）特异性免疫

1.体液免疫的抗病毒作用

体液免疫主要作用于细胞外游离的病毒和病毒感染细胞。机体感染病毒后，血清中出现特异性抗体，具有保护作用的中和抗体(IgG、IgM、IgA)能中和游离病毒，阻止病毒的吸附和穿入；通过调理作用，促进吞噬细胞对病毒的吞噬，防止病毒通过血液播散；有包膜病毒与抗体结合后，还可通过活化补体将包膜病毒溶解破坏。对细胞内病毒，抗体可与受染细胞表面的病毒抗原结合，通过活化补体或 ADCC 作用裂解与破坏受染细胞。

2.细胞免疫的抗病毒作用

对细胞内病毒，机体主要通过细胞免疫予以清除。通过效应 Tc 细胞特异性直接杀伤靶细胞；效应 Th1 细胞在局部释放细胞因子如 IL－2、TNF－β、IFN－γ 等细胞因子，使通过激活巨噬细胞和 NK 细胞，诱发炎症反应，吞噬和杀灭病毒。

第三节　病毒感染的检查方法与防治原则

一、病毒感染的检查方法

（一）标本的采集与送检

病毒标本采集应遵循早采、冷藏、快速的原则。感染检查结果的成败取决于标本的采集和送检是否正确。因此，在标本采集和运送过程中应注意下面几个事项：①应根据感染部位采集相应标本；②作病毒分离或检查病毒及其核酸的标本，应采集患者急性期标本，此时病毒在体内大量增殖，检出率高；③血清学检查则需采集早期与恢复期双份血清，以便了解抗体效价的动态变化；④标本采取必须严格无菌操作；⑤标本采集后应放保温瓶内冷藏并尽快送检，最好在 1～2 小时内送达实验室，送检的组织可放入含抗生素的 50％甘油盐水缓冲液中低温下保存送检；⑥暂时不能检查、分离培养时应将标本置于 -70℃下保存(如低温冰箱或液氮罐内)。

（二）病毒感染的快速检查方法

1.病毒的形态学检查

取含有病毒的组织细胞，经染色后用光学显微镜观察病毒包涵体及细胞病变。用电镜观察病毒颗粒的形态、结构及细胞病变。

2.检测病毒抗原及抗体

常用的抗原抗体检测法有 ELISA、放射免疫法、免疫荧光法、免疫印迹法及血凝抑制试验等，其中应用最为广泛的是 ELISA。

3. 检测病毒核酸

（1）核酸杂交技术：是一种特异、快速、能定量分型、应用面广的诊断新技术，原理是用一条已知单链核酸标记上同位素作探针，检测标本中同源或部分同源的病毒核酸，目前已广泛应用于病毒、细菌等微生物及寄生虫病的诊断。

（2）PCR：是一种快速体外扩增特异性 DNA 片段的新技术。它在短时间内可使目的基因扩增数百万倍，可测出极微量的基因，因此敏感性极高。需注意因操作时污染而出现的假阳性。

（3）基因芯片技术：原理是用已知的生物分子或基因序列作探针，与待测样品中的生物分子或基因序列相互作用和并行反应，计算机自动分析处理数据并报告结果。优点是可以一次性完成大量样品 DNA 序列的检测和分析，解决传统核酸杂交技术的许多不足，有着广阔的应用前景。

（三）病毒的分离培养与鉴定

病毒分离培养方法主要有组织培养、鸡胚培养和动物接种。因这些方法复杂、要求严格、需时较长，故不能广泛应用于临床诊断，只用于实验室研究或流行病学调查。

二、病毒感染的预防

目前对病毒性疾病的预防和控制仍很大程度上依赖于人工免疫法。

（一）人工主动免疫

常用的疫苗有：①灭活疫苗：如乙型脑炎疫苗、狂犬疫苗、流感灭活疫苗、甲肝疫苗等；②减毒活疫苗：如脊髓灰质炎疫苗、麻疹疫苗、风疹疫苗、轮状病毒疫苗、腮腺炎疫苗、水痘疫苗等；③基因工程疫苗：如乙肝重组疫苗；④亚单位疫苗：如乙肝疫苗、流感疫苗；⑤合成疫苗、重组载体疫苗、DNA 疫苗等正在研制中。

（二）人工被动免疫

常用的人工被动免疫制剂有抗病毒免疫血清、人血浆丙种球蛋白、胎盘球蛋白等。免疫血清现有抗麻疹、抗狂犬病、抗乙型脑炎免疫血清；注射人血浆丙种球蛋白对甲型肝炎、麻疹、脊髓灰质炎等具有紧急预防作用；特异性免疫球蛋白制剂如抗乙型肝炎病毒免疫球蛋白（HBIg），对预防乙型肝炎有一定疗效。

三、病毒感染的治疗

（一）抗病毒的化学制剂

1. 核苷类药物

通过阻抑子代病毒基因的合成与表达，抑制病毒复制或复制出失去感染性的病毒。常用药物有阿糖腺苷、碘苷、阿昔洛韦、更昔洛韦、拉米夫定，主要用于 DNA 病毒(如疱疹病毒)感染的治疗；齐多夫定用于 HIV 感染，可以有效地降低艾滋病的发病率与病死率；利巴韦林为广谱抗病毒药，对多种 RNA 或 DNA 病毒有抑制作用。

2. 病毒蛋白酶抑制药

通过抑制病毒蛋白酶的活性，阻止病毒的复制，常用药物有茚地那韦、利托那韦等，对 HIV 有一定抑制作用。

3. 其他抗病毒药物

金刚烷胺或甲基金刚烷胺用于甲型流感的治疗，甲酸磷霉素用于疱疹病毒感染的治疗。

(二)干扰素及干扰素诱生剂

干扰素具有广谱抗病毒作用，但干扰素并不直接作用于病毒，而是作用于宿主细胞的基因，使之合成抗病毒蛋白，由抗病毒蛋白抑制病毒蛋白质的合成、影响病毒的组装和释放。主要用 IFN - α，不良反应小，对某些病毒性疾病的防治有较好的效果，如病毒性肝炎、疱疹性角膜炎、带状疱疹、水痘等。目前临床应用的干扰素多为基因工程产品。此外，干扰素诱生剂如聚肌胞有诱生干扰素和免疫促进的作用。

(三)中草药

黄芪、大青叶、板蓝根、贯众、螃蜞菊等对呼吸道病毒、肠道病毒、肝炎病毒有一定效果，现广泛用于病毒感染治疗。

(四)其他

单克隆抗体、治疗性疫苗、细胞因子等免疫制剂在病毒感染治疗中亦被重视，有些制剂已用于临床治疗。

〖复习思考题〗

一、名词解释

病毒 干扰现象 包涵体

二、问答题

1. 简述病毒的基本结构及功能。

2. 简述病毒的增殖复制过程。

第十五章　病毒学各论

病毒是传染病最主要的病原生物。由于病毒与宿主细胞间存在着较高的选择适配性(取决于病毒吸附蛋白与病毒受体间的对应匹配),故临床常按病毒的传播途径(如呼吸道病毒、胃肠道病毒、虫媒病毒等)、感染部位(如肝炎病毒)和所致疾病(如疱疹病毒、出血热病毒、狂犬病病毒等)等对医学病毒进行归类。

第一节　呼吸道病毒

呼吸道病毒是一大类能侵犯呼吸道引起呼吸道感染、或以呼吸道为侵入门户引起其他组织器官病变的病毒。呼吸道病毒包括流行性感冒病毒、麻疹病毒、腮腺炎病毒、风疹病毒、呼吸道合胞病毒、冠状病毒、副流感病毒、腺病毒、鼻病毒、呼肠病毒等。据统计,大约90%以上的呼吸道感染由病毒引起。

一、流行性感冒病毒

流行性感冒病毒(Influenza virus)简称流感病毒,属正黏病毒科(Orthomyxoviridae)。流感病毒依核糖核蛋白与基质蛋白抗原的不同分为甲、乙、丙三种类型。其中,甲型流感病毒宿主范围广,可引起人和多种动物感染,导致流感全球流行或暴发;乙型流感病毒主要感染人类,可导致小范围流行;丙型流感病毒主要引起婴幼儿和免疫低下人群感染,极少引起流行。

(一)生物学特性

1. 形态与结构

流感病毒多呈球形,直径80~120 nm(图15-1)。从患者体内初次分离时呈丝状,长短不一。病毒体的结构从内向外由核衣壳和包膜构成(图15-2)。

(1)核衣壳:由病毒RNA、RNA多聚酶和核蛋白(nucleoprotein,NP)组成。流感病毒的RNA为分节段的单链负股,由8个节段组成(丙型流感病毒只有7个节段)。每一节段分别编码对应的病毒蛋白。第1~6节段编码PB2、PB1、PA、HA、NP、NA;第7、8节段编码M1/2(膜蛋白)和NS1/NS2(含可抑制宿主细胞代谢成分)。由于流感病毒的RNA为分节段,各节段分别复制,终产物再装配到子代病毒体内,因此,在装配过程中,不同的核酸节段之间易发生重组、

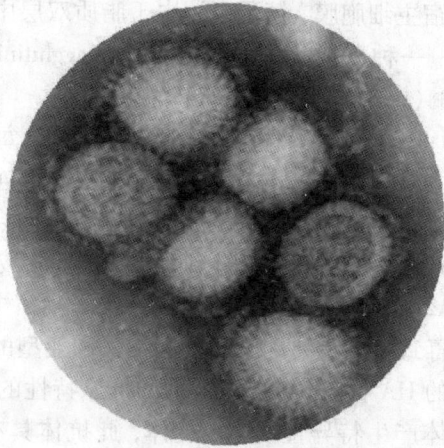

图 15 - 1　电子显微镜下的流行性感冒病毒形态

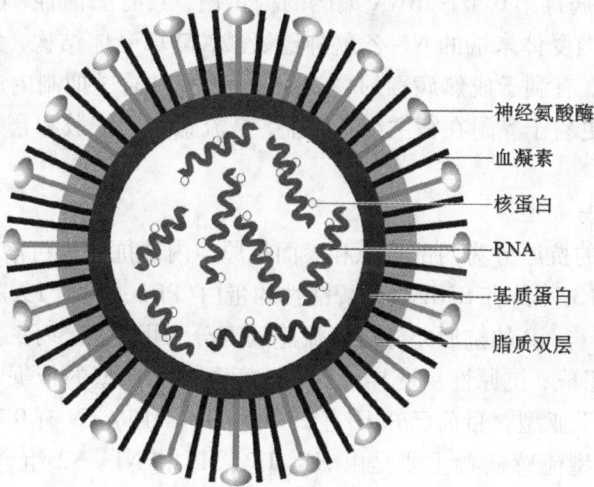

图 15 - 2　流感病毒结构模式图

交换或重配，使病毒生物学特性发生变异。NP 盘旋包绕病毒 RNA，呈螺旋对称排列，称为核糖核蛋白(ribonucleoprotein，RNP)。NP 免疫原性稳定，很少发生变异。NP 与包膜中的基质蛋白共同组成流感病毒的型特异性抗原。

(2)包膜：由基质蛋白(MI)和脂质双层组成。基质蛋白又称为内膜蛋白

（M 蛋白），介于核衣壳和脂质双层之间，具有保护核心及维持病毒外形的作用。脂质双层来源于宿主细胞膜，糖蛋白镶嵌于脂质双层中并突出于其表面形成刺突。刺突分两种：一种呈柱状，称血凝素（hemagglutinin，HA）；另一种呈蘑菇状，称神经氨酸酶（neuraminidase，NA）。

1）HA：是病毒第 4 节段 RNA 编码的三聚体糖蛋白，每条单体前体（HA0）由血凝素 1（HA1）和血凝素 2（HA2）通过精氨酸和二硫键连接而成。HA0 经细胞蛋白酶水解活化，使精氨酸裂解而形成仅由二硫键连接的 HA1 和 HA2 时，病毒才有感染性。HA1 是同红细胞、宿主细胞受体（唾液酸）相连接的部位，因而与感染性有关。HA2 具有膜融合活性，有助于吸附到宿主细胞膜上病毒的进一步侵入细胞，是病毒致病的重要因素。不同毒株和亚型的流感病毒感染性不同，与各自含有不同的 HA 糖蛋白突起（结构和抗原特性的不同）有关。HA 具有抗原性，可激发机体产生特异性抗 HA 抗体，此抗体具有保护作用。HA 抗原结构易发生改变，一个氨基酸的置换就可能改变其抗原性，是划分甲型流感病毒亚型的主要依据。HA 能与多种动物和人的红细胞表面的糖蛋白受体结合，引起红细胞凝集，可借此来检测病毒。

2）NA：是病毒第 6 节段 RNA 编码的糖蛋白，具有酶活性，能水解宿主细胞表面的糖蛋白受体末端的 N－乙酰神经氨酸，破坏受体结构，使宿主细胞与病毒颗粒解离，有利于成熟病毒的释放。NA 还可以通过抑制内皮细胞的黏液分泌，使病毒更易于黏附在宿主细胞膜上，是流感病毒扩散和繁殖必不可少的因素。

2. 抗原性与分型

流感病毒的抗原分为内部抗原和表面抗原。内部抗原为可溶性抗原，涉及 M 蛋白、NP 和 3 种具有 RNA 聚合酶活性的蛋白（PB1、PB2、PA），其抗原性稳定。按 M 蛋白与 NP 的抗原差异可将流感病毒分为甲、乙、丙三型。表面抗原由 HA 和 NA 组成，抗原性易变异，是流感病毒划分亚型的依据。如甲型流感病毒可分为若干亚型。目前已知 H 有 15 种（H1 ~ H15）、N 有 9 种（N1 ~ N9）。人间流行的甲型流感病毒主要是由 H1、H2、H3 和 N1、N2 组合而成的亚型。乙型流感病毒虽有变异，但尚不能划分亚型。丙型流感病毒抗原性较稳定。

3. 变异性与流感流行的关系

流感病毒表面抗原变异幅度的大小直接影响到流感流行的规模。由基因点突变引起的抗原变异，变异幅度小，属于量变，称为抗原漂移（antigen drift），产生病毒的新株，可引起中小型流行。由基因重组引起的抗原变异，抗原变异幅度大，属于质变，称为抗原性转变（antigen shift），形成新的亚型，往往因人群普遍缺乏相应免疫力而引起较大的流行，甚至暴发性流行。

按照世界卫生组织（WHO）规定，流感病毒依据其 HA 与 NA 的抗原性来确定其亚型，代表株命名法为型别/宿主（人可省略）/分离地点/毒株序号/分离年代。抗原性转变和流行的情况详见表 15－1。

表 15－1　甲型流感病毒抗原性转变与流行年代

亚型（别名）	代表病毒株	流行年代
H0N1（原甲型）	A/PR/8/34	1930—1946 年
H1N1（亚甲型）	A/FM/1/47	1946—1957 年
H2N2（亚洲甲型）	A/Singapore/1/57	1957—1968 年
H3N2（香港甲型）	A/Hong Kong/1/68	1968—1977 年
H1N1、H3N2（香港甲型与新甲型）	A/USSR/90/77	1977 年—

4. 培养特性

流感病毒适宜在鸡胚中增殖。初次分离培养接种于鸡胚羊膜腔。传代培养接种于尿囊腔。流感病毒可在原代猴肾细胞（PMK）或狗肾传代细胞（MDCK）增殖，流感病毒在细胞中增殖后无明显细胞病变，常用红细胞吸附试验或免疫学方法证实病毒的存在。

5. 抵抗力

抵抗力较弱，加热 56℃ 30 分钟即可灭活，室温下感染性很快消失，0℃ ~4℃可存活数周，－70℃或冷冻真空干燥可长期保存。对干燥、日光、紫外线、脂溶剂、氧化剂、酸等均敏感。

（二）致病性与免疫性

1. 致病性

流感的主要传染源是患者和隐性感染者。人群对流感病毒普遍敏感。发病前、后 2 ~ 3 天呼吸道分泌物中含有大量病毒，通过飞沫或污染的手、用具等传播。病毒侵入易感者呼吸道后，在局部黏膜细胞内增殖，经过 1 ~ 2 天潜伏期，引起细胞变性、坏死、脱落等而引起上呼吸道局部炎症。病毒一般不进入血流。由病毒感染诱生的 IFN 可能是引起发热、头痛、肌肉酸痛等全身症状的原因之一。病毒可侵犯患者下呼吸道，引起支气管炎、肺炎。抵抗力较弱的年老体弱者，可继发严重细菌性感染，增高病死率。

2. 免疫性

流感病毒可诱导特异性的细胞免疫应答与体液免疫应答，其中抗 HA 抗体为中和抗体(包括 IgM、IgG 和 SIgA),可维持 10 年之久,对同型病毒形成牢固免疫,但不同亚型间无交叉免疫。细胞免疫既依赖 CD4$^+$T 细胞产生细胞因子辅助 B 细胞产生抗体,也依靠 CD8$^+$T 细胞对感染细胞的清除杀伤作用,且 CD8$^+$T 细胞的清除杀伤有交叉性(可作用同亚型各毒株)。

(三)微生物学检查

在流感暴发流行时,根据典型症状即可作出临床诊断。实验室检查主要用于鉴别诊断和分型、监测变异株、预测流行趋势和制备疫苗。常用的检查方法如下:

1. 病毒分离培养

取急性期患者咽漱液或鼻咽拭子,经抗生素处理后接种培养细胞或鸡胚,培养后用血凝试验确定有无病毒存在。

2. 血清学诊断

取发病急性期(5 天内)血清及恢复期(病后 2~4 周)血清作血凝抑制试验,若恢复期抗体效价较急性期增长 4 倍以上,可辅助诊断。此外,快速诊断主要是采用间接或直接免疫荧光法、ELISA 法检测病毒抗原。

3. 病毒核酸测定

可用核酸杂交、PCR 或序列分析检测病毒核酸和进行病毒分型。

(四)防治原则

1. 一般预防

流感病毒传染性强、传播迅速、易引起暴发流行,故严密监测流感病毒的变异,切实做好预防工作十分重要。流行期间,应避免人群聚集。公共场所可用乳酸蒸薰进行空气消毒。常用方法为 2~4 mL 乳酸/100 m^3 空间,溶于 10 倍水,加热蒸薰,能灭活空气中的流感病毒。

2. 特异性预防

接种疫苗是预防流感最有效的方法,但疫苗株必须与当前流行株抗原型别基本相同。流感病毒灭活疫苗或亚单位疫苗可降低流感的发病率。

3. 药物治疗

临床使用的抗流感病毒药物主要有两类:一是神经氨酸酶抑制剂,如达菲等。二是 M2 蛋白抑制剂,如盐酸金刚烷胺类药物。此外,干扰素及中药板蓝根、大青叶等有一定疗效。

二、SARS 冠状病毒

为一种新发现的冠状病毒,是严重急性呼吸综合征(severe acute respiratory syndrome, SARS)的病原体。

（一）生物学特性

1. 形态结构

形态为多形性，大小为 60～200 nm，核酸类型为正单股 RNA，有包膜，包膜上有间隙较宽的突起，使整个病毒外形呈日冕状，故命名为冠状病毒（图 15-3）。

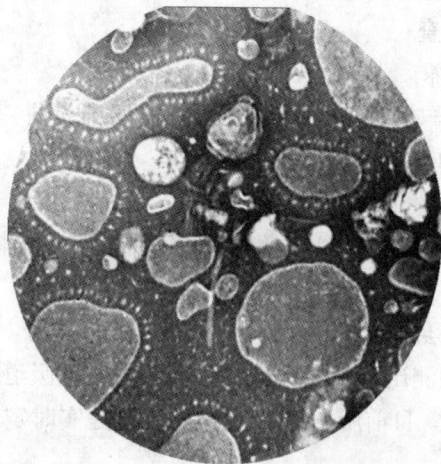

图 15-3　电子显微镜下的冠状病毒形态

2. 理化性状

抵抗力较弱。因包膜中含有脂类，故病毒对脂溶剂敏感，乙醚、氯仿、乙醇（70%）、甲醛、胰酶、紫外线等均可灭活病毒；加热 56℃ 30 分钟或 37℃ 数小时均可使病毒失去感染性；对 pH 也较为敏感，最适 pH 为 7.2，在酸性环境中很快灭活。

3. 基因结构及抗原性

基因组为正单股 RNA，长 27～32kb。已知人冠状病毒有三个血清型。用不同的分离法获得的病毒，仅有微弱的交叉免疫性。

（二）致病性与免疫性

冠状病毒感染多发生于冬春季节，主要通过呼吸道飞沫传播。一般认为，冠状病毒潜伏期为 3～5 天。典型的呼吸道感染呈普通感冒症状，很少波及下呼吸道，20 世纪 70 年代美国海军新兵中曾暴发过冠状病毒肺炎及胸膜炎。2003 年冬春季节全球 30 余国家发生的 SRAS，临床特征主要为发热、干咳、中性粒细胞不增高或降低、免疫细胞数量减少、肺部有弥漫性炎症，部分病例迅速发展为呼吸衰竭，并伴有其他器官衰竭，死亡率约 4.2%。国内最初将本病定名为传染性非典型性肺炎，2003 年 3 月世界卫生组织正式命名为严重急性呼吸衰竭综合征(SARS)。

过去认为呼吸道冠状病毒感染局限于上呼吸道，只引起较弱的免疫反应。然而，目前已从 SARS 病后恢复者血清中测到高效价的 IgM 和 IgG 抗体，证明体液免疫在病后有一定的预防作用。

(三)微生物学检查

1.病毒的分离培养

将 SARS 患者的样本(如呼吸道分泌物、血液或粪便)接种 Vero E6 细胞，一般在接种后 5 天出现细胞病变。

2.免疫学方法

可用间接免疫荧光和 ELISA 检测感染者血液中的抗体。一般在发病后 7 天左右出现 IgM 抗体，在 10 天后产生 IgG 抗体。

3.分子生物学方法

RT – PCR 可以检测出在各种样本(血液、粪便、呼吸道分泌物、组织切片)中的 SARS 病毒 RNA。目前所用的 PCR 检测主要是实时定量荧光 PCR 或巢式 RT – PCR。

(四)防治原则

隔离与防护是目前防止 SARS 传播的最好措施。由于大多数患者的大、小便和鼻咽分泌物中都有 SARS 病毒，并可较长时间存活，因此应特别注意水、排泄物和分泌物的消毒和防污染。目前对 SARS 的治疗包括干扰素等抗病毒治疗、用激素降低对肺的损伤、用抗生素治疗潜在的细菌感染、中西医结合治疗、呼吸机的应用以及其他对症支持治疗。

三、其他呼吸道病毒(表 15 – 1)

表 15 – 1　其他呼吸道病毒

病毒名称	核酸型	病毒血清型	引起的主要疾病
腮腺炎病毒	RNA	1 个血清型	流行性腮腺炎、青春期感染者可合并睾丸炎或卵巢炎
麻疹病毒	RNA	1 个血清型	麻疹
呼吸道合胞病毒	RNA	1 个血清型	婴幼儿细支气管炎及肺炎；成人和年长儿童主要表现为上呼吸道感染
风疹病毒	RNA	1 个血清型	风疹、先天性风疹综合征

病毒名称	核酸型	病毒血清型	引起的主要疾病
冠状病毒	RNA	3 个血清型	普通感冒、咽炎
禽流感病毒	RNA	属甲型流感病毒，15 个 H（血凝素）亚型和 9 个 N（神经氨酸酶）亚型	感染人的亚型主要为 H5N1、H9N2、H7N7，其中感染 H5N1 的患者病情重，病死率高。人类感染可出现类流感症状、进行性肺炎和败血症
腺病毒	DNA	人腺病毒 41 个血清型	3 岁以下婴幼儿扁桃腺炎、咽炎、支气管炎、肺炎、结膜炎

第二节　肠道病毒

肠道病毒（enterovirus）是指通过污染饮食等而经消化道传播的病毒。肠道病毒包括小 RNA 病毒科中的人类肠道病毒和呼肠病毒科中的轮状病毒、肠道腺病毒、杯状病毒、星状病毒等。人肠道病毒至少由 72 个血清型组成，其种类有：①人脊髓灰质炎病毒 1 ~ 3 型。②人柯萨奇病毒 A 组 1 ~ 22 型和 24 型（A - 23 型为埃可病毒 9 型），B 组 1 ~ 6 型。③埃可病毒 1 ~ 9，11 ~ 27，29 ~ 34 共 32 个血清型。④新型肠道病毒 68 ~ 72 型。其中 72 型为甲型肝炎病毒。轮状病毒、肠道腺病毒、Norwalk 病毒归为急性胃肠炎病毒。

肠道病毒的共同特点是：①病毒体呈球型，衣壳为 20 面体对称结构（共有 60 个颗粒），无包膜。②基因组为单股正链 RNA，具有感染性，并起 mRNA 作用。③在宿主细胞浆内增殖，迅速引起细胞病变。④耐乙醚，耐酸，56℃30 分钟可使病毒灭活，对紫外线、干燥敏感；在污水或粪便中可存活数月。⑤主要经粪 - 口途径传播，临床表现多样化，引起人类多种疾病，如麻痹，无菌性脑炎，心肌损伤，腹泻和皮疹等。

一、脊髓灰质炎病毒

脊髓灰质炎病毒是引起脊髓灰质炎的病毒。该疾病病毒常侵犯中枢神经系统，损害脊髓前角运动神经细胞，导致肢体松弛性麻痹，多见于儿童，故又名小儿麻痹症。

（一）生物学性状

病毒体呈球形，直径 20 ~ 30 nm（图 15 - 4），衣壳为立体对称 12 面体。病毒颗粒中心为单股正链核糖核酸，外围 32 个衣壳微粒，形成外层衣壳，此种病毒核衣壳体裸露无囊膜。核衣壳含 VP1、VP3、VP2 和 VP4 四种结构蛋白。VP1

可诱导中和抗体的产生，VP1 对人体细胞膜上受体有特殊亲和力，与病毒的致病性和毒性有关。

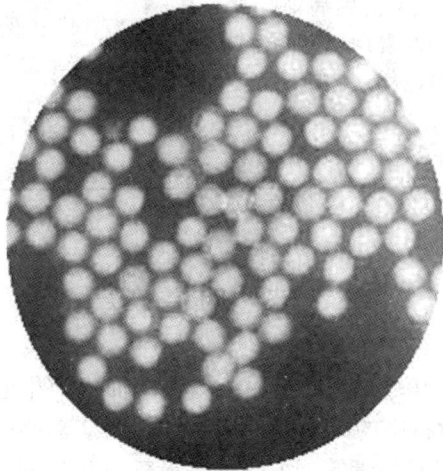

图 15－4　电子显微镜下的脊髓灰质炎病毒形态

　　已知脊髓灰质炎病毒有三个血清型，各型间很少交叉免疫。人感染后对同型病毒能产生较持久的免疫力，血清中最早出现特异型 IgM，脊髓灰质炎病毒对外界因素抵抗力较强，但加热至56℃以上、甲醛、2% 碘酊、升汞和各种氧化剂如双氧水、漂白粉、高锰酸钾等，均能使其灭活。

　　猩猩和猴对脊髓灰质炎病毒易感。组织培养以人胚肾、人胚肺、人羊膜及猴肾细胞最为敏感。在 Hela 细胞中也易增殖，并引起细胞圆缩、脱落等病变。

（二）致病性与免疫性

　　人是脊髓灰质炎病毒的唯一天然宿主。脊髓灰质炎病毒主要经粪－口途径传播。感染后病毒在扁桃体、咽壁淋巴组织、小肠、肠系膜淋巴结组织等处增殖。约有90%的感染者，病毒局限于肠道，为隐性感染或轻症感染。少数感染者，病毒进入血循环形成第一次病毒血症，随血流扩散到呼吸道、肠道、皮肤黏膜、心、肾、肝、胰、肾上腺等组织，增殖后的病毒再次进入血循环形成第二次病毒血症。此时如果机体免疫力强，则疾病发展至此为止，形成顿挫型感染。极少数感染者可因病毒毒力强或机体免疫力低，病毒可侵犯中枢神经系统，主要在脊髓前角运动神经细胞中增殖，导致细胞病变坏死，轻者引起暂时性的肢体麻痹，重者导致肢体永久弛缓性麻痹。

　　感染后人体对同型病毒能产生较持久的免疫力，血清中最早出现特异型 IgM。

（三）微生物学检查

粪便查脊髓灰质炎病毒；脑脊液或血清查特异性 IgM、IgG 抗体，或中和抗体。麻痹患者死亡后必要时作病理检查。

（四）防治原则

口服脊髓灰质炎混合多价减毒活疫苗，以提高人群的免疫力。一般首次免疫应在婴儿 2 个月时开始，连服 3 次，间隔 4~6 周，4 岁时再加强免疫一次。未服过疫苗的年幼儿、孕妇、医务人员、免疫低下者、扁桃体摘除等局部手术后，若与患者密切接触，应及早肌注丙种球蛋白。

二、轮状病毒

轮状病毒（rotavirus）属呼肠病毒科，1973 年由澳大利亚学者 Bishop 首次发现，是人类、哺乳动物和鸟类腹泻的重要病原体。

（一）生物学特性

病毒呈球形，直径 70 nm。核心为双链 RNA，由 11 个基因片段组成。每个片段含一个开放读码框架，分别编码 6 种结构蛋白（VP_1、VP_2、VP_3、VP_4、VP_6、VP_7）和 5 种非结构蛋白（$NSP_1 \sim NSP_5$）。核心外有双层衣壳，内衣壳的壳粒沿病毒边缘呈放射状排列，形如车轮的辐条，故称轮状病毒（图 15-5）。

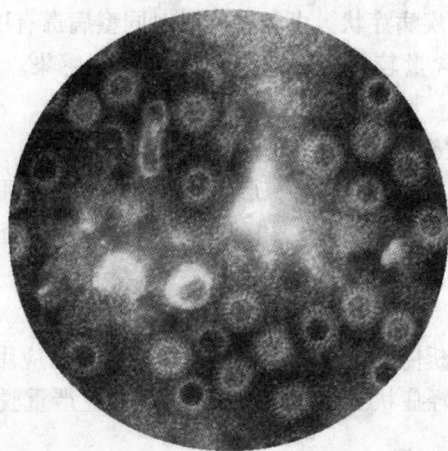

图 15-5 电子显微镜下的轮状病毒形态

VP_6 位于内衣壳，为组和亚组特异性抗原，根据其差异将轮状病毒分为 A

~G 7 个组，A、B、C 3 组能引起人类和动物腹泻，其他 4 组轮状病毒仅引起动物腹泻。VP_4 和 VP_7 存在于外衣壳，决定病毒的血清型，相关抗体仅能中和对应型的病毒。

轮状病毒抵抗力较强，耐乙醚，耐弱酸，在粪便中可存活数天或数周，在室温中其传染性能保持 7 个月，-20℃ 可长期保存。

（二）致病性与免疫性

1. 致病性

轮状病毒是秋、冬季婴幼儿腹泻的主要病原体，A 组轮状病毒引起的 6 个月~2 岁婴幼儿的急性胃肠炎最为常见，占婴幼儿病毒性胃肠炎的 80% 以上。传染源是患者和无症状带毒者，粪-口途径是主要的传播途径，也可经呼吸道侵入机体。侵入人体后病毒在小肠黏膜绒毛细胞内增殖，造成细胞溶解、死亡、微绒毛萎缩、变短、脱落，肠道对水和盐的吸收受到抑制，同时腺窝细胞增生，分泌增多，从而引起腹泻，此时随粪便排出大量病毒。临床表现主要为水样腹泻，起病突然并伴有发热、呕吐、腹痛等症状，发病前通常有 24~48 小时的潜伏期。本病多为自限性，多数患儿 3~5 天可完全恢复，少数严重者可因脱水、酸中毒而死亡。大龄儿童和成人感染 A 组轮状病毒后，多为隐性感染。B 组轮状病毒可引起成人腹泻。

2. 免疫性

感染后机体可产生 IgM、IgA 和 IgG 抗体，但主要发挥保护作用的抗体是肠道局部 SIgA，可减轻疾病症状。由于抗体只对同型病毒有中和作用，且 6 个月至 2 岁婴幼儿 SIgA 含量较低，故病愈后还可重复感染。细胞免疫也有一定作用。

（三）微生物学检查

因患儿粪便中轮状病毒含量多，形态典型，故可直接用电镜或免疫电镜检查病毒颗粒，确诊率达 90% 以上。也可采用 ELISA 法检查患儿粪便中的病毒抗原。

（四）防治原则

控制传染源，切断传播途径是主要预防措施。现已应用的轮状病毒 A 组疫苗可降低发病率，减轻症状。治疗应及时输液，防止严重脱水和酸中毒。

三、其他肠道病毒

（一）柯萨奇病毒

柯萨奇病毒因 1948 年首次从美国纽约洲柯萨奇镇 2 名疑似脊髓灰质炎患儿的粪便中分离而得名。传染源、传播途径及致病机制与脊髓灰质炎病毒相似，以隐性感染为多见，表现为轻微上呼吸道感染或腹泻等症状。近年来，有关本病毒引起严重感染的报道逐渐增多，尤其婴幼儿感染。柯萨奇病毒侵犯多种靶器官组织与特定的血清型别有关，临床表现多样化是其致病的一个特点。能引起疱疹性咽峡炎、无菌性脑膜炎、心肌炎和心包炎、流行性胸痛、普通感冒、手足口病等。机体感染后对同型病毒有牢固免疫力，以体液免疫为主。

（二）埃可病毒

埃可病毒（ECHO virus）全称为人类肠道致细胞病变孤儿病毒，有 31 个血清型。主要经消化道传播，患者及隐性感染者为传染源。其致病机制与柯萨奇病毒相似，在患者咽部分泌物及粪便中可检出病毒。临床上常见的埃可病毒感染有无菌性脑膜炎、暴发性婴幼儿腹泻、普通感冒、麻痹性疾病等。一岁以下的婴儿感染后常因神经性后遗症导致智力障碍。感染后产生特异性中和抗体，对同型病毒感染可获牢固免疫力。

（三）新肠道病毒

新肠道病毒（new enterovirus）包括 68 型~71 型。该类病毒均能在猴肾细胞上生长。68 型是从患者支气管或肺炎儿童的呼吸道分离到的，提示它与这两种疾病相关。69 型是从墨西哥的一个患者分离到的，与人疾病的关系有待研究证实。70 型是急性出血性结膜炎的病原体。71 型是 1969 年从美国加利福尼亚一个患脑炎的婴儿粪便中分离到的，后来世界各地相继报道了 71 型病毒的流行情况。1998 年我国台湾省也发生大流行，感染者达数十万人（>30 万）。71 型病毒主要引起中枢神经系统疾病，如无菌性脑膜炎、脑炎、脊髓灰质炎样麻痹（poliomyelitis – like paralysis），死亡病例多伴有肺水肿和肺出血。它也可引起手足口病。

第三节　肝炎病毒

肝炎病毒（hepatitis virus）是指以侵害肝脏为主，引起病毒性肝炎的一组病原体。目前公认的肝炎病毒至少有 5 种。包括甲型肝炎病毒、乙型肝炎病毒、丙型肝炎病毒、丁型肝炎病毒、戊型肝炎病毒等。近年还发现一些与人类肝炎相关的病毒，如庚型肝炎病毒和 TT 病毒，但由于致病性不清，均未被最后确定和命名。此外，还有一些病毒如黄热病毒、巨细胞病毒、EB 病毒、风疹病毒等虽也可引起肝炎，但不列入肝炎病毒范围之内。

一、甲型肝炎病毒

甲型肝炎病毒（hepatitis A virus, HAV）是甲型肝炎的病原体，主要经过粪

–口途径传播，可造成暴发或散发流行，潜伏期短，发病较急，一般不转为慢性，亦无慢性携带者，预后良好。1982年国际病毒命名委员会将其分类为小RNA病毒科肠道病毒属72型。

（一）生物学特性

1.形态与结构

HAV属小RNA病毒科肠道病毒属第72型。病毒体呈球型，直径27~32 nm，衣壳呈20面体立体对称结构（图15-6），无包膜。病毒基因组为单股正链RNA（+ssRNA），含7478个核苷酸。基因组分为5′末端非编码区、编码区和3′末端非编码区。编码区只有一个开放读码框架（open reading frame，ORF），分为P1、P2、P3三个功能区，P1区编码衣壳蛋白，该蛋白由VP1、VP2和VP3多肽组成，具有HAV抗原性，可诱生中和抗体。P2、P3基因区编码非结构蛋白。各株HAV基因同源性大于74%以上。根据核苷酸序列差异，可将HAV分为Ⅰ、Ⅱ、Ⅲ……Ⅶ等7个基因型，大多HAV株归为Ⅰ型，我国分离的毒株多为ⅠA型。但世界各地分离的HAV毒株均属同一血清型。

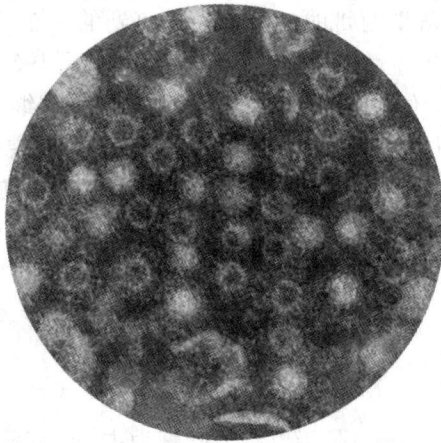

图15-6 电子显微镜下的HAV形态

2.培养特性

HAV的自然宿主主要是人类，但黑猩猩、恒河猴等灵长类动物，均对HAV易感，经口或静脉注射可使动物发生肝炎，并能在肝细胞浆中检出HAV。HAV可在非洲绿猴肾细胞（Vero细胞）、非洲绿猴肝细胞、人胚肾细胞、人胚肺二倍体细胞内缓慢生长，复制周期长，产量少。病毒在胞浆内增殖，不引起细胞裂解，且自细胞内释放十分缓慢可免疫荧光染色法，可检出组织培养细胞中的 HAV。

3. 抵抗力

HAV 对乙醚、酸、热稳定，在 pH1.0 作用 2 小时，或 60℃1 小时或在食物中 85℃1 分钟均不能使 HAV 失活，在 -20℃ 储存数年仍保持感染性。HAV 经高压(121℃20 分钟)、煮沸(5 分钟)、干热(180℃60 分钟)、甲醛(1:4000、37℃3 天)、氯(10 ppm ~ 15 ppm, 30 分钟)及次氯酸盐(1:100 倍稀释氯漂白粉)等处理均可使之灭活。鉴于 HAV 有相当大的抵抗力，故对甲型肝炎患者的排泄物处理时应特别小心。

(二)致病性与免疫性

1. 传染源

甲型肝炎的传染源为患者和隐性感染者。尤其是无黄疸型肝炎患者。甲型肝炎的潜伏期为 15 ~ 50 天，平均 30 天。在潜伏期末、临床症状出现前，即有大量病毒从感染者粪便排出。发病后 2 周开始，随肠道中抗 HAV IgA 及血清中抗 HAV IgM、IgG 的产生，粪便中不再排出病毒。

2. 传播途径

HAV 主要经粪 - 口传播，传染性极强。HAV 随患者粪便排出体外，通过污染水源、食物、海产品(如毛蚶等)、食具等传播而造成散发性流行或大流行。由于 HAV 比肠道病毒更耐热、耐氯化物的消毒作用，并可在污染的废水、海水及食品中存活数月或更久，故比肠道病毒更易引发感染。1988 年上海曾发生因食用 HAV 污染的毛蚶而暴发甲型肝炎流行，患者多达 30 余万，危害十分严重。

3. 致病机制与免疫性

HAV 主要侵犯儿童和青年，且多为隐性感染。显性与隐性感染均可使机体产生抗 HAV(IgM 和 IgG)。我国成人血清中抗 - HAV 阳性率可达 70% ~ 90%。HAV 经口侵入人体后首先在口咽部或唾液腺中增殖，然后在小肠淋巴结内增殖，继而入血，形成病毒血症，再到达肝脏，在肝细胞内增殖而致病。由于 HAV 在细胞内增殖非常缓慢，并不直接造成明显肝细胞损害，因而推断：机体的免疫应答参与了肝脏的损伤。除了非特异巨噬细胞、NK 细胞杀伤病毒感染的靶细胞外，还通过特异性 HAV 抗体在肝脏与 HAV 结合形成免疫复合物，或 CTL 细胞对感染病毒肝细胞的攻击作用而引起肝损害。但至今未发现 HAV 对细胞有转化作用，因此甲型肝炎预后良好。

在甲型肝炎的显性或隐性感染中，机体都可产生抗 HAV 的 IgM 和 IgG 抗体，IgM 类抗体在急性期和恢复早期出现；IgG 类抗体在恢复后期出现，并可维持多年，对 HAV 的再感染有免疫力。甲型肝炎的临床经过和抗 HAV 机体的消长情况见图 15 - 7。

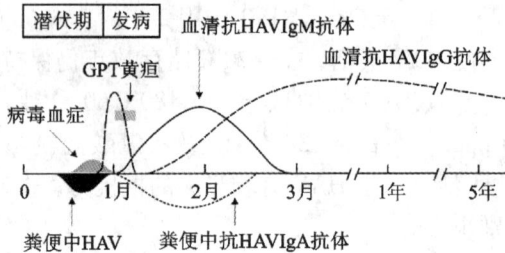

图 15 - 7　甲型肝炎的临床经过和抗 HAV 机体的消长情况

(三)微生物学检查

甲型肝炎一般不作病原体直接检查,检测抗 HAV 常用 RIA 和 ELISA 法。检测抗 HAV IgM 可作为 HAV 早期感染的指标,有助于早期诊断;检测抗 HAV IgG 有助于流行病学调查;检查粪便中抗 HAV IgA 也有助于诊断。

从临床标本中提取 HAV RNA,逆转录出 cDNA 进行 PCR 扩增,其产物经溴乙锭在琼脂糖凝胶电泳染色,或经杂交进行检测,方法敏感且准确。

(四)防治原则

HAV 感染后,大多数表现为隐性感染和无黄疸型肝炎,传染源较难控制。因此,甲型肝炎的预防应以加强卫生宣传教育,加强粪便管理,保护水源、搞好食品卫生为主要措施。我国研制的甲型肝炎减毒活疫苗(H_2 株)对人体有保护作用,效果良好,正在推广应用。人工被动免疫是注射丙种球蛋白。在潜伏期,肌内注射丙种球蛋白($0.02 \sim 0.12$ μg/kg 体重)可减轻临床症状发生。

二、乙型肝炎病毒

乙型肝炎病毒(hepatitis B virus,HBV)为嗜肝 DNA 病毒科的一种反转录病毒。据估计全世界乙型肝炎病毒表面抗原(hepatitis B surface antigen,HBsAg)携带者有 3.5 亿,其中 1.2 亿在中国。

(一)生物学特性

1. 形态与结构

通过电子显微镜观察,乙型肝炎患者的血清含有 3 种 HBV 相关颗粒,分别为大球形颗粒、小球形颗粒和管形颗粒(图 15 - 8)。

(1)大球形颗粒:1970 年由 Dane 首先发现,故又称 Dane 颗粒,为有感染性的 HBV 完整颗粒。Dane 颗粒呈球形,直径为 42 nm,由脂质双层膜和一个含

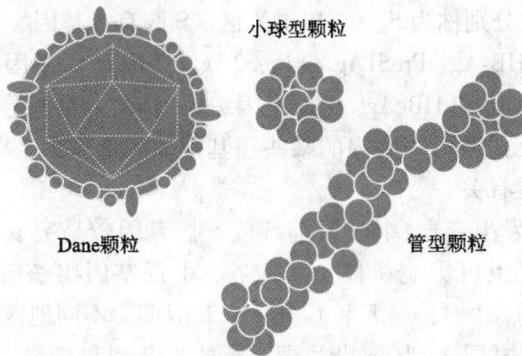

图 15 - 8　HBV 形态示意图

有 DNA 分子的核衣壳组成(图 15 - 9)。HBV 的表面抗原(HBsAg)镶嵌于脂质双层膜中。核衣壳为 20 面体对称结构,直径约 27 nm,衣壳蛋白具有 HBV 的核心抗原(HBcAg),经酶或去垢剂作用后,可暴露 HBV 的 e 抗原(HBeAg)。衣壳内有 DNA 链和 DNA 多聚酶。HBV 的 DNA 多聚酶为逆转录酶,它既能以 RNA 为模版反转录 DNA,也能以 DNA 为模版复制 DNA,因此 HBV 现被认为属于逆转录病毒。

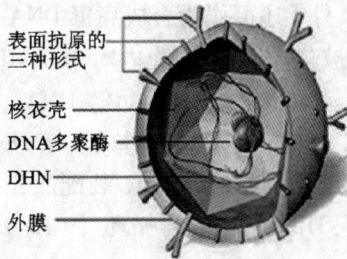

图 15 - 9　HBV 大球形颗粒结构示意图

(2)小球形颗粒:直径约 22 nm,是 HBV 感染后血液中常见成分,含有 HBsAg,但不含 DNA 和 DNA 多聚酶,无感染性。

(3)管形颗粒:直径约 22 nm,长度可达 50～500 nm。系许多小球形颗粒"串联"形成。小球形颗粒和管形颗粒均为合成过剩的病毒包膜蛋白装配而成。

2.基因结构

HBV 的 DNA 含约 3 200 个核苷酸,为双股环状未闭合结构,两条链的长度不同,长链为负链,短链为正链。长链载有病毒蛋白质的全部密码,有 4 个开放读码框(ORF),分别称为 S、C、P 和 X 区。S 区有 S 基因、PreS1 与 PreS2 基因,编码 HBV 的 HBsAg、PreS1Ag 和 PreS2Ag。C 区有 C 基因和前 C 基因,分别编码衣壳的 HBcAg 和 HBeAg。P 区基因编码 DNA 多聚酶等。X 区编码的蛋白称 HBxAg,可反式激活细胞内的某些癌基因及病毒基因,与 HBV 感染所致肝癌的发生和发展有关。

HBV DNA 易发生变异,特别是前 S 或 S 区基因较易突变。基因突变可影响基因复制表达,也可影响机体免疫应答,根据基因组核苷酸序列的差异,HBV 可分为 A、B、C、D、E、F 和 G 共 7 个基因型。不同地区流行的基因型不同,美国和西欧主要是 A 型,亚州主要流行的是 B 型和 C 型。B、C 型 HBV 感染后预后较差,母-婴传播率高,对 IFN-a 等抗病毒治疗反应较差。

3.HBV 复制

HBV 的复制过程大致如下:①HBV 侵入机体到达肝脏,通过包膜蛋白的 PreS1 和 PreS2 与肝细胞受体特异结合,吸附并侵入肝细胞内,脱去衣壳释放出 HBV DNA。②HBV DNA 进入核内后,在 HBV DNA 多聚酶作用下,正链 DNA 以负链 DNA 为模板延长修补短链区,形成完整的双股环状 DNA,继而形成超螺旋结构。③细胞 RNA 多聚酶作用下,以负链 DNA 为模板进行转录,形成 2.1kb、2.4kb 和 3.5kb 的 3 个 RNA,前两者作为 mRNA 进入胞浆中翻译成蛋白质(PreS1、PreS2 和 S 蛋白),而 3.5 kb RNA 具有双重作用,除了作为翻译 PreS、C 和 P 蛋白的 mRNA 外,还可作为合成病毒 DNA 的模板,称其为前基因组,并与 DNA 多聚酶共同被包入 HBV 内壳内。④在 HBV 的逆转录酶作用下,以 3.5 kb RNA 为模板,逆转录出全长 HBV 负链 DNA;同时在 RNA 酶 H 作用下 RNA 链被水解,由 DNA 多聚酶再合成互补的正链 DNA。⑤此正负双链 HBV DNA 被包装于内壳中,再获得包膜及 HBsAg,装配成完整病毒颗粒,从胞浆中释放于肝细胞外,重新进入 HBV 复制的再循环(图 15-10)。

4.抗原组成

(1)HBsAg:是由 2 条主蛋白肽链通过二硫链连接成的二聚体糖蛋白,存在于 HBV 三种颗粒的表面。有不同的亚型,各亚型均有共同抗原决定簇 a 和两组互相排斥的亚型抗原决定簇(d/y 和 w/r),组合成 HBsAg 的 4 个亚型,即 adr、adw、ayr、ayw。我国汉族以 adr 居多,少数民族地区以 ayw 为主。

HBsAg 的检出是 HBV 感染的标志之一,其具有免疫原性,能刺激机体产生抗 HBs,是 HBV 的中和抗体,具有免疫保护作用,故 HBsAg 是制备疫苗的最主要成分。因 HBsAg 各亚型均有共同的 α 抗原决定簇,故制备疫苗时各亚型间有交叉保护作用。

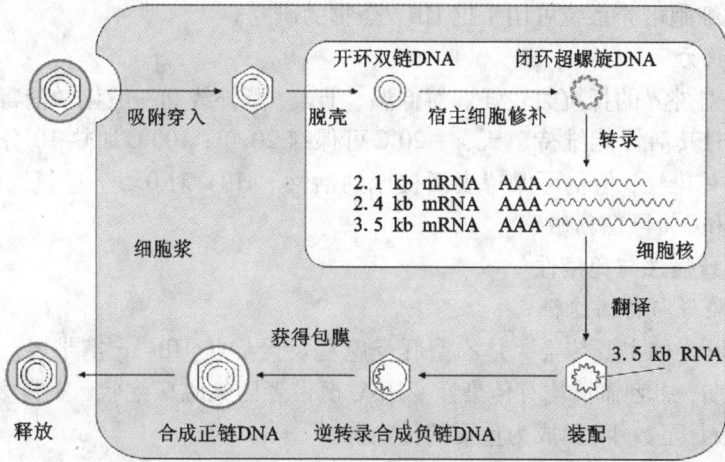

图 15 -10　HBV 复制过程示意图

Pre S1 和 Pre S2 是 HBV 脂质双层膜上与 HBsAg 相结合的蛋白质。Pre S1 和 Pre S2 有较强免疫原性，可刺激机体产生相应抗体。IgM 类抗 Pre S1 在 HBV 感染潜伏期已产生，可作为 HBV 早期感染的特异性指标。IgG 类抗 Pre S1 出现稍晚，在体内维持时间较长。抗 Pre S2 出现于急性感染恢复早期，比抗 HBs 出现早而维持时间与抗 HBs 一样。Pre S1 和 Pre S2 抗原具有与肝细胞表面受体结合的表位，因此，抗 Pre S1 和抗 Pre S2 能通过阻断 HBV 与肝细胞的结合而起抗病毒作用。

（2）HBcAg：存在于 HBV 的衣壳上，其外有 HBsAg 覆盖，故不易在血液中检出。HBcAg 可出现于感染的肝细胞表面，为 Tc 细胞所识别，在清除 HBV 感染的细胞中有重要作用。HBcAg 的免疫原性强，可刺激机体产生无中和病毒作用的 IgM 和 IgG 类抗 HBc，抗 HBc IgM 出现早，其阳性提示 HBV 在肝内处于增殖状态；抗 HBc IgG 在血中持续时间较长，其阳性仅反映机体有过 HBV 感染。

（3）HBeAg：是一种可溶性抗原，游离于血清中，其消长与 HBV DNA 多聚酶的消长动态基本相符，故可将其作为体内 HBV 复制及血清具有强传染性的指标。其刺激机体产生的抗 HBe 对 HBV 感染有一定保护作用。抗 - HBe 的出现，是预后良好的征象。

5.培养特性

黑猩猩是 HBV 的易感动物。狒猴虽可感染 HBV，但不如前者敏感。HBV 的组织培养尚未成功，目前采用的是 DNA 转染细胞培养系统，将病毒 DNA 导入肝癌细胞株，使这些细胞株可分泌 HBsAg、HBcAg、HBeAg 和 Dane 颗粒。DNA 转染细胞培养系统可用于抗 HBV 药物的研究。

6. 抵抗力

HBV 对外界的抵抗力较强。对低温、干燥、紫外线和一般化学消毒剂均耐受。37℃时其活性能维持 7 天；－20℃可保存 20 年；100℃加热 10 分钟可使 HBV 失去传染性，但仍可保持表面抗原的活性。HBV 对 0.5% 过氧乙酸、5% 次氯酸钠和 3% 漂白粉敏感。

（二）致病性与免疫性

1. 传染源与传播途径

乙型肝炎的主要传染源是乙型肝炎患者及无症状 HBsAg 携带者。在潜伏期和急性期，患者血清均有传染性。HBV 携带者因无临床症状、人数多、携带时间长（数月至数年）而成为重要的传染源。

HBV 的主要传播途径为血液或血制品传播、母婴传播、性传播及密切接触传播（如唾液、共用牙刷、剃须刀等）。

2. 致病机制与免疫性

乙型肝炎的临床表现不尽相同，可出现急性肝炎、慢性肝炎、重症肝炎等不同类型。目前认为 HBV 的致病机制主要是病毒诱发宿主产生免疫应答及病毒与宿主间的相互作用所致。其免疫损伤机制如下。

（1）细胞免疫介导的损伤：CD8$^+$T 细胞是乙型肝炎肝细胞损伤的主要效应细胞，病毒感染的肝细胞表面表达靶抗原 HBsAg 和 HBcAg，CD8$^+$T 细胞通过释放穿孔素和颗粒酶破坏肝细胞或经 Fas－FasL 途径诱导肝细胞凋亡。此外，CD4$^+$T 细胞释放的细胞因子也可间接杀伤受病毒感染的肝细胞。

（2）体液免疫介导的损伤：机体产生的抗 HBs、抗 HBe 分别与 HBsAg、HBeAg 结合形成免疫复合物，沉积于肝内小血管而引起Ⅲ型超敏反应，免疫复合物可随血液循环沉积到肾小球基底膜、关节滑膜腔而引起关节炎、肾小球肾炎等。如果免疫复合物大量沉积于肝内，可致毛细血管栓塞，造成急性肝坏死。

（3）自身免疫介导的损伤：HBV 感染可引起肝细胞表面抗原的改变，并可使位于细胞膜内侧的肝特异蛋白（liver－specific protein，LSP）暴露，从而诱导机体产生对该抗原成分的自身免疫反应，这种自身免疫反应可增强肝细胞的损伤。

3. 乙型肝炎与原发性肝癌

乙型肝炎与原发性肝癌的发生密切相关。流行病学调查提示肝炎患者的肝癌发病率比自然人群高；HBV 感染可先于或伴随原发性肝癌的发生；原发性肝癌患者肝组织中有 HBV DNA 及特异性抗原存在。有些原发性肝癌细胞系已能在培养中产生 HBsAg。

（三）微生物学检查

1.HBV 抗原抗体系统的检测

由于 HBcAg 仅存在于肝细胞内，外周血将 Dane 颗粒脱去外衣壳才能查到 HBcAg，故一般不查 HBcAg。目前临床上主要用血清学方法检测 HBsAg、抗HBs、HBeAg、抗 HBe 及抗 HBc，俗称"两对半"。HBV 抗原、抗体在感染者体内的消长情况与临床表现相关（图 15 – 11）。

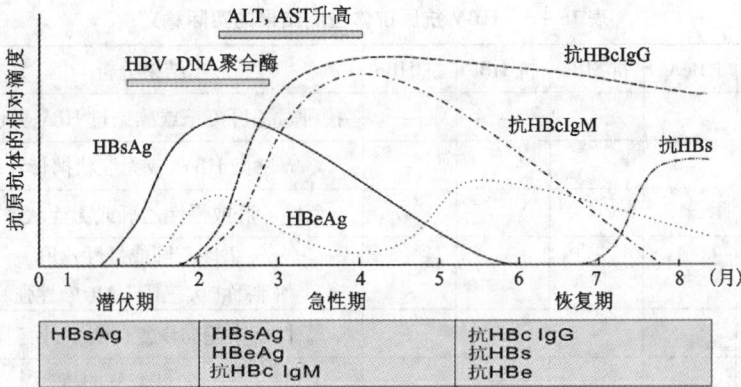

图 15 – 11　HBV 抗原、抗体在感染者体内的消长情况与临床表现相关性

（1）HBsAg 和抗 HBs：HBsAg 是 HBV 感染的标志。血清 HBsAg 阳性见于：①急性乙型肝炎的潜伏期和急性期。②HBV 所致的慢性肝病包括慢性乙型肝炎、肝硬化和原发性肝癌。急性肝炎恢复后，1 ~ 4 个月内 HBsAg 可消失，持续6 个月以上则认为转为慢性肝炎。③无症状携带者。HBsAg 阳性而长期无临床症状者为 HBV 携带者。抗 HBs 阳性表示机体已获得对 HBV 的免疫力。若为患者则显示已恢复或痊愈，预后良好；若为乙肝疫苗接种者则标志对 HBV 产生了免疫力。

（2）抗 HBc：包括抗 HBc IgM 和抗 HBc IgG。抗 HBc IgM 常出现于感染早期。慢性 HBV 感染者，抗 HBc IgG 持续阳性。抗 HBc IgM 阳性表示体内有病毒复制。该抗体下降速度与患者病情相关，如一年内不降至正常水平则提示有转为慢性肝炎的可能。

（3）HBeAg 和抗 HBe：HBeAg 是体内有 HBV 复制和血液传染性强的标志。急性乙肝 HBeAg 呈短暂阳性，如持续阳性提示预后不良。孕妇 HBeAg 阳性者，新生儿感染 HBV 阳性率高，这说明 HBeAg 与垂直感染有一定相关性。抗 HBe 见于急性乙肝的恢复期，此时，血清 HBeAg 消失，表示机体已产生一定免疫力，血液传染性降低。

（4）PreS1、PreS2 和抗 PreS1、PreS2：由于 PreS1 和 PreS2 的出现与 HBsAg、HBeAg、HBV DNA 及 HBV DNA 多聚酶呈正相关，因此可作为 HBV 新近感染的标志，其阳性结果表示体内有 HBV 复制。抗 PreS1、抗 PreS2 可出现于急性乙肝恢复早期，一般仅持续数周至数月。

HBV 抗原抗体检测结果的实际意义见表 15 – 3。

表 15 – 3　HBV 抗原抗体检测结果的实际意义

HBsAg	HBeAg	抗 HBs	抗 HBe	抗 HBc	结果分析
−	−	+	−	−	接种过乙肝疫苗或感染过 HBV 并已恢复
+	−	−	−	−	感染 HBV，或无症状携带者
+	+	−	−	−	急性乙肝或慢性乙肝或无症状携带者
+	+	−	−	+	急性乙肝或慢性乙肝 （俗称"大三阳"，传染性强）
+	−	−	+	+	急性感染趋向恢复（俗称"小三阳"）
−	−	+	+	+	乙肝恢复期
−	−	+	+	−	乙肝恢复期
−	−	−	−	+	感染过 HBV

2. 血清 HBV DNA 检测

核酸分子杂交及 PCR 技术检测 HBV DNA 可用于乙型肝炎的诊断及流行病学调查。常用斑点杂交法将特异的 HBV DNA 探针与患者血清进行杂交检测血清中 HBV DNA，方法敏感、特异，能测出 0.1～1pg 核酸。用 PCR 技术检测患者血清中 HBV DNA，在临床上也已用于辅助诊断，特别是定量 PCR 技术可作为药物疗效的考核指标。但一般不能单独依靠 PCR 进行临床诊断。

（四）防治原则

1. 一般性预防

乙型肝炎的预防应针对其传播途径采取综合性预防措施：对于具有传染性的患者应进行隔离治疗，对无症状 HBV 携带者应随访观察。严格血制品检查，严格筛选献血员。手术器械、牙科器械、注射器、针头、针灸针应严格灭菌。对有高度感染危险的人群、HBV 阳性母亲所生的婴儿应进行特异性预防。

2. 特异性预防

（1）人工主动免疫：注射乙肝疫苗是最有效的预防方法，我国目前应用的疫苗为基因工程疫苗（酵母重组 HBsAg），是将编码 HBsAg 的基因克隆到酵母菌、哺乳动物细胞或牛痘苗病毒中，并使之高效表达，经纯化后得大量 HBsAg 而制备获得。其成本低、产量高且避免了血源疫苗中可能存在的未知病毒感染因素。此外，HBsAg 多肽疫苗或 HBV DNA 核酸疫苗等新一代疫苗正在研制中。

（2）人工被动免疫：紧急情况下可应用高效价人血清免疫球蛋白（HBIg）预防。在接触 HBV 一周内注射有预防效果，两个月后需再重复注射一次。HBIg 也可与乙肝疫苗联合应用，以获得被动与主动免疫效应。

3. 药物治疗

目前治疗乙型肝炎尚无特效药物。α - 干扰素有一定效果，但用量大，一般持续用 4~6 个月，部分 HBeAg 阳性病例转阴。此外也可使用抗病毒药物，例如：无环鸟苷、多聚酶抑制药及某些逆转录酶抑制药（如拉米夫定）。现多主张抗病毒药与免疫调节药物并用。

三、其他肝炎病毒（表 15 - 4）

表 15 - 4 其他肝炎病毒

病毒名称	生物学特性	致病性
丙型肝炎病毒（HCV）	正单链 RNA 病毒，球形，直径 40~60nm，有包膜，黄病毒科	输血或血制品感染，致病机制与 HBV 相似，主要通过超敏反应导致肝细胞损伤。有慢性倾向，与肝癌发病有关，预后差
丁型肝炎病毒（HDV）	负链 RNA 病毒，球形，直径 36~43nm，有包膜，不能独立进行复制，必须在 HBV 或其他嗜肝 DNA 病毒的辅助下才能增殖	输血和使用血制品感染，致病机制主要是病毒对肝细胞的直接损伤和免疫病理损伤。HDV 只能感染 HBsAg 阳性者或与 HBV 同时感染，HDV 感染常可导致乙肝感染者的症状加重与恶化，预后差
戊型肝炎病毒（HEV）	正单链 RNA 病毒，球形，直径 27~34nm，杯状病毒科，无包膜	主要经粪 - 口途径传播，致病机制主要通过对肝细胞的直接损伤和免疫病理作用，引起肝细胞的炎症或坏死。临床主要表现为急性感染，不发展为慢性肝炎，预后好

第四节　逆转录病毒

逆转录病毒科(Retroviridae)是一组含逆转录酶的 RNA 病毒。依其致病作用，逆转录病毒目前分三个亚科，即 RNA 肿瘤病毒亚科(Oncovirinae)，可引起人类疾病的有人类嗜 T 细胞病毒；慢病毒亚科(Lentivirinae)，对人类有致病性的是人类免疫缺陷病毒，危害巨大；泡沫病毒亚科(Spumavirinae)，尚未发现对人类有致病性的种类。

逆转录病毒的共同特性是：①有包膜的球形病毒，表面有刺突，其大小100 nm 左右；②病毒核心由两条相同单股 RNA 组成；③基因组均含有 gag、pol 和 env 等 3 个结构基因及多个调节基因；④有逆转录酶、核酸内切酶及 RNA 酶 H 等酶类；⑤复制病毒 RNA 时，在逆转录酶的作用下首先合成 cDNA，构成 RNA：DNA 中间体。

一、人类免疫缺陷病毒

人类免疫缺陷病毒(human immunodeficiency virus，HIV)是获得性免疫缺陷综合征(acquired immunodeficiency syndrome，AIDS，艾滋病)的病原体。HIV－1 是全球艾滋病的病原体，HIV－2 主要局限于西部非洲而呈地域性流行。

(一)生物学特性

1. 形态与结构

HIV 为直径 100～120 nm 大小的球形颗粒。电镜下病毒内部有一致密的圆柱状核心，该核心是由两条相同单股 RNA 与包裹在其外的衣壳蛋白(p24)组成的核衣壳。核衣壳外侧包有两层膜结构，内层是内膜蛋白(p17)，亦称跨膜蛋白，最外层是脂质双层包膜，包膜表面有刺突，其含有 gp120 和 gp41 包膜糖蛋白(图 15－12)。

HIV 每条 RNA 链含 9749 个核苷酸，有 env、gag 和 pol 3 个结构基因及 tat、rev、nef、vif、vpr 和 vpu 6 个调节基因。env 基因编码包膜糖蛋白(gp41 和 gp120)；gag 基因编码前体蛋白 P55，P55 经蛋白酶裂解成病毒的核衣壳蛋白(P7)、内膜蛋白(P17)和衣壳蛋白(P24)；pol 基因编码逆转录酶、蛋白水解酶和整合酶。调节基因编码调节蛋白，调控 HIV 在细胞内的复制。

2. 病毒的复制

HIV 病毒体的包膜糖蛋白刺突(gpl20)首先与细胞上的 CD4 受体结合，然后病毒包膜与细胞膜发生融合。核衣壳进入细胞质内脱壳，释放其核心 RNA。病毒的逆转录酶以病毒 RNA 为模板，藉宿主细胞的 tRNA 作引物，逆转录出负

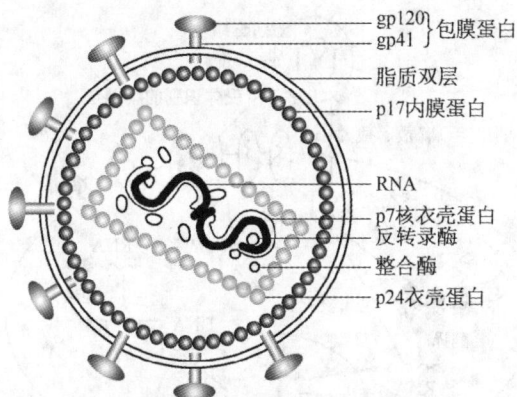

图 15 - 12　人类免疫缺陷病毒的结构示意图

链 DNA，构成 RNA：DNA 中间体。中间体中的亲代 RNA 链由 RNA 酶 H 水解去除，再由负链 DNA 产生正链 DNA，形成双链 DNA。双股 DNA 环化后，由胞浆移行到胞核内。在病毒整合酶的协助下，病毒基因组整合入宿主细胞染色体中。这种整合的病毒双链 DNA 即前病毒。前病毒活化后转录形成单一的 RNA 前体。部分 RNA 前体修饰成为子代病毒的基因组；部分 RNA 前体拼接成为 mRNA，并在细胞的核蛋白体上翻译出子代病毒蛋白。RNA 和子代病毒结构蛋白装配形成核衣壳，以出芽方式从宿主细胞膜上获得包膜，构成完整的子代病毒并释放到细胞外（图 15 - 13）。

3. 病毒的变异性

HIV 基因组可发生变异，从而可以分离到生物学性状不完全相同的 HIV 毒株。基因组最易发生变异的是编码包膜糖蛋白的 env 基因和调节基因 nef。根据 env 基因序列的异同可将目前全球流行的 HIV - 1 分为 M、O 和 N 3 个组 12 个亚型，HIV - 2 分 A ~ F 六个亚型。各亚型的分布因地区、流行时间及传播情况不同而异。

4. 培养特性

HIV 感染的宿主范围和细胞范围较窄。在体外仅感染表面有 CD4 分子的 T 细胞、巨噬细胞。实验室常用正常人 T 细胞或患者自身分离出的 T 细胞经 PHA 刺激后培养 2 ~ 4 周分离病毒，也可用成人淋巴细胞白血病患者的 T 细胞来分离培养病毒。黑猩猩和恒河猴可作为 HIV 感染的动物模型，但其感染过程与产生的症状与人不同。

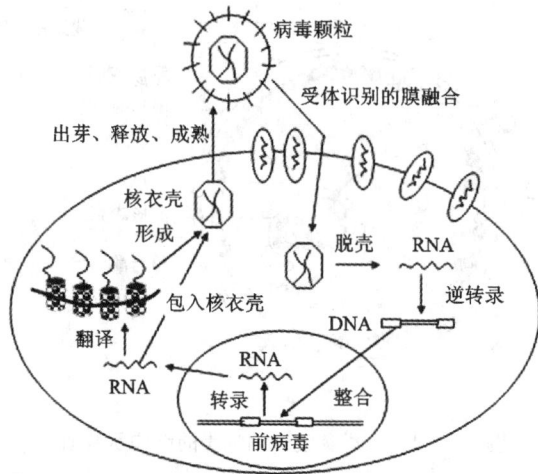

图 15 – 13　HIV 病毒复制过程示意图

5. 抵抗力

HIV 对理化因素的抵抗力较弱，56℃ 30 分钟可被灭活。但在室温(20℃ ~ 22℃)病毒活性可保持 7 天。0.1% 漂白粉、70% 乙醇、0.3% H_2O_2 或 0.5% 来苏等对病毒均有灭活作用。

（二）致病性与免疫性

1. 传染源与传播途径

艾滋病的传染源是 HIV 携带者及 AIDS 患者。从这些 HIV 感染者的血液、精液、阴道分泌物、唾液、乳汁、脑脊液、脊髓及中枢神经组织等标本中均可分离到病毒，其传播途径主要有：①性接触传播，包括阴道、肛门和口腔性交，是最为常见的传播途径；②血液传播，包括输入被 HIV 污染的血液或血制品，使用被 HIV 污染的注射用具、内窥镜、手术器械等以及移植被 HIV 污染的组织器官和体外受精等；③母婴传播，包括经胎盘、产道或经哺乳等方式传播。

2. 临床表现

从 HIV 感染到发展为典型 AIDS 分为 4 个时期，即原发感染急性期、无症状感染期(潜伏期)、艾滋病相关综合征、艾滋病(艾滋病完全型)。

(1)急性感染期：HIV 感染人体后，在 $CD4^+T$ 细胞和单核 – 巨噬细胞群中大量增殖和扩散，引起病毒血症，此时期从血液、脑脊液及骨髓细胞可分离到病毒，从血清中可查到 HIV 抗原。临床上可出现发热、咽炎、淋巴结肿大、皮肤斑丘疹和黏膜溃疡等症状。持续 1 ~ 2 周后转入无症状感染期。

（2）潜伏期：此期持续时间较长，一般5～15年。一般无临床症状，有些患者出现无痛性淋巴结肿大。此期患者外周血中一般不能或很少检测到HIV抗原。

（3）艾滋病前期：随着感染时间的延长，当HIV大量在体内复制并造成机体免疫系统进行性损伤时，临床上则出现发烧、盗汗、全身倦怠、慢性腹泻及持续性淋巴肿大等症状。

（4）艾滋病：主要表现免疫缺陷症的合并感染和恶性肿瘤的发生。由于AIDS患者机体免疫力低下，一些对正常机体无致病作用的病原生物常可造成AIDS患者的致死性感染，如真菌（白色念珠菌）、细菌（分枝杆菌）、病毒（巨细胞病毒、人类疱疹病毒－8型、EB病毒）、原虫（卡氏肺孢子虫）等感染。部分患者可并发肿瘤，如Kaposi肉瘤、恶性淋巴瘤、肛门癌、宫颈癌等。也有许多患者出现神经系统疾患，如AIDS痴呆综合征等。感染病毒10年内发展为AIDS的约占50%，AIDS患者5年内死亡率约占90%。

3. 致病机制

主要是引起机体的免疫系统损伤而造成免疫功能障碍。

（1）HIV对$CD4^+T$细胞的损伤：患者主要表现是以$CD4^+T$细胞减少所致的细胞免疫功能低下。由于$CD4^+T$细胞减少，$CD8^+T$细胞相对增多，导致CD4/CD8比例倒置，使免疫调节功能紊乱，包括巨噬细胞的活化功能降低及$CD4^+T$细胞对CTL细胞、NK细胞及B细胞的诱导功能降低等。

（2）HIV对其他细胞的损伤：①HIV感染后，机体B细胞功能出现异常，表现为多克隆活化，出现高丙球蛋白血症，血循环中免疫复合物及自身抗体含量增高；②HIV包膜糖蛋白与某些单核细胞亚群表达的CD4分子结合，导致某些单核细胞亚群损伤；③HIV感染后，淋巴结的组织结构开始衰退，使病毒大量释放于外周血中而产生典型的病毒血症；④HIV感染可致神经细胞损害。

4. 机体对HIV感染的免疫应答

机体感染HIV后可产生多种抗体，包括抗gp120等中和抗体，但中和活性较低，仅在急性感染期降低血清中的病毒抗原量，不能控制病情的发展。HIV感染也可刺激机体产生细胞免疫应答，包括抗体依赖性细胞介导的细胞毒作用（ADCC）、细胞毒T细胞（CTL）的杀伤作用等，但细胞免疫依然不能清除有HIV潜伏感染的细胞。这与病毒能逃逸免疫作用有关。

HIV逃逸免疫作用机制是：①HIV损伤$CD4^+T$细胞，使整个免疫系统的功能低下甚至丧失；②病毒基因整合于宿主细胞染色体中，细胞不表达或少表达病毒结构蛋白，使宿主长期呈"无抗原"状态；③病毒包膜糖蛋白的一些区段的高变性，导致不断出现新抗原而逃逸免疫系统的识别；④HIV损害各种免疫细胞,并诱导这些细胞凋亡。

HIV 感染过程中 HIV 抗原和相关抗体及 CD4$^+$细胞的变化情况见图 15 - 14。

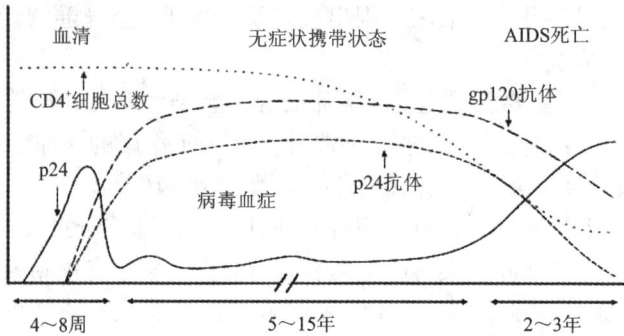

图 15 - 14　HIV 感染过程中 HIV 抗原和相关抗体及 CD4$^+$细胞的变化

(三)微生物学检查

1. 抗体检测

检查血清中 HIV 抗体是检测人群感染 HIV 的客观而又可行的办法. 常用 ELISA 试验筛查 HIV 抗体,阳性者必须进行确认试验。确认试验常用特异性高的蛋白印迹试验。

2. 抗原检测

常用 ELISA 法检测细胞中 HIV 的衣壳蛋白 p24。此抗原通常出现于病毒感染的急性期,潜伏期常为阴性,但典型 AIDS 期又可重新被检出。

3. 核酸检测

应用核酸杂交法检测细胞中前病毒 DNA,可确定细胞中 HIV 潜伏感染情况;应用 PCR 法检测 HIV 的前病毒 DNA,或用 RT - PCR 法定量检测血浆等标本中病毒 RNA;定量检测方法常用于监测 HIV 感染者病情发展及评价药效。

4. CD4 T 细胞计数

运用流式细胞仪进行 CD4 T 细胞计数是判定 HIV 感染治疗效果的指标。流式细胞仪 CD4 T 细胞计数的参考值应大于 0.5×10^9/L。CD4 T 细胞计数低于 0.5×10^9/L 时,是应进行抗逆转录病毒药物治疗的指征;低于 0.2×10^9/L 时,容易感染肺孢子菌,应立刻进行肺孢子菌的药物预防治疗;低于 0.1×10^9/L 时,容易感染巨细胞病毒和结核分枝杆菌。CD4 T 细胞数持续下降是改换治疗方法的指征。

（四）防治原则

AIDS 是一种全球性传染疾病。由于 AIDS 具有惊人的蔓延速度和高致死性，故 WHO 和许多国家都已采取预防 HIV 感染的综合措施，主要包括：①开展广泛的宣传教育，普及 AIDS 知识；②建立 HIV 感染的监测系统；③加强国境检疫，严防传入；④确保输血和血液用品的安全性，对供血者进行严格检测。迄今为止，尚无理想的疫苗。AIDS 的治疗无特效药物，叠氮胸苷（AZT）、拉米夫啶（3TC）等可在一定程度延缓疾病进程和延长生存时间。

二、人类嗜 T 细胞病毒

人类嗜 T 细胞病毒（human T – cell lymhotropic virus，HTLV）属逆转录病毒科 RNA 肿瘤病毒亚科，分 Ⅰ 型（HTLV – Ⅰ）和 Ⅱ 型（HTLV – Ⅱ），两型的基因组同源性达 50%，分别引起 T 细胞白血病和毛细胞白血病。

电镜下两型 HTLV 均呈球形，直径约 100nm。病毒核心为 RNA 和逆转录酶。其基因组含 gag、pol、env 3 个结构基因和 tax、rex 2 个调节基因。核心外有衣壳包裹，含 P18 和 P24 两种结构蛋白。最外层为包膜，其表面有刺突，为病毒特异性糖蛋白（gp120），能与 CD4 结合而介导病毒的感染。

HTLV 感染以 HTLV – Ⅰ 为主，可通过输血、注射或性接触等途径传播，也可经胎盘、产道或哺乳等垂直传播。感染者多表现为无症状潜伏感染，其中约 1/20 感染者的 CD4$^+$T 细胞可发生转化而恶变，出现 T 淋巴细胞白血病。该病在加勒比海地区、南美东北部、日本西南部以及非洲的某些地区呈地方性流行，在我国部分沿海地区也发现少数病例。此外，HTLV – Ⅰ 还能引起热带下肢痉挛性瘫痪和 B 淋巴细胞瘤。在静脉药瘾者等人群中，HTLV – Ⅱ 的感染率较高，可引起毛细胞白血病和慢性 CD4$^+$ 细胞淋巴瘤。

血清中检出 HTLV – Ⅰ 抗体即可诊断为该病毒感染，方法多用 ELISA、间接免疫荧光法、免疫印迹法等。也可用免疫印迹法和 PCR 法等检测抗原或病原体。病毒分离可采用患者新鲜外周血分离淋巴细胞，以 PHA 处理后加入含 IL–2 的营养液培养 3～6 周，电镜观察病毒颗粒，并检测上清液逆转录酶活性，最后用免疫血清或单克隆抗体鉴定。

第五节　疱疹病毒

疱疹病毒（Herpesviruses）是一组中等大小、结构相似、有包膜的 DNA 病毒，因其代表种——单纯疱疹病毒能引起蔓延性疱疹而得名。其生物分类归属于疱疹病毒科，现已发现 110 多种，广泛分布于哺乳类、鸟类、两栖类、鱼类等动物中。与人类感染有关的疱疹病毒称为人疱疹病毒（human herpes viruses，HHV），现已知有 8（型）种，以单纯疱疹病毒感染最常见。

　　疱疹病毒在形态结构上的共同特点是：球形（图 15 – 16）、直径 120 ~ 300 nm，20 面体立体对称衣壳，基因组为线性双股 DNA。核衣壳周围有一层厚薄不等的非对称性被膜，其外有包膜和糖蛋白刺突（图 15 – 17）。在培养方面的共同特点是：除 EB 病毒外均能在二倍体细胞核内复制，产生明显的细胞病变（CPE），核内出现嗜酸性包涵体，感染细胞可与邻近未感染的细胞融合成多核巨细胞。疱疹病毒感染的共同特点是：可表现为增殖性感染和潜伏性感染，后者病毒不增殖，其基因的表达受到抑制，刺激因素作用后可转为增殖性感染。部分病毒还具有整合感染作用，与细胞转化和肿瘤的发生相关。

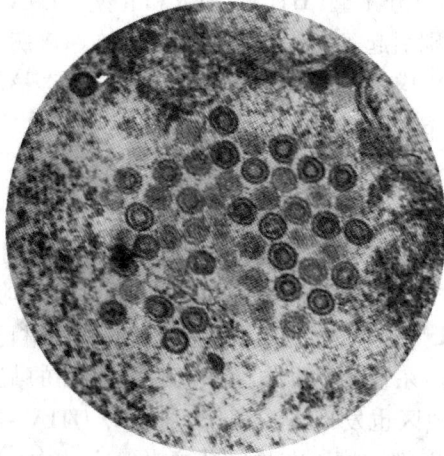

图 15 – 16　电子显微镜下的 HSV – 1 形态

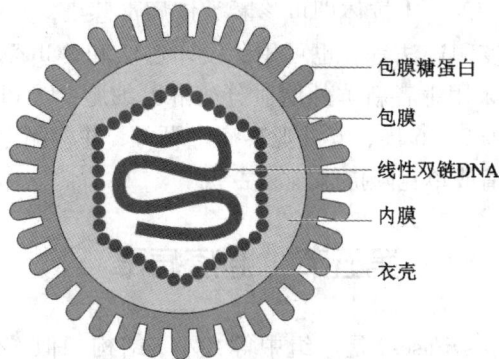

图 15 – 17　HSV – 1 结构示意图

一、单纯疱疹病毒

单纯疱疹病毒(herpes simplex virus，HSV)是疱疹病毒的典型代表，由于在感染急性期发生水疱性皮疹即所谓单纯疱疹(herpes simplex)而得名。

(一)生物学特性

1. 形态与结构

HSV 具有典型疱疹病毒形态特征。分为两个血清型，即 HSV - 1 和 HSV - 2。两型病毒的 DNA 有 50% 同源性。HSV 病毒体中有 11 种包膜糖蛋白(gB、gC、gD、gE、gG、gH、gI、gJ、gK、gL、gM)，其中 gB 和 gD 与病毒吸附和穿入有关，是与细胞特异性受体相互作用的病毒配体分子。gD 诱导机体产生中和抗体的能力最强，可用于研制疫苗。gC 是补体 C3b 结合蛋白(complement C3b - binding protein)。gE 是 Fc 受体，可与 IgG 的 Fc 端结合。gG 为型特异性抗原，以此抗原能区别 HSV -1(gG -1)和 HSV -2(gG -2)。gH 与病毒的释放有关。

2. 培养特性

HSV 可在多种细胞中增殖，常用原代新生兔肾、人胚肺、人胚肾、人羊膜等细胞培养。病毒感染细胞后，CPE 发展迅速，表现为细胞肿胀、变圆和产生嗜酸性核内包涵体。HSV 的动物感染范围较广。常用的实验动物有家兔、豚鼠、小鼠等。

3. 抵抗力

HSV 抵抗力较弱，易被脂溶剂灭活。

(二)致病性与免疫性

1. 传染源和传播途径

HSV 在人群中感染十分普遍，人是 HSV 唯一的自然宿主，患者和健康带毒者是传染源。HSV -1 主要通过直接或间接接触传播，侵犯口腔、皮肤黏膜，眼结膜、角膜及中枢神经系统；HSV -2 主要经性接触感染，侵犯生殖器官及生殖道黏膜。

2. 临床特点

主要侵犯外胚层来源的组织，包括皮肤、黏膜和神经组织，人感染 HSV 后多无明显症状。典型病变是受感染细胞呈气球样病变、核内包涵体和多核巨细胞形成等。常见的临床表现是黏膜或皮肤局部集聚的疱疹，偶尔也可产生严重甚至可致死的全身性感染。

3. 感染类型

HSV 感染可表现为原发感染、潜伏与复发感染及先天感染等三种类型。

(1)原发感染：HSV -1 原发感染常发生于 6 个月以后的婴幼儿，多数为隐性感染,少数出现龈口炎、唇疱疹、湿疹样疱疹、疱疹性角膜炎、疱疹性脑炎等。龈口炎最常见,系在口颊黏膜和齿龈处发生成群疱疹,破裂后形成溃疡,覆盖一层坏死组织。HSV-2的原发感染主要引起生殖器疱疹,男性表现为阴茎的水泡性溃疡损伤,女性为宫颈、外阴、阴道的水泡性溃疡损伤,局部剧痛,可伴有发热、全身不适及淋巴结炎。

(2)潜伏与复发感染:HSV原发感染后,机体迅速产生特异性免疫以清除大部分病毒。但未被清除的少数病毒可长期存留于神经细胞内,与机体处于相对平衡状态。HSV-1潜伏于三叉神经节和颈上神经节;HSV-2潜伏于骶神经节。当机体受到发热、寒冷、日晒、月经、情绪紧张或某些细菌、病毒感染或使用肾上腺皮质激素等非特异性刺激时,潜伏的病毒激活重新增殖,借助于神经轴突,通过轴索下行到感觉神经末梢支配的上皮细胞内继续增殖,引起复发性局部疱疹。HSV再次复发往往是在同一部位。

(3)先天感染:妊娠期妇女因HSV-1原发感染或潜伏感染的病毒被激活,HSV可通过胎盘感染胎儿,影响胚胎细胞的有丝分裂,从而引起胎儿畸形、智力低下、流产等。孕妇如有生殖道疱疹病损,分娩时可感染婴儿,发生新生儿疱疹。

4.免疫性

HSV原发感染后1周左右,血中出现中和抗体,3~4周达高峰,可持续多年。这些抗体虽能中和游离病毒,阻止病毒在体内播散,但不能清除潜伏在细胞内的病毒和阻止再发。特异性细胞免疫可破坏受病毒感染的宿主细胞,同时可清除细胞内病毒,但不能破坏有病毒潜伏的神经节细胞,故不能清除在体内的潜伏病毒。

(三)微生物学检查

1.病毒的分离与鉴定

HSV较易分离培养。采取水疱液、唾液、角膜试子或刮取物、阴道棉拭子等标本,接种于兔肾、人胚肾等易感细胞,一般培养2~3天后,即可出现细胞肿胀、变圆、相互融合等CPE特征,据此可初步判定。间接免疫荧光染色法或DNA酶切分析法等进行鉴定或分型。

2.快速诊断

测定特异性抗原、抗体(IgM)和HSV核酸。可用电镜直接检查水疱液中的病毒颗粒,或用免疫荧光技术、免疫酶染色技术等检测细胞内特异性抗原和血清中的抗体。亦可用核酸杂交或PCR方法检测标本中的HSV病毒核酸。

(四)防治原则

目前控制HSV感染尚无特异性方法。因HSV与癌症的发生可能有关,故一般不主张使用活疫苗或含有疱疹病毒 DNA 的疫苗。用 HSV 包膜糖蛋白制备亚单位疫苗正在研究中。如孕妇围产期产道有 HSV－2 感染，可进行剖宫产或新生儿注射丙种球蛋白作为紧急预防。

抗 HSV 的药物有无环鸟苷（acyclovir）、丙氧鸟苷（ganciclovir）等。这些药物均能抑制病毒 DNA 合成，使病毒在细胞内不能复制，从而减轻临床症状，但不能彻底防止潜伏感染的再发。IFN 对疱疹性角膜炎也有效。

二、其他疱疹病毒（表 15－5）

表 15－5　其他引起人类感染的疱疹病毒

病毒名称	生物学特性	所致主要疾病
水痘带状疱疹病毒（VZV、HHV－3）	基本性状与 HSV 相似，仅有一个血清型	水痘、带状疱疹
EB 病毒（EBV、HHV－4）	形态学特征与 HSV 相似，仅能在 B 淋巴细胞中增殖，可使其转化，能长期传代	传染性单核细胞增多症、与鼻咽癌和 Burkitt 淋巴瘤发生有关
巨细胞病毒（CMV、HHV－5）	具有典型的疱疹病毒形态，DNA 结构与 HSV 相似，对宿主或培养细胞有高度的种特异性	单核细胞增多症、巨细胞包涵体病、肝炎、间质性肺炎、先天性感染
人类疱疹病毒 6 型（HHV－6）	具有疱疹病毒形态特征，有两个亚型，对 $CD4^+$ 细胞有亲嗜性	幼儿急疹、幼儿急性发热病、间质性肺炎
人类疱疹病毒 7 型（HHV－7）	具有疱疹病毒形态特征，对 $CD4^+$ 细胞有亲嗜性	未确定
人类疱疹病毒 8 型（HHV－8）	属 γ 疱疹病毒科，在淋巴细胞中增殖	与卡波济肉瘤（Kaposi 肉瘤）的发生有关系。

第六节　其他致病性病毒

一、狂犬病病毒

狂犬病病毒（rabies virus）是狂犬病的病原体，属弹状病毒科的狂犬病毒属。

（一）生物学性状

1. 形态与结构

病毒似子弹状，大小约 80 nm × 180 nm，为单负链 RNA 病毒，由呈螺旋对称的核衣壳和包膜组成，包膜表面的糖蛋白刺突（G 蛋白）具有嗜神经细胞的特性和血凝活性，与病毒的感染性和毒力有关。

2. 培养特性

多种动物如犬、猫、狼、狐狸、牛、羊、小鼠等可被狂犬病病毒感染，病毒在易感动物或人的中枢神经细胞内增殖时，可在胞质内形成嗜酸性包涵体，称内基小体（Negri body），有诊断意义。病毒能在地鼠肾细胞、人二倍体纤维母细胞等多种细胞中增殖，一般不引起细胞病变。患者和患病动物体内所分离到的病毒，称为自然病毒或街毒株（stree strain），其特点是毒力强，但经多次兔脑传代后成为固定毒株（fixed strain），毒力降低，可以制作疫苗。

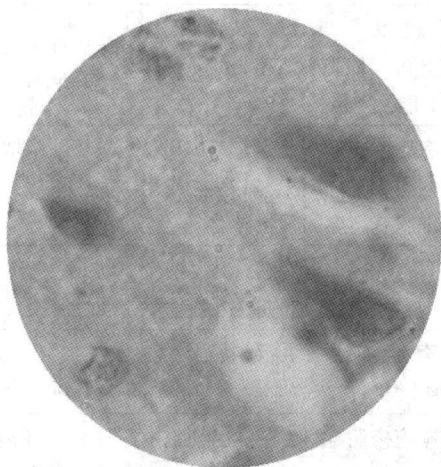

图 15 – 18 　光学显微镜下的狂犬病病毒感染细胞中的内基小体

3. 抵抗力

对理化因素抵抗力不强。易被热（60℃ 30 分钟）、强酸、强碱、甲醛、碘、乙醇等灭活；肥皂水、离子型和非离子型去垢剂等对病毒也有灭活作用。耐低温，病毒在冻干或 –70℃状态下可存活 5 年以上，脑组织内的病毒置 50% 中性甘油中于 4℃至少可保存半年。

(二)致病性与免疫性

1. 致病性

狂犬病的主要传染源是狂犬,其次是家猫。动物发病前5天,其唾液中即可含有病毒。人被带毒动物咬伤后,病毒沿神经轴向心性扩散至中枢神经系统,然后沿传出神经离心性扩散至唾液腺、泪腺、角膜、鼻黏膜、骨骼肌、心肌、肝、肺等组织。潜伏期约10天至10余年,也可长达数十年。潜伏期的长短与咬伤部位距头部的远近、伤口深浅或伤者年龄有关。主要病变为急性弥漫性脑脊髓炎,早期症状有发热、头痛、乏力及伤口周围皮肤有麻木、发痒或蚁爬感,继而患者表现神经兴奋性增高,呼吸困难、狂躁不安等症状,并出现恐水现象,即喝水或与水接触即出现严重痉挛等症状,故狂犬病又称"恐水症"。随后患者转入麻痹、昏迷,最后因呼吸、循环衰竭而死亡,病死率100%。

2. 免疫性

狂犬病病毒的糖蛋白和核蛋白能刺激机体产生中和抗体和细胞免疫,在抗狂犬病病毒的特异性免疫中起重要作用。

(三)微生物学检查

可取死者或可疑动物脑组织涂片,用免疫荧光抗体法检查病毒抗原,或做组织涂片查内基小体。也可用PCR法检测标本中病毒的RNA。

(四)防治原则

加强对犬、猫等的管理,做好预防接种。人被动物咬伤或抓伤后,应采取以下预防措施:

1. 伤口处理

立即用20%肥皂水或0.1%新洁尔灭或清水反复冲洗伤口,再用70%酒精和3%的碘酒涂搽。伤口不缝合包扎。

2. 注射免疫血清

伤口周围与底部注射高效价抗狂犬病病毒血清或人抗狂犬病毒免疫球蛋白。

3. 接种疫苗

接种狂犬疫苗是预防狂犬病的有效措施。人被咬伤后应尽早接种疫苗以防止发病。我国目前多用精制地鼠肾细胞狂犬病疫苗,系用狂犬病毒固定毒株接种于原代地鼠肾细胞,培养后收获毒液,经浓缩、纯化、精制并加氢氧化铝佐剂而制成。

二、流行性乙型脑炎病毒

流行性乙型脑炎病毒(epidemic type B encephalitis virus)简称乙脑病毒,分

类上属黄病毒科黄病毒属，是流行性乙型脑炎(乙脑)的病原体。

(一)生物学性状

1. 形态与结构

病毒呈球形，直径约 40 nm，为有包膜的单正链 RNA 病毒。病毒核酸全长约 11 kb，编码病毒的 3 种结构蛋白(衣壳蛋白 C、膜蛋白 M 的前体蛋白和包膜蛋白 E)。衣壳为 20 面体立体对称，包膜表面有刺突，具有血凝活性，能凝集鸡、鹅等动物的红细胞。只有一个血清型，其抗原性稳定，因此应用疫苗预防效果良好。

2. 培养特性

易感动物为小鼠和乳鼠，可用于分离病毒、制备抗原。在小鼠或乳鼠脑内接种乙脑病毒 3~5 天后，动物可出现明显的脑炎症状，1 周左右死亡，其脑组织内含大量感染性病毒。幼仓鼠肾细胞及猪肾原代细胞是常用的敏感细胞，病毒增殖可引起明显的细胞病变，胞浆内、胞膜上可检出特异性抗原，在培养上清液中含有传染性病毒。

3. 抵抗力

对热敏感，56℃ 30 分钟即可灭活，乙醚、甲醛等常用消毒剂均可灭活该病毒。对低温和干燥抵抗力很强，常将病毒冷冻干燥后在 4℃冰箱中保存。

(二)致病性与免疫性

1. 流行环节

乙脑病毒经蚊虫叮咬传播，传染源主要是家畜和家禽。猪是乙脑病毒的自然感染者，在乙脑流行期间，猪的感染率可高达 100%。在我国，乙脑病毒的主要传播媒介是三带喙库蚊。蚊可携带病毒越冬和经卵传代，因此蚊既是乙脑病毒的传播媒介又是储存宿主。

2. 致病机制

人感染乙脑病毒后多为隐性感染和顿挫感染，6 个月内婴儿因从母体获得抗体而很少发病。6 个月~10 岁儿童及非流行区成人缺乏免疫力，感染后易发病。带毒雌蚊叮咬人后，病毒随蚊唾液进入机体，在局部毛细血管内皮细胞和淋巴结等处增殖，随后少量病毒入血，形成第一次病毒血症，患者通常仅出现轻微症状。经 4~7 天潜伏期后，病毒随血流播散至肝、脾等处大量增殖，再次入血，形成第二次病毒血症，患者出现发热、寒战、全身不适等症状。若不再继续发展，即成为顿挫感染，数日后可自愈。少数患者，病毒可突破血-脑屏障而进入脑内增殖，引起脑实质及脑膜病变，出现高热、惊厥、意识障碍、颅内压增高及脑膜刺激征等中枢神经系统症状。重症患者可因呼吸、循环衰竭而死亡，部分患者愈后可遗留失语、痴呆等后遗症。

3. 免疫性

抗病毒免疫主要依靠中和抗体,其约在病后 1 周出现,在 5 年内或更长时间维持高水平,因此乙脑患者愈后可获得持久免疫力。细胞免疫和血脑屏障在抗病毒免疫中也具有重要作用。

(三)微生物学检查

多用急性期患者血清或脑脊液查特异性 IgM,或做 RT – PCR 检测标本中病毒特异性的核酸片断,6 小时一般可以报告初步结果。

(四)防治原则

防蚊灭蚊是预防本病最重要的措施。我国目前使用乙脑病毒减毒活疫苗 SA14 – 14 – 2 株进行特异性预防,接种对象为 9 个月至 10 岁的儿童和来自非疫区的居民。对流行区当年饲养的仔猪接种乙脑疫苗有助于控制乙脑流行。

治疗采用支持疗法及对症处理,如退热、解惊和抗呼吸衰竭。中药白虎汤、清温败毒饮等配合西医治疗,可降低死亡率。我国采用淋巴细胞杂交瘤技术,制备出高中和活性乙脑单克隆抗体,经系统动物治疗实验证明安全有效,现已进入Ⅰ、Ⅱ期临床试验。

三、肾综合征出血热病毒

肾综合征出血热病毒是肾综合征出血热(hemorrhagic fever with renal syndrome, HFRS)的病原体,包括不同科属的多种病毒,在我国流行的主要是汉坦病毒。

(一)生物学性状

1. 形态与结构

病毒呈圆形或卵圆形,直径为 90 ~ 120 nm,有包膜,其上有 G1、G2 两种糖蛋白构成的刺突。糖蛋白具有血凝活性,能凝集鹅红细胞,并能刺激机体产生中和抗体。核酸为单负链 RNA,分长(L)、中(M)和小(S)三个片段,分别编码 RNA 多聚酶(L)、糖蛋白(G1、G2)和核蛋白(N)。

2. 培养特性

黑线姬鼠、长爪沙鼠等多种动物易感。实验室常用 A549(人肺癌传代细胞株)、Vero – E6(非州绿猴肾传代细胞)等细胞分离培养该病毒。

3. 抵抗力

对理化因素抵抗力不强。氯仿、乙醚等脂溶剂、一般消毒剂及紫外线照射等均能灭活病毒。4℃ ~ 20℃较稳定,能长时间保持感染性。

（二）致病性与免疫性

1.传染源和传播途径

HFRS 的流行有明显的地区性和季节性，以 10～12 月为多见，与鼠类的分布、活动及其与人的接触时间有关。黑线姬鼠、褐家鼠是我国各疫区 HFRS 病毒的主要宿主动物及传染源。一些家畜如家猫、猪和家兔也可携带该病毒。病毒在带毒动物体内增殖，随尿、粪便和唾液排出而污染周围环境，再经呼吸道、消化道或破损的皮肤侵入人体。带病毒的螨类叮咬也是可能的传播途径之一。

2.致病机制

肾综合征出血热病毒对血管内皮细胞和免疫细胞有较强的亲嗜性和侵袭力，其在血管内皮细胞内增殖可直接损伤小血管和毛细血管，导致血管通透性增高和微循环障碍；感染后出现的免疫复合物可沉积于血管和肾小球基底膜，激活补体，引起局部组织的损伤。典型症状为发热、出血和肾脏损害，临床经过分发热期、低血压休克期、少尿期、多尿期和恢复期，发病前通常有 1～2 周的潜伏期。

3.免疫性

主要的保护性抗体是由 G1 和 G2 糖蛋白刺激机体产生的中和抗体和血凝抑制抗体，其出现早，发热第 1～2 天血清中即可检出 IgM，第 2～3 天可测出 IgG，后者在体内可持续 30 余年。故病后可获得持久免疫力。

（三）微生物学检查

多采用血清学方法检测特异性 IgM 和 IgG 抗体。特异性 IgM 抗体在发病后第 1～2 天即可检出，急性期阳性率可达 95％ 以上，因此其检测具有早期诊断价值。检测特异性 IgG 抗体需间隔至少一周检测双份血清，抗体滴度增高 4 倍或 4 倍以上有诊断意义。也可检测病毒抗原或核酸。

（四）防治原则

灭鼠、防鼠等个人防护是预防本病的重要措施。易感者可接种灭活疫苗，有一定保护作用。对 HFRS 应坚持"三早一就"（早发现，早休息，早治疗，就近治疗）的治疗原则。病毒唑对早期患者有疗效，干扰素和一些中药合剂能缓解症状。

四、人乳头瘤病毒

乳头瘤病毒属于乳多空病毒科中的乳头瘤病毒属，它包括多种动物乳头瘤病毒和人乳头瘤病毒（human papilloma virus，HPV）。主要致病性病毒是人乳头瘤病毒。

(一)生物学性状

HPV 呈球形，直径 52～55 nm，20 面立体对称，衣壳由 72 个壳微粒组成，无包膜。病毒基因组是超螺旋双链环状 DNA，以共价闭合的超螺旋结构、开放的环状结构、线性分子三种形式存在。基因克隆和分子杂交方法证实，HPV 有 100 多个型，各型之间同源性小于 50%。

(二)致病性与免疫性

HPV 具有宿主和组织特异性，只能感染人的皮肤和黏膜上皮细胞。致上皮增殖形成疣。HPV 的复制周期受细胞分化状态限制，这可能是由于病毒复制周期某些阶段需依赖上皮细胞特殊阶段的细胞因子。人皮肤疣上皮细胞中 HPV 原位分子杂交实验表明，在疣基底层细胞内，HPV DNA 呈静息状态，随基底层细胞向表层分化，DNA 开始在棘细胞内复制并表达早期基因，在粒细胞层细胞核内，则有病毒晚期基因的表达和结构蛋白合成。这种 DNA 复制、衣壳蛋白合成及装配只能在不同细胞层内进行的特点，有助于阐明 HPV 感染、致病和转化作用机制。

HPV 主要通过直接接触感染者病损部位或间接接触被病毒污染的物品而传播。生殖器感染主要由性交传播。新生儿可在通过产道时受感染。病毒感染仅停留于局部皮肤和黏膜中，不产生病毒血症。

不同型别的 HPV 侵犯的部位和所致疾病不尽相同(表 15-6)。例如尖锐湿疣主要由 HPV-6、HPV-11 引起，也可由 1、2、11、18 型所致；跖疣和寻常疣多由 HPV-1、HPV-2、HPV-4 引起；扁平疣则多由 HPV-3、HPV-10 所致。HPV-16、HPV-18、HPV-33 等型别与宫颈癌的发生密切相关。

表 15-6 HPV 型别与人类疾病的关系

HPV 型别	相关疾病
1、4	跖疣
1、2、4	寻常疣
3、10	扁平疣
7	屠夫寻常疣
5、8、9、12、14、15、17、19～25、36	疣状表皮增生异常
6、11	喉乳头瘤、口腔乳头瘤
6、11	尖锐湿疣
16、18、31、33	宫颈上皮内瘤与宫颈癌

HPV 感染后,机体可产生特异性抗体,但该抗体无保护作用。非特异性免疫功能异常者,如免疫抑制、免疫缺陷及皮肤过敏者,易患扁平疣。

(三)微生物学检查

免疫组化方法检测病变组织中的 HPV 抗原,或用核酸杂交法和 PCR 方法检测 HPV DNA 序列,用于疣的确诊和 HPV 致病关系的研究。免疫酶技术检测抗体。

(四)防治原则

目前尚无特异预防方法。根据 HPV 传染方式,切断传播途径是有效的预防措施。

小的皮肤疣有自行消退的可能,一般无需处理。尖锐湿疣病损范围大,可施行手术,但常规外科切除有较高复发率。一些物理疗法如激光治疗、液氮冷冻疗法,有较好的治疗效果。用干扰素治生殖器 HPV 感染,结合上述一些辅助疗法,认为有广阔前景。

附:朊粒

朊粒(prion)的名称来源于蛋白性感染颗粒(proteinaceus infection particle)的字头组合,是引起传染性海绵状脑病(transmissible spongform encephalopathies, TSE)的病原体。TSE 是一特征性的致死性中枢神经系统慢性退化性疾患,临床上出现痴呆、共济失调、震颤等症状,随即昏迷死亡。Prion具有以下特点:①个体微小(<300 nm),不含核酸,其主要成分是一种蛋白酶抗性蛋白,对各种理化作用的抵抗力强,具有传染性,属一种非寻常病毒;②致中枢神经系统退化性病变,大脑和小脑的神经细胞融合、消失,形成多数小空泡并伴有星状胶质细胞增生,出现海绵状改变为特征,病变部位无炎症反应,而是由朊粒蛋白(prion protein, PrP)大量堆积在神经组织里,形成淀粉样斑块。

Prion 感染人和动物引起 TSE。常见的动物 TSE 是羊瘙痒病和疯牛病,而人类 TSE 是库鲁病(Kuru disease)和克雅病(Creutzfeld – Jakob disease, CJD)等。但关于 prion 在病原生物学领域中的定位至今尚未解决。1997 年 Prusiner 因首先提出朊粒是 TSE 的病原,并对 PrP 的生化和分子生物学特性以及与 TSE 的相关性等进行了大量细致的研究,而荣获诺贝尔生理学和医学奖。

朊粒可导致瘙痒病和其他相关的神经退化性疾病,这些疾病可以是遗传性的,也可以是传的或散发的。朊粒感染后,在人类其潜伏期可长达 30 年。大多朊粒疾病患者表现为进行性痴呆,有的表现为小脑共济失调。朊粒引起神经细胞空泡变性和死亡,星状胶质细胞增生,产生脑电功能致死损伤。患者死后脑组织在显微镜下可见海绵状退化和星状胶质细胞增生。疯牛病主要是脑干受到感染，库鲁病和格斯综合征则为小脑受损，克－雅氏症大脑皮质受感染，致死性家族失眠则表现为丘脑受感染。故 Prion 病的共同特征是：潜伏期长，引起致死性中枢神经系统的慢性退化性疾患。患者一旦出现症状，多表现为亚急性进行性过程，最终造成死亡。患者对朊粒缺乏有效的免疫应答。

实验诊断可采用特异性抗体做免疫印迹法和免疫组化法检测 PrP。试验时需用新鲜脑组织或低温冻存的非固定脑组织。由于朊粒对理化因子的抵抗力强，要彻底灭活，高压蒸汽灭菌，需 134℃ 处理 1 小时。用 5% 次氯酸钠或 1 mol/L 氢氧化钠浸泡手术器械 1 小时，以彻底灭活 prion 因子。

〔复习思考题〕

1. 简述甲型流感病毒变异与流感流行的关系。
2. 试述肠道病毒共同特点与所致的主要疾病。
3. 简述 HAV 的传播途径与防治原则。
4. 简述检测 HBV 抗原抗体系统的用途和各指标的临床意义。
5. 简述 HBV 的传播途径与防治原则。
6. 试述 HIV 的致病机制与防治原则。
7. 试述单纯疱疹病毒致病性与防治原则。
8. 试述狂犬病病毒致病性与防治原则。

第十六章 真菌学

真菌(fungus)属于真核细胞型微生物，其细胞内具有典型的细胞核和完善的细胞器。无根、茎、叶的分化，不含叶绿素。真菌在自然界分布广泛，种类繁多，已发现有10余万种，大多数真菌对人类无害，最常见的致病真菌仅几十种，真菌致病主要包括真菌感染、致敏、中毒以及致癌等。机体抗真菌免疫主要包括皮肤黏膜的屏障作用和细胞免疫效应。此外，真菌与中药等物质的霉变有关。

第一节 真菌学概述

一、真菌的生物学性状

真菌比细菌大数倍至数十倍，用普通光学显微镜放大数倍或数百倍就可以观察到。其形态与结构均比细菌复杂。

(一)形态与结构

1. 结构

真菌细胞的基本结构包括细胞壁、细胞膜、细胞浆和细胞核。真菌细胞壁主要由多糖(75%)和蛋白质(25%)构成。多糖主要是几丁质的微原纤维，不含肽聚糖，故真菌不受青霉素或头孢菌素的影响。与其他生物的细胞膜相似，真菌细胞膜为双层磷脂膜镶嵌的蛋白质结构，是物质进出细胞的门户，并参与细胞的内吞作用和胞吐作用。真菌细胞质是蛋白质、糖类及盐类等的稀溶液，水占70%~85%，悬浮着所有的细胞器，有内质网、高尔基复合体等亚细胞结构。真菌细胞核是真菌遗传物质所在，有完整的核形态和典型的核膜、核仁结构。不同种属的真菌染色体数目可以不等。

2. 形态

真菌分单细胞真菌和多细胞真菌两大类。单细胞真菌不形成菌丝，多数呈圆形或卵圆形，以出芽方式繁殖，此类真菌包括有酵母菌(yeast)或类酵母菌。多细胞真菌形态复杂，基本形态包括菌丝和孢子。菌丝发育到一定阶段形成孢子，孢子在一定条件下又产生菌丝。多细胞真菌又称为丝状菌(filamentous fungus)或霉菌(mold)。

（1）菌丝（hypha）：多细胞真菌在适宜的环境条件下，孢子长出芽管，芽管逐渐延长呈丝状，称为菌丝。菌丝不断生长和分支，交织成团，形成菌丝体（mycelium）。菌丝按照其生长部位和功能可分为气生菌丝、营养菌丝和生殖菌丝。寄生物体或培养基表面的菌丝称为气生

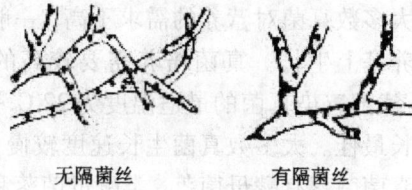

图 16 - 1 真菌的菌丝

菌丝。深入寄生物体或培养基摄取营养物质的菌丝称为营养菌丝。生长到一定的时候可形成孢子的气生菌丝，即称为生殖菌丝。按照菌丝内有无横隔，菌丝可分为有隔菌丝和无隔菌丝（图 16 - 1）。真菌菌丝在显微镜下具有不同形状，如螺旋状、球拍状、结节状、鹿角状和梳状等。菌丝的形态是鉴别真菌种类的依据之一。

（2）孢子（spore）：真菌气生菌丝生长到一定的阶段，可形成孢子。孢子是真菌的繁殖结构。真菌孢子可分为无性孢子和有性孢子两类，病原性真菌大多形成无性孢子（图 16 - 2）。无性孢子不经过有性繁殖，由菌丝上的细胞分化或出芽生成。无性孢子种类很多，根据形态可分为叶状孢子（thallospore）、分生孢子（conidium）、孢子囊孢子（sporangiospore）3 类。由真菌菌丝或菌体细胞直接形成的孢子，称为叶状孢子。根据形成方式的不同，主要分为关节孢子（arthrospore）、芽生孢子（blastospore）、厚膜孢子（chlamydospore）。分生孢子是由菌丝末端细胞分裂或收缩而形成，也可从菌丝侧面出芽而形成。根据其形态结构及孢子细胞的数量又分为大分生孢子（macroconidium）和小分生孢子（microconidium）。孢子囊孢子是菌丝末端膨大而形成孢子囊，内含许多孢子，孢子成熟后破囊而出。

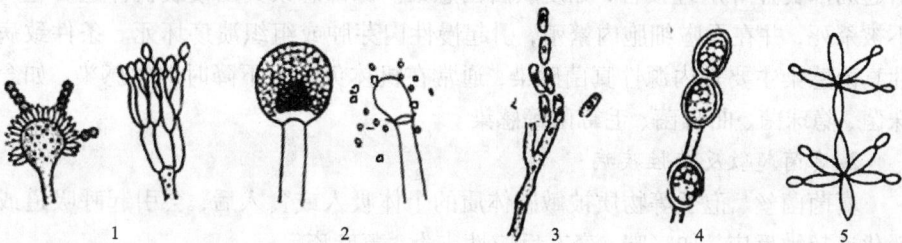

图 16 - 2 真菌的无性孢子

1—分生孢子；2—孢子囊孢子；3—关节孢子；4—厚膜孢子；5—芽生孢子

(二)真菌的培养

大多数真菌对营养的需求不高,一般能够在含葡萄糖、蛋白胨和琼脂的沙保培养基上生长。真菌培养需要较高的湿度和氧气条件,最适 pH 为 4.0 ~ 6.0。浅部感染真菌的最适温度为 22℃ ~ 28℃,某些深部感染真菌一般在 37℃中生长最佳。大多数真菌生长速度较慢,一般需要 1 ~ 4 周才能形成典型的菌落。真菌菌落有酵母菌落、类酵母菌落和丝状菌落 3 类。酵母菌落是单细胞真菌形成的菌落,其形态与细菌菌落类似,表面光滑湿润,柔软而致密,如新生隐球菌菌落。某些单细胞真菌在以出芽方式繁殖后,芽管不与母细胞脱离,形成假菌丝。假菌丝由菌落向下延伸到培养基中,这种菌落称为类酵母菌落,如假丝酵母菌菌落。丝状菌落是多细胞真菌的菌落形态,由大量疏松的菌丝体组成,菌落外观呈棉絮状、绒毛状或粉末状等,菌落正面和背面呈不同的颜色。丝状菌落的形态、结构和颜色常作为鉴别真菌种类的重要依据。

(三)抵抗力

真菌对日光、干燥及普通消毒剂具有较强的抵抗力。大多数真菌对热的抵抗力较弱,60℃1 小时即可被杀死。对 2% 石炭酸、2.5% 碘酊、0.1% 升汞、10% 甲醛等消毒剂比较敏感。对常用抗细菌药物不敏感。灰黄霉素、制霉菌素、二性霉素 B、克霉唑、酮康唑等对多种真菌有抑制作用。

二、真菌的致病性与免疫性

(一)致病性

1.真菌感染

包括致病性真菌感染和条件致病性真菌感染。致病性真菌感染主要是外源性真菌感染,可引起浅部真菌感染(皮肤、皮下)和深部真菌感染。浅部致病性真菌因其具有嗜角质性,在皮肤繁殖后,其机械性刺激引起瘙痒,其代谢产物引起局部炎症等病理损害,如皮肤癣菌感染。深部感染真菌侵袭机体遭吞噬后不被杀死,并在吞噬细胞内繁殖,引起慢性肉芽肿或组织溃疡坏死。条件致病性真菌感染主要是内源性真菌感染,通常在机体免疫力下降时继发感染,如念珠菌、隐球菌、曲霉菌、毛霉菌等感染。

2.真菌超敏反应性疾病

真菌菌丝、孢子等物质被敏感体质的个体吸入或食入后,会引起呼吸道或消化道超敏反应,如哮喘、变态反应性皮炎、荨麻疹等。

3.真菌性中毒

真菌污染粮食或饲料等,在其中生长繁殖并产生毒素,人、畜食入后导致急性或慢性中毒,称为真菌中毒症。引起肝、肾、神经系统和血液系统损害。

此外，误食毒蘑菇导致食物中毒也是常见的真菌中毒性疾病。

4. 真菌毒素与肿瘤

近年来不断发现有些真菌产物与肿瘤有关。目前已知有 20 余种真菌毒素可引起实验动物恶性肿瘤，其中研究较多的是黄曲霉毒素。

（二）免疫性

1. 非特异性免疫

真菌感染与机体天然免疫状态关系密切，最主要的是皮肤黏膜屏障。若皮肤黏膜破损，真菌可经创口入侵；皮脂腺分泌的不饱和脂肪酸具有杀菌作用，儿童皮脂腺分泌功能不健全，易患头癣；成年人手足汗多，且掌趾部缺乏皮脂腺，易患手足癣。皮肤、黏膜局部的正常菌群中也包括许多真菌，如白假丝酵母菌等。在各种原因引起的机体免疫力下降时导致菌群失调，可继发内源性真菌感染。进入机体的真菌容易被单核/巨噬细胞吞噬，但不易被杀死，而在细胞内繁殖引起肉芽肿等病理损害。

2. 特异性免疫

由于真菌细胞壁厚，补体和抗体对其杀伤作用不彻底，抗真菌免疫主要是细胞免疫。真菌抗原刺激特异性淋巴细胞增殖，释放细胞因子而激活巨噬细胞、NK 细胞和 CTL 等，参与对真菌的杀伤。临床上各种原因（如 AIDS、淋巴瘤、使用免疫抑制药等）引起的 T 细胞功能抑制会导致播散性真菌感染，真菌感染可引起迟发型超敏反应，如癣菌疹。

第二节 常见致病性真菌

一、浅部感染真菌

引起浅部感染的真菌主要是皮肤癣菌（dematophates）。皮肤癣菌包括毛癣菌（trichophyton）、表皮癣菌（epidermophyton）和小孢子癣菌（microsporum）3 个属（表 16 - 1），具有嗜角质蛋白的特性，主要侵犯表皮、毛发和指（趾）甲等角化组织。

皮肤癣菌感染属外源性真菌感染，传播方式主要是直接接触，接触癣病患者、染病动物或染菌土壤等都容易导致真菌感染；间接接触如接触染菌的毛巾、拖鞋、理发工具、帽子等可感染真菌；也可以通过孢子播散而感染。

真菌入侵的门户主要是破损的皮肤或黏膜。皮肤癣菌在感染局部增殖，一方面通过机械刺激引起局部瘙痒；另一方面是通过产生多种代谢产物引起局部炎症反应。同种真菌可引起不同部位的病变，同部位病变可由不同真菌引起。

表 16 – 1　皮肤癣菌的种类、侵犯部位及传染源

癣菌属名	侵犯部位			传染源	
	皮肤	指(趾)甲	毛发	人	动物
毛癣菌	+	+	+	石膏样毛癣菌 红色毛癣菌	石膏样毛癣菌
表皮癣菌	+	+	–	絮状表皮癣菌	无
小孢子菌	+	+	+	奥杜安小孢子菌	犬小孢子菌 石膏样小孢子菌

　　临床上，皮肤癣菌感染根据局部皮肤损害症状不难作出初步诊断。实验室检查可取皮屑、指(趾)甲屑、毛发等标本，置载玻片上加 10% KOH 或 NaOH 一滴，消化后镜检，根据孢子或菌丝初步诊断有皮肤癣菌感染后，将标本接种于沙保培养基进一步培养，根据菌落特征和菌丝、孢子形态作出菌属诊断。

　　预防皮肤癣菌感染的主要措施是注意公共卫生和个人卫生。治疗常用灰黄霉素、制霉菌素、硝酸咪康唑、克霉唑等。

二、深部感染真菌

　　深部感染真菌是指能侵袭深部组织、内脏和全身的真菌，常见的深部感染真菌有新生隐球菌、白假丝酵母菌、曲霉菌、毛霉菌、卡氏肺孢菌等。

(一)新生隐球菌

　　新生隐球菌(cryptococcus neoformans)在自然界广泛分布，鸽子是主要传染源，鸽粪中大量存在，正常人体表、口腔、粪便可分离到此菌。

　　新生隐球菌为单细胞酵母型真菌，直径 4 ~ 12 μm，外周有肥厚荚膜，以出芽方式繁殖，不形成菌丝(图 16 – 3)。在沙保培养基或血琼脂培养基上，25℃ ~ 37℃培养数天后形成酵母型菌落，表面黏稠，由乳白色逐渐变为棕褐色。

　　本菌经呼吸道吸入后，可在肺部引起轻度炎症。当机体免疫力下降时，可从肺部播散到全身，可侵犯骨、心脏、皮肤等组织器官，但最易侵犯的是中枢神经组织，引起慢性脑膜炎，表现为剧烈头痛、发热、呕吐和脑膜刺激症状。

　　实验室检查取脑脊液、痰液或脓液等标本，加墨汁负染后镜检，见出芽菌体外周有宽厚荚膜，即可作出诊断，必要时可做培养进行诊断。应用 ELISA 试验或乳胶凝集试验测定脑脊液或血清中隐球菌荚膜多糖抗原，具有高度特异性和敏感性。

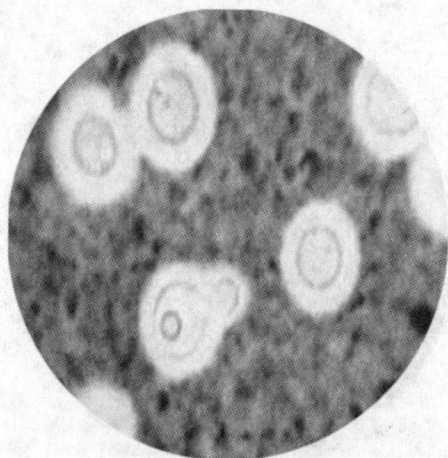

图 16 – 3　光学显微镜下的新生隐球菌形态

(二)白假丝酵母菌

白假丝酵母菌(candida albicans)俗称白色念珠菌，一般作为正常菌群存在于正常人口腔、上呼吸道、肠道和阴道黏膜，当机体免疫力下降或菌群失调时可致病，是念珠菌属中致病力最强的一种。

白色念珠菌呈卵圆形或圆形，直径 3 ~ 6 μm。以出芽方式繁殖，形成芽生孢子及假菌丝。在普通琼脂、血琼脂或沙保培养基上生长良好。37℃培养 2 ~ 3天可形成灰白色乳酪样菌落。

白色念珠菌可侵犯人体皮肤黏膜浅表部位，也可以侵犯深部内脏组织或中枢神经系统。皮肤感染的好发部位通常是潮湿、皱褶处，如腋窝、腹股沟、肛门周围、会阴和指(趾)间，形成糜烂病灶并伴有分泌物。最常见的黏膜感染是新生儿鹅口疮、口角炎及阴道炎。内脏感染主要有肺炎，也可引起败血症。中枢神经系统感染一般由原发病灶转移而来，可引起脑膜炎、脑脓肿等。

微生物检查可取脓、痰等标本直接涂片染色镜检，若是皮肤、甲屑等需经消化后镜检。镜下见芽生孢子和假菌丝说明白色念珠菌在组织中生长繁殖，只有带假菌丝的白色念珠菌才有侵袭力。

(三)曲霉菌

曲霉菌(asperjillus)在自然界分布广泛，种类多，对人致病的主要有黄曲霉菌、烟曲霉菌等。曲霉菌易于培养，生长快，在培养基上形成丝状菌落，早期为白色，后转为黄绿色。镜下可见典型光滑分生孢子柄，顶囊呈倒立烧瓶状，

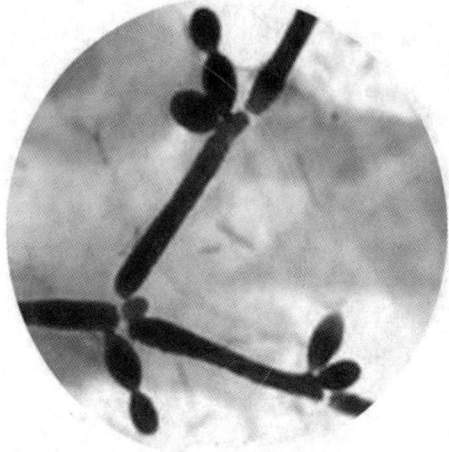

图 16 – 4　光学显微镜下的白假丝酵母菌形态

其上长出密集小梗和小分生孢子，这是曲霉菌的重要形态。曲霉菌引起的疾病称为曲霉病，最多见的是肺部曲霉病，在肺部形成肉芽肿样的真菌体，主要表现为慢性支气管炎、哮喘等。

肺超敏反应性曲霉病，多见于持续接触发霉干草、饲料的农民、工人，呈急性、亚急性或慢性哮喘，常称为"农民肺"。反复吸入曲霉菌孢子可致敏，引起过敏性鼻炎、哮喘等，属于Ⅰ型超敏反应。

（四）毛霉菌

毛霉菌(mucor)广泛分布于自然界，一般为面包、水果和土壤中的腐生菌。在沙保培养基上生长迅速，形成丝状菌落，起初为白色，后转为灰黑色。菌丝一般无隔、分枝成直角、无性生殖形成孢子囊和孢子囊孢子。临床多引起内源性感染或医源性感染，病情发展通常急剧，可累及脑、肺及胃肠道等。侵犯血管，形成栓塞，死亡率较高。

（五）卡氏肺孢菌

卡氏肺孢菌(pneumocystis carinii)又称肺囊菌，广泛分布于自然界，可引起健康人的亚临床感染。对一些免疫功能缺陷的患者，可引起肺炎等病变。艾滋病患者当 CD4$^+$T 细胞降至 200 个/mm^3 时，80% 以上可受感染。发病为渐进性，开始为间质性肺炎，患者最终因窒息而死。

第三节 产毒真菌

某些真菌在生长繁殖过程中，可产生相应的毒性代谢产物，即真菌毒素（mycotoxin）。人和动物食入后可引起急性或慢性中毒，这部分真菌称为产毒真菌。目前已知的产毒真菌有 150 种以上，产生的真菌毒素近 200 种。产毒真菌不仅能在粮食、食品、饲料等体外环境中繁殖产生毒素，还能在进入人或动物体内后不断产生毒素引起疾病。有的真菌以菌体本身为毒性物质，如毒蕈类；有的真菌是在生长繁殖过程中产生并分泌毒性产物。产毒真菌除引起人或动物急性或慢性中毒外，还可致突变、致畸或致癌。

常见的产毒真菌主要有镰刀菌属中的禾谷镰刀菌、小麦赤霉菌等，曲霉菌属中的黄曲霉菌、杂色曲霉菌等，青霉菌属中的黄绿青霉菌等。其中毒性较强的有黄曲霉毒素、赭曲霉毒素、黄绿青霉素、红色青霉素及青霉酸等。根据真菌毒素对机体的损害部位和病变特征，可将其分为肝脏毒、肾脏毒、造血组织毒及超敏反应性物质等，许多真菌毒素的作用部位是多器官性。

真菌毒素所引起的中毒性疾病称为真菌中毒症（mycotoxicosis）。它与一般病原体感染性疾病不同，具有以下特征：①无传染性；②抗生素治疗无效；③与摄入特定食物或饲料有关；④具有一定的地区性或季节性。

近年来不断研究发现，许多真菌毒素与肿瘤、畸变和细胞突变等有关。研究较多的是黄曲霉毒素，在动物实验和流行病学调查中均证实，黄曲霉毒素与肝癌的发生密切相关。其他具有致癌作用的真菌毒素还有赭曲霉菌产生的黄褐毒素、镰刀菌 T-2 毒素等。

〔复习思考题〕

1. 真菌细胞的基本结构与形态有哪些？
2. 真菌菌落有哪些种类？
3. 真菌的致病形式有哪些？
4. 皮肤癣菌的种类和主要传播方式有哪些？
5. 新生隐球菌和白假丝酵母菌的主要致病特性是什么？
6. 真菌中毒症的主要特征有哪些？

第十七章 医学寄生虫学绪论

医学寄生虫学(medical parasitology)是研究人体寄生虫的形态结构、生活活动和生存繁殖规律，阐明寄生虫与人体及外界环境间的相互关系的一门学科，是预防医学和临床医学的基础学科。医学寄生虫学是由医学原虫学、医学蠕虫学和医学节肢动物学三部分组成。

掌握寄生虫学的知识，有利于控制病原寄生虫，保障人民的健康水平。

第一节 寄生现象、寄生虫与宿主

一、寄生现象

在自然界中，两种生物生活在一起的现象非常普遍，这是生物在长期演化过程中逐渐形成的，这种现象被称为共生现象。按两种生物之间的利害关系，可将共生现象大致分为三种：

1. 片利共生(commensalism)

或称共栖。两种生物生活在一起，其中一方从共同生活中获利，另一方既不受益，也不受害，这种关系称为片利共生。例如：生活在肠腔中的结肠内阿米巴，它以肠内细菌为食，对宿主既无利，亦不造成损害，自身也不被宿主伤害。

2. 互利共生(mutualism)

两种生物生活在一起，双方互相依存，共同受益，这种关系称为互利共生。例如：白蚁消化道中的鞭毛虫能合成纤维素酶，可分解白蚁无法消化木屑纤维，从中获得所需的营养，白蚁则以鞭毛虫排泄的发酵产物作为营养。两者互相依赖，任何一方都不能独立存活。

3. 寄生(parasitism)

是指两种生物生活在一起，其中一方得利，另一方受害。获利的一方被称为寄生物，而受害的一方称为宿主。

二、寄生虫与宿主

(一)寄生虫及类型

凡是营寄生生活的低等动物称为寄生虫(parasite)。寄生虫完成一代生长、发育和繁殖的全过程及所需要的条件称寄生虫的生活史。寄生虫生活史中能感染人体的阶段被称为寄生虫的感染阶段。

根据寄生虫与宿主体的关系,寄生虫可分以下几类:①体内寄生虫和体外寄生虫。体内寄生虫是指寄生虫寄生在宿主的肠道、腔道、血液、组织器官及淋巴系统中的寄生虫,如蛔虫、疟原虫、肺吸虫等。体外寄生虫是指寄生于宿主体表的寄生虫,如蚊、虱等。②永久性寄生虫和暂时性寄生虫。永久性寄生虫是指寄生在宿主体内或体表,发育成熟,不能离开宿主独立生活的寄生虫,如杜氏利什曼原虫。暂时性寄生虫是指因取食需要而短暂接触宿主,其余阶段营自生生活的寄生虫,如蚊、蚤。③专性寄生虫和兼性寄生虫。专性寄生虫是指在整个生活史中必须营寄生生活的寄生虫,如蛔虫、钩虫等。兼性寄生虫是指既可营寄生生活,又可过自由生活的寄生虫,如粪类圆线虫等。④偶然性寄生虫。指偶然侵入非正常宿主体内寄生的寄生虫,如某些蝇蛆进入人的消化道寄生。⑤机会致病的寄生虫。有些寄生虫在免疫功能正常的宿主体内处于隐性感染状态,用一般病原学检测方法难以查到。当宿主免疫功能改变时,它们会出现异常增殖,致病力增强,造成临床症状和体征,如卡氏肺孢子虫、刚地弓形虫等。

(二)宿主及类型

在寄生虫的生活史中被寄生虫寄生,并遭其伤害的人或动物为宿主。根据寄生虫在宿主体内发育阶段的不同,将宿主分为以下几类:

1. 终宿主

寄生虫的成虫或有性生殖阶段所寄生的宿主称终宿主。例如,卫氏并殖吸虫的成虫寄生在人体,人体为其终宿主。

2. 中间宿主

寄生虫的幼虫或无性生殖阶段所寄生的宿主称中间宿主。若需两个以上的中间宿主,则按寄生虫寄生的顺序称为第一、第二中间宿主。例如,川卷螺是卫氏并殖吸虫的第一中间宿主,石蟹、喇蛄是其第二中间宿主。

3. 储存宿主

又称保虫宿主。某些人体寄生虫的成虫,除了在人体寄生外,还可以寄生在某些哺乳动物体内,在流行病学上,这些哺乳动物是人体寄生虫病的传染源,所以称这些动物为储存宿主或保虫宿主。

4. 转续宿主

某些蠕虫的幼虫侵入非正常宿主体内，虽能存活，但不能发育。当这些幼虫有机会进入正常宿主体内，能够继续发育为成虫，这种非正常宿主为转续宿主。如卫氏并殖吸虫的幼虫进入非正常宿主野猪或猪体内后不能发育为成虫。因此，野猪或猪为卫氏并殖吸虫的转续宿主。

第二节　寄生虫与宿主间的相互关系

寄生虫与宿主间的相互关系包括寄生虫对宿主的致病作用和宿主对寄生虫的免疫作用两个方面。

一、寄生虫对宿主的致病作用

1. 夺取营养

寄生虫以宿主的营养物质为食，使其发育、繁殖或生存，造成宿主的营养丢失或缺乏。这是寄生虫对宿主造成的最常见的危害之一。例如：蛔虫寄生于人体小肠内，夺取肠道内的营养物质，可导致宿主营养不良等。

2. 机械性作用

寄生虫通过阻塞、压迫及直接损伤作用，对宿主造成危害。例如：大量的蛔虫寄生于小肠时可引起肠梗阻。

3. 毒性作用

寄生虫的代谢产物、分泌物、排泄物和虫体死亡后的分解物等，对人体可产生各种不同的危害。例如：溶组织内阿米巴原虫分泌溶组织酶，溶解肠黏膜，造成肠黏膜组织溃疡。

4. 超敏反应

宿主感染寄生虫后所产生的免疫反应对宿主具有不同程度的保护作用，但也可产生超敏反应。寄生虫所致超敏反应的分类及发生机制与微生物类似。

寄生虫对人体的致病作用，往往不是单独某一种作用，而是几种作用同时作用于宿主，引起综合性的致病作用。

二、宿主对寄生虫的免疫作用

宿主对寄生虫的免疫作用主要为免疫系统识别和清除寄生虫的反应，包括非特异性免疫和特异性免疫。

1. 非特异性免疫

这种免疫包括皮肤、黏膜及胎盘对寄生虫的屏障作用，吞噬细胞的吞噬作用，炎症反应及体液中多种杀虫物质，如补体、胃酸等。这种免疫是在长期进化过程中形成的，具有遗传和种株的特征。

2.特异性免疫

宿主抗寄生虫的特异性免疫可分为以下两种类型：

（1）非消除性免疫：这是人体感染寄生虫后常见的一种免疫类型，包括带虫免疫和伴随免疫。当寄生虫寄生时，机体对该寄生虫感染产生免疫力，这种免疫力不仅能杀死已寄生在宿主体内的寄生虫，还能杀死一部分再感染侵入的寄生虫。但这种免疫力随体内寄生虫消失而消失。这种免疫称带虫免疫。当宿主感染某种寄生虫(如血吸虫)后，机体可产生抵抗同种童虫再感染的免疫力，但这种免疫对体内成虫无清除作用，这种免疫叫伴随免疫。

（2）消除性免疫：人体对某种寄生虫感染所产生的免疫力，既可清除体内寄生虫，又对再感染具有长期的免疫力，这种免疫称为消除性免疫。例如：热带利什曼原虫引起人体皮肤利什曼病，机体产生免疫力后，不但可使体内原虫全部清除，皮肤病变愈合，而且对这种利什曼原虫的再感染具有持久的免疫力。这种免疫在人体寄生虫感染中非常少见。

三、宿主与寄生虫之间互相作用的结果

当宿主的防御力大于寄生虫的侵袭力时，宿主清除体内的寄生虫，保持健康状态。当宿主的防御力与寄生虫的侵袭力处于平衡状态时，少量的寄生虫可以在宿主体内寄生，不对机体造成危害，宿主无明显的病理损伤及临床症状，但具有一定的免疫力。此种宿主可传播病原体，被称为带虫者或称寄生虫感染者。当寄生虫的侵袭力大于宿主的防御力时，宿主不能有效的控制寄生虫，宿主可出现明显的病理损伤及临床症状、体征，成为寄生虫病患者。但带虫者与寄生虫病患者之间是可以互相转化的。

第三节　寄生虫病的流行与防治原则

一、寄生虫病传播流行的基本环节

（一）传染源

寄生虫病患者、带虫者及储存宿主为寄生虫病的传染源。

（二）传播途径

寄生虫从传染源传播到易感者的过程为寄生虫的传播途径。人体感染寄生虫的途径和方式有以下几种：

1. 经口感染

是最常见寄生虫病感染途径。寄生虫的感染阶段存在于食物、蔬菜及水中，人经口感染。例如：蛔虫、鞭虫的感染期卵被人误食而使人感染。

2. 经皮肤感染

土壤或水中的寄生虫的感染阶段可经皮肤进入人体。例如：钩虫、血吸虫通过与人的皮肤接触而感染人体。丝虫、疟原虫媒介节肢动物吸血而感染人体。

3. 接触感染

寄生虫的感染阶段在人的腔道或体表，通过直接或间接接触使人感染。例如：阴道毛滴虫通过这一方式传播。

4. 经胎盘感染

母体内的寄生虫经胎盘的血液循环进入胎儿体内，引起胎儿感染。例如：弓形虫可通过这个方式传播。

5. 输血感染

通过输血使受血者感染。例如：疟原虫可通过输血传播。

(三) 易感人群

是指对某种寄生虫缺乏免疫力或免疫力低下的人群。如非疟区的人，由于对疟原虫缺乏特异性免疫力，而易受到感染。

二、影响寄生虫病流行的其他因素

寄生虫病能否在一定地区发生流行，除与寄生虫病的流行环节有关外，还受下列因素的影响。

1. 自然因素

包括温度、湿度、雨量、光照等气候因素以及地理环境。气候因素影响寄生虫在自然环境中生长发育，也影响寄生虫的中间宿主媒介昆虫的孳生、活动、繁殖及寄生虫在其体内的发育。例如：温暖潮湿的环境有利于土壤中蛔虫、鞭虫卵或钩虫的幼虫发育，潮湿温暖的气候既有利于蚊虫的生长繁殖，也适宜疟原虫在蚊体内的发育和繁殖，同时促进蚊虫的吸血活动，增加传播疟疾的机会。地理环境也会影响中间宿主的分布和滋生。

2. 生物因素

有些寄生虫在其生活史过程中需中间宿主或节肢动物存在。这些中间宿主或节肢动物的存在与否，决定了寄生虫病的地区分布及能否流行。如日本血吸虫的中间宿主钉螺在我国的分布不超过北纬 33.7°，故血吸虫病只流行于我国的长江流域和长江以南。

3. 社会因素

包括社会制度、经济状况、科学水平、文化教育、医疗卫生、防疫保健以及人的行为方式(生产方式和生活习惯)等。一个地区的自然因素和生物因素在某一个时期内是相对稳定的,但社会因素往往是可变动的。社会因素变化在一定程度上影响自然和生物因素,成为制约寄生虫病流行的一个重要的因素。

三、寄生虫病的防治原则

寄生虫病的防治,要根据其流行的三个基本环节,制定有效的综合性防治措施。

1. 消灭传染源

进行普查普治,发现并治疗患者、带虫者,妥善处理储存宿主。

2. 切断传播途径

进行宣传教育,搞好环境卫生,杀灭动物性中间宿主和媒介节肢动物,达到切断传播途径的目的。

3. 保护易感者

改善生产条件,改进生产方式,纠正不良饮食习惯,加强个人防护。

第十八章　医学原虫

第一节　概述

原虫是单细胞动物。其虫体虽小，但却能独立完成生命的全部功能，如运动、摄食、呼吸、排泄、生殖及对外界刺激产生反应等。医学原虫是寄生人体的致病和非致病性原虫，约有40余种，其中一些种类对人体健康危害严重。

一、形态

原虫须用光学显微镜观察才能看见，主要结构包括胞膜、胞质和胞核三部分。

1. 胞膜

由单位膜构成。它包绕原虫的体表，保持虫体一定的形态和维持自身稳定，参与原虫的摄食、排泄、运动、感觉等功能活动。胞膜上的蛋白质分子为受体、抗原、酶类等多种成分，在与宿主的相互作用中，具有侵袭、逃避宿主攻击等重要的生物学意义。

2. 胞质

主要由基质、细胞器和内含物组成。基质主要成分为蛋白质和水。许多原虫的胞质分内、外质。外质透明、凝胶状，具有运动、摄食、排泄、呼吸、感觉及保护等功能。内质溶胶状，包含各种细胞器和内含物，是原虫代谢与储存营养物质的主要场所。也有许多原虫的胞质均匀一致，无内、外质之分。

3. 胞核

由核膜、核质、核仁及染色质组成，位于胞质中，是控制原虫生长、繁殖的主要部位。多数寄生原虫核内染色质少，呈颗粒状，碱性染料染色后着色浅，称为泡状核型，如溶组织内阿米巴；少数原虫染色质多，染色后着色深，称为实质核型，如结肠小袋纤毛虫。核型是原虫鉴别的重要依据。

二、生理

1. 运动

原虫的运动细胞器主要有伪足、鞭毛、纤毛等类型，虫体借助运动细胞器可作伪足运动（也称阿米巴运动）、翻滚运动或螺旋式运动、纤毛运动。有些原虫虽无运动细胞器（如孢子虫），但可借助体表的一些结构滑动。原虫能运动、摄食及增殖的生活阶段称为滋养体，是多数寄生原虫的基本生活型和致病阶段。许多原虫遇到不适宜的环境时，则停止运动、摄食并分泌囊壁包裹虫体，这个生活阶段称为包囊。包囊是许多原虫的感染阶段，成为其转换宿主的重要环节。

2. 营养与代谢

原虫通过吞噬、胞饮或胞膜渗透等方式摄取营养物质。寄生原虫根据其对寄生环境的适应性，有的营需氧代谢，有的营厌氧代谢，但大多数为两者兼有的代谢方式。寄生于血液或组织内的原虫以有氧代谢为主，而寄生于肠腔内的原虫则以厌氧代谢为主。

3. 生殖

寄生原虫以无性或有性或两者兼有的生殖方式增殖。无性生殖有二分裂、多分裂和出芽生殖等形式；有性生殖主要有接合生殖和配子生殖两种方式。

三、生活史类型

不同种类医学原虫的生活史差异甚大，根据其发育过程中有无中间宿主，大致可把生活史分为 2 型：①单宿主型或直接发育型，原虫只需 1 个宿主便可完成生活史，如溶组织内阿米巴、阴道毛滴虫等；②多宿主型或转换宿主型，原虫至少需要 1 个中间宿主才能完成生活史。

四、常见种类及所致疾病

医学上常见的重要原虫共有四个纲，分别是动鞭纲（Zoomastigophora）、叶足纲（Lobosea）、孢子纲（Sporozoea）和动基裂纲（Kinetofragminophorea）。它们隶属于原生生物界、原生动物亚界下属的三个门，即肉足鞭毛门，顶复门和纤毛门。常见虫种及所致疾病见表 18 - 1。

表 18 – 1　常见医学原虫种类及所致疾病

纲	虫种	人体主要寄生部位	所致疾病
叶足纲	溶组织内阿米巴	结肠	肠及肠外阿米巴病
	结肠内阿米巴	结肠	不致病
	齿龈内阿米巴	口腔	未确定
	耐格里阿米巴	脑等	原发性阿米巴脑膜脑炎
	棘阿米巴	脑、眼	棘阿米巴角膜炎 亚急性或慢性肉芽肿性阿米巴脑炎
动鞭纲	杜氏利什曼原虫	单核吞噬细胞系统	黑热病
	阴道毛滴虫	泌尿生殖道	滴虫性阴道炎等
	蓝氏贾第鞭毛虫	小肠	贾第虫病
	人毛滴虫	结肠	腹泻等
	口腔毛滴虫	口腔	牙龈炎、牙周炎等
孢子纲	疟原虫	红细胞	疟疾
	刚地弓形虫	有核细胞	弓形虫病
	隐孢子虫	小肠	隐孢子虫病
	卡氏肺孢子虫	肺泡	卡氏肺孢子虫病
动基裂纲	结肠小袋纤毛虫	结肠	结肠小袋纤毛虫病

第二节　叶足虫

　　叶足虫又称根足虫，滋养体以伪足而运动，形态多变，故称为阿米巴。寄生人体常见的阿米巴有 7～8 种，致病的虫种主要为溶组织内阿米巴。

一、溶织组内阿米巴

　　溶组织内阿米巴（Entamoeba histolytica）又称痢疾阿米巴或痢疾变形虫。人因吞食包囊而感染。主要寄生于人的肠腔内，可侵入肠壁、肝、肺、脑等组织，引起阿米巴病。溶组织内阿米巴遍及全球，我国西藏、云南、新疆、贵州、甘肃等省的感染率最高。

（一）形态
　　溶组织内阿米巴的生活史中包括滋养体和包囊两个时期。

1.滋养体

虫体形状多呈不规则变化，大小为 15 ~ 60 μm。细胞质分为外质和内质，外质薄而透明，常伸出伪足，内质紧随其后，呈定向运动(阿米巴运动)。内质浑浊呈颗粒状，常见被吞噬的红细胞，有时也可见白细胞和细菌。细胞核为泡状核，圆形，常不易看清，但经铁苏木素染成蓝黑色后，核的结构清楚易见(图 18 - 1)。

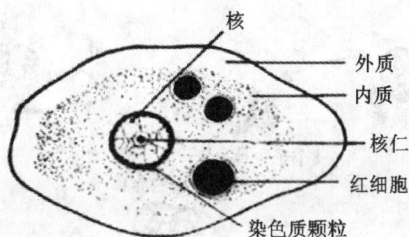

图 18 - 1　溶组织内阿米巴滋养体结构示意图

2.包囊

虫体圆球形，直径 10 ~ 20 μm，囊壁厚，内含 1 ~ 4 个细胞核，核的构造同滋养体。碘液染色后，包囊呈淡黄色，可见到核及核仁，在未成熟包囊内可见染成棕色的糖原泡及无色棒状的拟染色体，拟染色体及糖原泡随包囊的成熟而消失。四核包囊为成熟包囊，是感染阶段(图 18 - 2)。

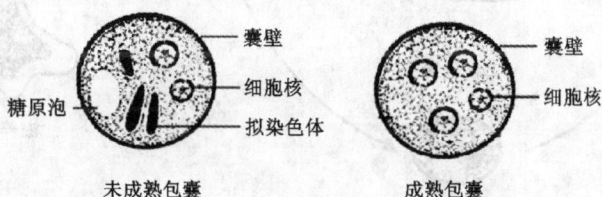

未成熟包囊　　　　　　　成熟包囊

图 18 - 2　溶组织内阿米巴包囊结构示意图

(二)生活史

四核包囊经口感染，进入小肠下段后，在消化液作用下，虫体脱囊而出，形成含四核的囊后滋养体，随即核质分裂，发展成 8 个较小的滋养体，生活并定居在回盲部黏膜皱褶或肠腺窝间，以宿主肠粘液、细菌及消化食物为营养，并以二分裂增殖。部分滋养体随肠内容物向下移动，因肠内环境变化，如营养、水分被吸收减少等，滋养体停止活动，虫体缩小成圆形，并分泌胶状物质形成包囊。初始,包囊内只有 1 个胞核,随着 2 次分裂形成 4 个核。包囊随粪便排出,粪便中可见单核、双核或四核包囊,包囊通过污染饮水或食物而感染新的宿主。在一些因素影响下,肠腔内的滋养体侵入肠壁组织,吞噬红细胞和组织细胞并大量繁殖。肠壁组织内的滋养体可随血流侵入肝、肺等器官,也可随坏死肠壁组织回到肠腔。当肠蠕动加快时,肠腔中的滋养体可随粪便排出体外,因其抵抗力弱而迅速死亡(图 18 - 3)。

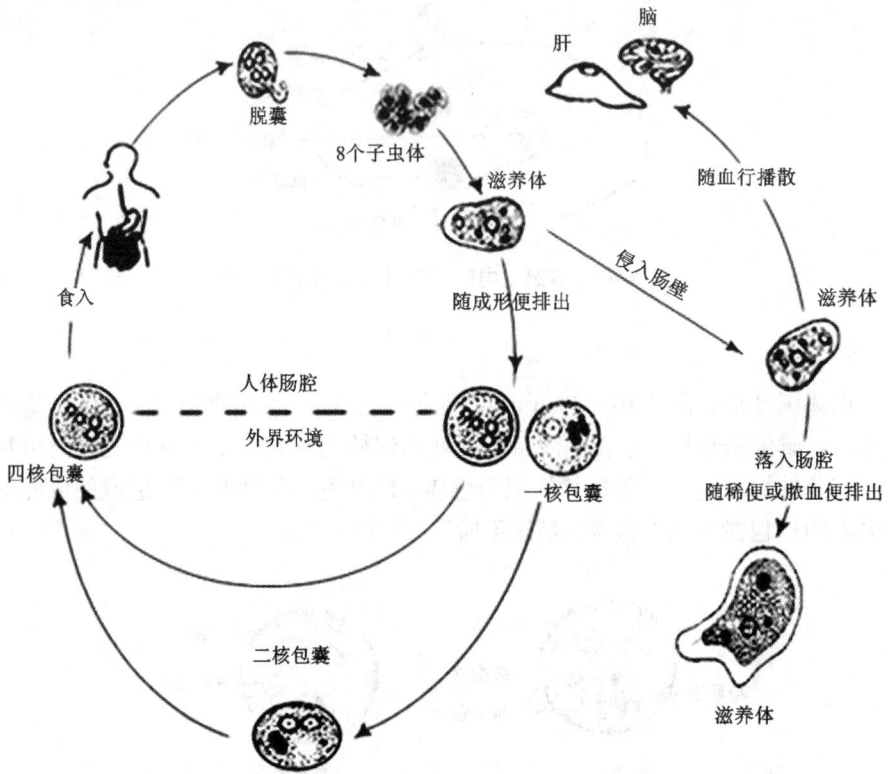

图 18 - 3　溶组织内阿米巴生活史示意图

(三)致病性

1. 致病因素

溶组织内阿米巴的致病作用与以下三个因素有关。

(1)种株侵袭力:侵袭力为滋养体对组织细胞的侵袭、触杀能力,这取决于其胞膜上的溶组织酶和毒素作用。溶组织酶可水解组织、吞噬细胞;毒素可干扰组织细胞膜的正常功能,导致细胞膜破坏。不同种株的溶组织内阿米巴侵袭力强弱不同，一般急性患者及热带地区的虫株侵袭力较强。

（2）肠道菌群的协同作用：肠道共生菌不仅是溶组织内阿米巴的食物，还可利用其代谢产物维持适度的酸碱条件（pH 6.6～7.3），削弱宿主的抵抗力，甚至直接损伤肠黏膜，为阿米巴侵入组织提供条件。

（3）宿主机体的状态：人体抵抗力降低，如营养不良、过度疲劳、肠道感染、肠功能紊乱等情况，均有利于阿米巴侵入组织。

2. 临床类型及病理变化

（1）肠阿米巴病：包括阿米巴性结肠炎、阿米巴痢疾。滋养体侵入肠黏膜、黏膜下层，在疏松的黏膜下层大量繁殖、扩展，引起组织的液化、坏死，形成口小底大的烧瓶状溃疡。病变部位以回盲部及乙状结肠多见。肠阿米巴病轻者表现为慢性迁延性肠炎，常有腹胀、间歇性腹泻、消瘦等。重者为阿米巴痢疾，出现腹绞痛，里急后重，脓血便（果酱色、奇臭），每日排便可多达10次。

（2）肠外阿米巴病：包括阿米巴肝脓肿、肺脓肿、脑脓肿及皮肤脓肿或溃疡等，以肝脓肿最为多见。寄生于肠壁的滋养体可侵入静脉，随血入肝，破坏肝组织形成肝脓肿，多位于肝右叶上部偏后方。脓肿多为单个，脓液果酱色、含大量滋养体。滋养体侵入肺的途径，多由肝脓肿直接穿破膈或经血行至肺引起肺脓肿。肺脓肿主要表现有胸痛、发热、咳嗽和咳"巧克力酱"样痰。此外，滋养体可随血流入脑，引起脑脓肿。

（四）实验诊断

从粪便中检出滋养体和包囊，或从痰液、肝穿刺液、肠壁溃疡中查出滋养体均可确诊。稀便或脓血便中的滋养体用0.9%氯化钠溶液涂片法检查；成形便中的包囊则用碘液染色法检查。采取粪便标本查滋养体时应及时，若室温低时应给标本保温，并注意容器清洁，避免尿液等污染标本。

阿米巴病的病原检查易漏检。可用 IFA、IHA 和 ELISA 等方法检测特异性抗体协助诊断。

（五）防治原则

查治患者和带虫者。甲硝唑为目前治疗阿米巴病的首选药物，替硝唑和奥硝唑也有较好的治疗效果。如果治疗阿米巴带虫者，还应与喹碘方、巴龙霉素等配伍使用。加强粪便管理及水源保护。无害化处理粪便，杀灭其中包囊，防止粪便污染水源。卫生防护。注意饮食卫生、个人卫生和环境卫生，防止病从口入。

二、其他消化道阿米巴

寄生人体消化道的阿米巴除溶组织内阿米巴外均为腔道共栖原虫，一般不侵入组织，无致病作用。但在重度感染或宿主防御功能低下时，可能引起不同程度的消化道症状。常见消化道阿米巴的形态特点见表18－2。

表18－2　各种人体消化肠内阿米巴的形态特征

发育时期	处理方法	区别点	溶组织内阿米巴	结肠内阿米巴	哈门氏内阿米巴	微小内蜒阿米巴	布氏嗜碘阿米巴	齿龈内阿米巴
滋养体	0.9%氯化钠溶液	大小(μm)	15～60	20～50	3～12	6～12	6～20	10～30
		活动力	活泼	缓慢	缓慢	缓慢	缓慢	活泼
		细胞质	内、外质分明	内、外质不分明	内、外质分明	内、外质不分明	内、外质不分明	内、外质不分明
		细胞核	1个不易见到	1个易见到	1个不易见到	1个可见	1个偶见	1个易见到
		吞噬物	细菌红细胞	细菌碎屑物	细菌	细菌	细菌	细菌白细胞
	铁苏木素染色	细胞核	居中	偏位	居中	居中	居中	居中
		核周染色质粒	细小，均匀	粗，不均匀	细小，不均匀	无	无	细小
包囊	铁苏木素染色	大小(μm)	5～20	10～30	4～10	5～9	8～10	无包囊
		形态	圆形	圆形	圆形	圆形	圆形或不规则	
		细胞核	1～4个	1～8个，偶见16个	1～4个	1～4个	1个	
		糖原泡（幼期）	可见	可见	可见	可见	可见	
		拟染色体（幼期）	棒状	似碎片状	细小	球杆状	无	

第三节　鞭毛虫

鞭毛虫是以鞭毛为运动器官的原虫，以二分裂繁殖，寄生于人体的鞭毛虫有十余种，主要寄生在血液、消化道、泌尿生殖道等组织内，较重要的有杜氏利什曼原虫、阴道毛滴虫、蓝氏贾弟鞭毛虫等。

一、杜氏利什曼原虫

寄生人体的利什曼原虫有 4 种，我国仅有杜氏利什曼原虫（Leishmania donovani），俗称黑热病原虫。它寄生于人体单核巨噬细胞内，引起黑热病，曾是我国五大寄生虫病之一。

（一）形态

生活史中有无鞭毛体和前鞭毛体两种不同的形态。

1. 无鞭毛体

又称利杜体，寄生于人和其他哺乳动物的巨噬细胞内。卵圆形，大小为 $(2.9 \sim 5.7)\,\mu m \times (1.8 \sim 4.0)\,\mu m$。经姬氏或瑞氏染液染色后，虫体的胞质呈蓝色，核 1 个，较大，团块状，染成红色，位于虫体的一侧。另一侧有一细小杆状紫红色的动基体，动基体前方可见一红色粒状的基体和丝状的根丝体。

2. 前鞭毛体

又称鞭毛体，梭形，大小为 $(14.3 \sim 20)\,\mu m \times (1.5 \sim 8)\,\mu m$。被姬氏或瑞氏染液染色后，胞质呈淡蓝色，核呈红色，居于虫体的中部。横位于体前部的动基体则呈紫蓝色，基体在动基体之前并由此发出一鞭毛伸出体外。活的前鞭毛体运动活泼，鞭毛不停摆动，在培养基内鞭毛体常以虫体前端聚集成团，排列成菊花状。

（二）生活史

杜氏利什曼原虫完成生活史需要人或哺乳动物和白蛉两个宿主（图 18 - 4）。

1. 在白蛉体内的发育

雌性白蛉叮咬黑热病患者或被感染动物时，含无鞭毛体的巨噬细胞可随血流一道被吸入白蛉胃内，巨噬细胞被消化，无鞭毛体散出，发育成前鞭毛体。前鞭毛体以二分裂法大量繁殖，活动力增强，逐渐移向白蛉的前胃、食管和咽。约 7 天后发育为成熟的具有感染力的前鞭毛体。

2. 在人或哺乳动物体内的发育

当携带有成熟前鞭毛体的雌性白蛉叮刺健康的人或哺乳动物时，前鞭毛体随白蛉分泌的唾液被注入宿主的皮下。一部分前鞭毛体可被多核白细胞吞噬消灭，一部分被巨噬细胞吞噬。在巨噬细胞内，前鞭毛逐渐变圆，失去鞭毛的体外部分转变成无鞭毛体。无鞭毛体以二分裂法繁殖，导致巨噬细胞破裂，散出的无鞭毛体又可被其他巨噬细胞吞噬。

（三）致病性

患者、病犬是重要传染源。主要是通过白蛉叮刺传播，偶可经口腔黏膜、

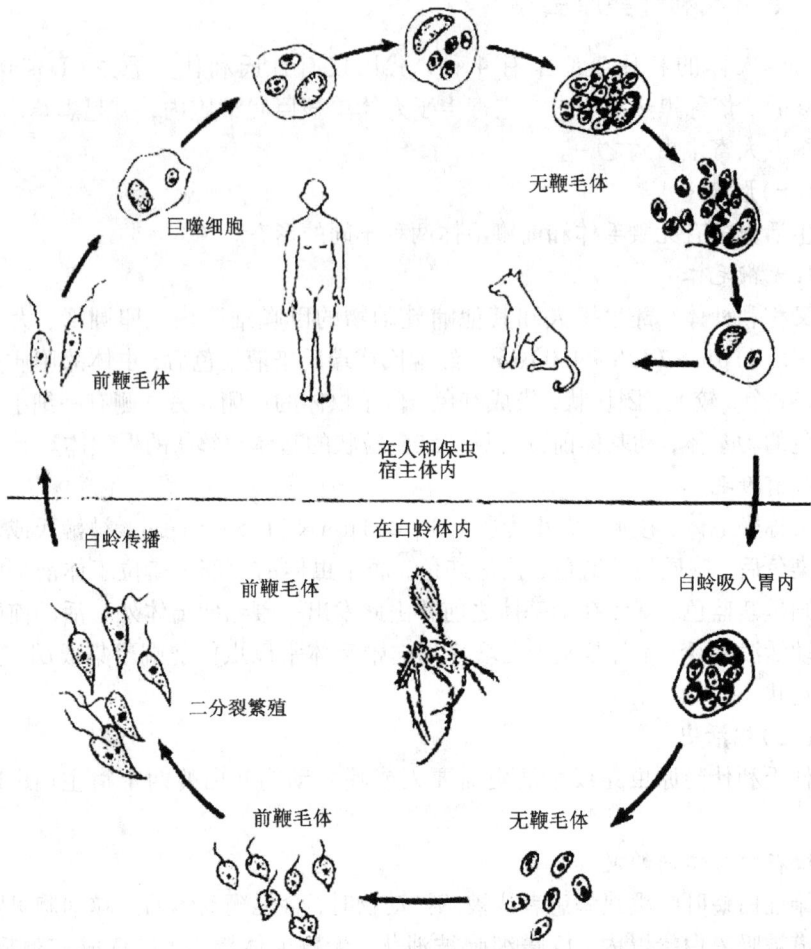

巨噬细胞

无鞭毛体

前鞭毛体

在人和保虫
宿主体内

在白蛉体内

白蛉传播

前鞭毛体

白蛉吸入胃内

二分裂繁殖

前鞭毛体

无鞭毛体

图 18 - 4　杜氏利什曼原虫生活史示意图

破损皮肤、胎盘或输血传播。人体感染后，一方面是虫体的大量繁殖使巨噬细胞被破坏，另一方面是其代谢产物的刺激引起巨噬细胞、浆细胞大量增生，从而使人体发生一系列的病理改变，出现反复发热、肝脾和淋巴结肿大、贫血、出血、皮肤病变及免疫缺陷等临床表现。

（四）实验诊断

病原检查可做骨髓穿刺检查，简便安全。也可从皮肤病变明显处刮取或抽取少量组织液做检查。免疫学诊断常用 IFA、IHA 和 ELISA 等方法。

（五）防治原则

查治患者，杀灭病犬和消灭白蛉是预防黑热病的有效措施。首选药物为葡萄糖酸锑钠。

二、阴道毛滴虫

阴道毛滴虫（Trichomonas vaginalis）俗称阴道滴虫，寄生在阴道及尿道内，引起滴虫性阴道炎及尿道炎。阴道毛滴虫呈世界性分布，以女性 20 ~ 40 岁年龄组感染率最高。

（一）形态

阴道毛滴虫生活史仅有滋养体期。滋养体呈梨形或椭圆形，大小为（10 ~ 30）$\mu m \times$（5 ~ 15）μm，无色透明，具 4 根前鞭毛和 1 根后鞭毛，后鞭毛向后伸展并与波动膜外缘相连，胞核位于前端 1/3 处，为椭圆形泡状核（图 18 - 5）。

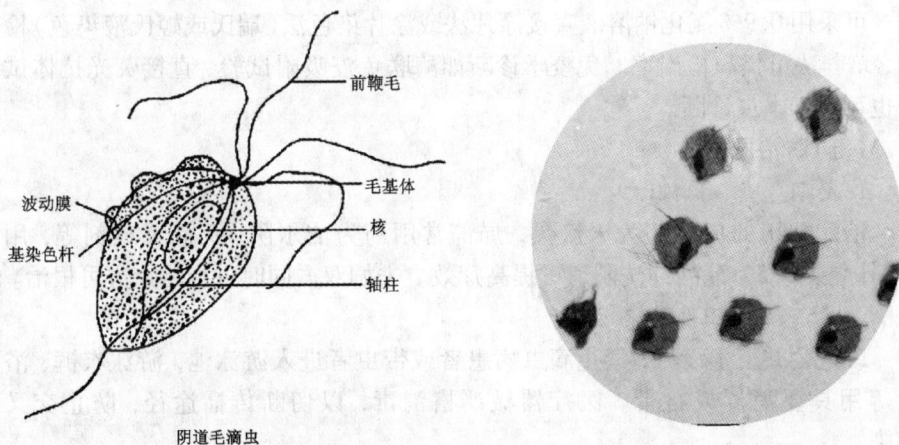

阴道毛滴虫

图 18 - 5　阴道毛滴虫形态与结构图（左为示意图；右为光学显微镜下的形态图）

（二）生活史

主要寄生于女性阴道，以阴道后穹窿多见，也可在尿道内发现；男性感染者一般寄生于尿道、前列腺，也可在睾丸、附睾或包皮下寄生。虫体以纵二分裂法繁殖，以吞噬和吞饮摄取食物。虫体在外环境生活力较强，有一定抵御不良环境的能力。滋养体为本虫的感染期，通过直接或间接接触方式而传染。

（三）致病性

传染源为滴虫性阴道炎患者和无症状带虫者或男性感染者。主要通过性交传播,其次为通过公共浴池、浴具、公用游泳衣裤、坐式厕所而感染。

阴道毛滴虫的致病力与虫株的毒力及宿主的生理状态有关。正常情况下,健康妇女阴道内的乳酸杆菌把糖原酵解为乳酸,使阴道中的 pH 维持在 3.8 ~ 4.4,可抑制滴虫和细菌的生长繁殖,称为阴道的自净作用。当妊娠期或月经期后,阴道生理周期使 pH 接近中性,利于滴虫的迅速繁殖,大量虫体消耗阴道内的糖原,妨碍乳酸杆菌的酵解作用,破坏阴道的自净作用,使之更有利于滴虫与细菌的生长繁殖,加重炎症发生。

滴虫性阴道炎常见症状为外阴瘙痒,灼热、刺痛,分泌物增多,呈灰黄色,带泡状,伴有臭味,当伴有细菌感染时,白带常呈脓液状或粉红状。如滴虫侵入尿道,可出现尿痛,尿频,甚至血尿。男性一般无症状而呈带虫状态,但可导致配偶重复感染。此外,有人认为阴道毛滴虫能吞噬精子,分泌物阻碍精子存活,因此有可能引起不育症。也有人认为子宫颈癌与阴道滴虫感染有关。

(四)实验诊断

以在阴道后穹窿分泌物、尿液沉淀物或前列腺液中查见滋养体为确诊依据。可采用 0.9% 氯化钠溶液直接涂片法或涂片染色法(瑞氏或姬氏液染色)检查,培养法可提高检出率。免疫学诊断如酶联免疫吸附试验、直接荧光抗体试验也可用于本虫诊断。

(五)防治原则

1. 定期普查、积极治疗

治疗常用的口服药为灭滴灵,局部常用药为洁尔阴、灭滴灵栓剂等,用 1% 乳酸或 0.5% 醋酸冲洗阴道可提高疗效。夫妇双方同时进行治疗方可根治。

2. **注意公共卫生**

改进公共卫生设备,禁止滴虫病患者或带虫者进入游泳池,游泳衣裤、浴巾等用具要消毒或自带。医疗器械严格消毒,以切断传播途径,防止交叉感染。

3. 加强宣教

注意个人卫生,特别是经期卫生。

三、蓝氏贾第鞭毛虫

蓝氏贾第鞭毛虫(Giardia lamblia)亦称梨形鞭毛虫,寄生于人体小肠、胆囊,主要在十二指肠,引起贾第虫病。该病有腹泻等症状,曾在旅游者中流行,一度有"旅游者腹泻"之称。贾第虫病仍然是世界性分布的肠道寄生虫病,WTO 估计全球感染率为 1% ~20% 。

（一）形态

1. 滋养体

形似纵切、倒置的半个梨，大小为 $(9 \sim 21)\,\mu m \times (5 \sim 15)\,\mu m \times (2 \sim 4)\,\mu m$，两侧对称，前端钝圆，后端尖细，腹面扁平，背部隆起。一对细胞核位于虫体前端 $1/2$ 的吸盘部位，有前侧、后侧、腹侧和尾鞭毛 4 对。

2. 包囊

呈椭圆形，大小为 $(8 \sim 14)\,\mu m \times (7 \sim 10)\,\mu m$。囊壁较厚，与虫体间有明显的间隙。包囊未成熟时含 2 个胞核，成熟后含 4 个胞核。在碘染的标本内，囊壁不着色，虫体呈棕色或黄色。铁苏木素染色后囊壁透明，虫体蓝色（图 18-6）。

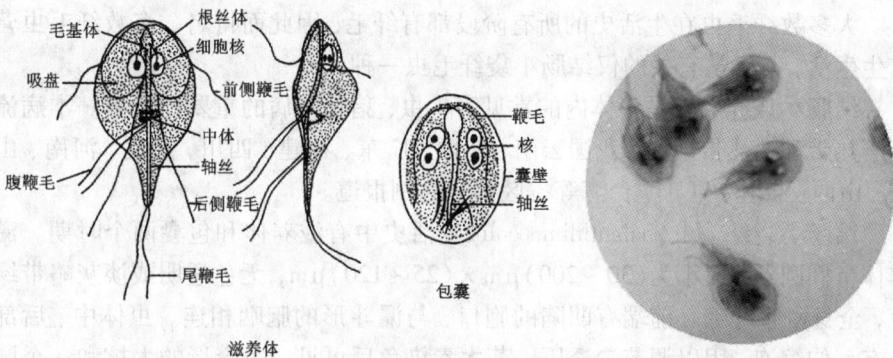

图 18-6 蓝氏贾第鞭毛虫形态与结构图（左为示意图；右为光学显微镜下的形态图）

（二）生活史

4 核包囊随污染的食物和饮水进入人体，在十二指肠内脱囊形成 1 对滋养体。滋养体主要寄生在人体的十二指肠，有时也寄生在胆囊和空肠。利用吸盘吸附肠壁，以渗透方式或胞饮摄取营养，以二分裂繁殖。滋养体随食物到达肠腔后段演变成包囊，随粪便排出。一般在成形的粪便中只能找到包囊。滋养体可在腹泻粪便中时发现。

（三）致病性

滋养体可侵入肠黏膜，破坏微绒毛，引起肠黏膜充血、水肿、溃疡，影响宿主肠黏膜的正常功能，主要导致可溶性脂肪的吸收障碍，患者出现腹泻，尤以脂肪泻为常见。粪便中极少有脓血为贾第虫腹泻的特征。免疫缺陷的患者，症状常较严重，病程也长。

（四）实验诊断

可检查感染者粪便和十二指肠液。通常在成形粪便中，经碘液染色涂片检查包囊；而在水样稀薄的粪便中，用0.9%氯化钠溶液涂片法检查滋养体。由于包囊形成有间歇的特点，故检查时以隔天粪检并连续3次以上为宜。亦可以ELISA等方法进行免疫学诊断。

（五）防治原则

注意饮食、饮水卫生，加强人和动物的粪便管理，保护水源是预防本病重要措施。要彻底治愈患者及带虫者，治疗主要用甲硝唑（灭滴灵）、替硝唑等药物。

第四节　纤毛虫

大多数纤毛虫在生活史的所有阶段都有纤毛，因此而得名。多数纤毛虫营自生生活，与医学有关的仅结肠小袋纤毛虫一种。

结肠小袋纤毛虫是猪体内的常见寄生虫，猪是本病的重要传染源。本病流行于热带和亚热带地区，我国云南、广西、广东、福建、四川、湖北、河南、山东、山西、吉林、辽宁、台湾等省区都有病例报道。

结肠小袋纤毛虫（balantidium coli）生活史中有滋养体和包囊两个时期。滋养体呈椭圆形，大小为$(30 \sim 200) \mu m \times (25 \sim 120) \mu m$，无色透明或淡灰略带绿色，全身密布纤毛。前端有凹陷的胞口，与漏斗形的胞咽相连。虫体中、后部各有一伸缩泡，用以调节渗透压。苏木素染色后可见一个肾形的大核和一个圆形的小核，小核位于大核的凹陷处。包囊圆形，直径为$40 \sim 60 \mu m$，淡黄或淡绿色，囊壁厚而透明，染色后可见大核（图18-7）。

包囊随食物、饮水经口感染宿主，进入小肠内脱囊逸出滋养体。滋养体在结肠内以淀粉颗粒、细菌和细胞为食，主要以横二分裂法增殖。部分滋养体随肠道蠕动而下行，因环境改变，逐渐变圆，并分泌囊壁形成包囊，随粪便排出体外。

滋养体可分泌透明质酸酶并借助机械运动侵犯结肠黏膜甚至黏膜下层，引起溃疡。重者可出现大面积结肠黏膜的破坏和脱落，病变颇似阿米巴痢疾。常见症状为腹痛、腹泻和黏液血便，并伴有脱水及营养不良等。慢性患者表现为长期的周期性腹泻、粪便带黏液而无脓血，亦可腹泻与便秘交替出现。偶可经淋巴管侵袭肠以外的组织，如肝、肺或泌尿生殖器官等处。

从患者粪便中查出滋养体或包囊即可确诊。必要时行乙状结肠镜检，切取活组织检查或进行体外培养。

防治本虫的原则与溶组织内阿米巴相同。

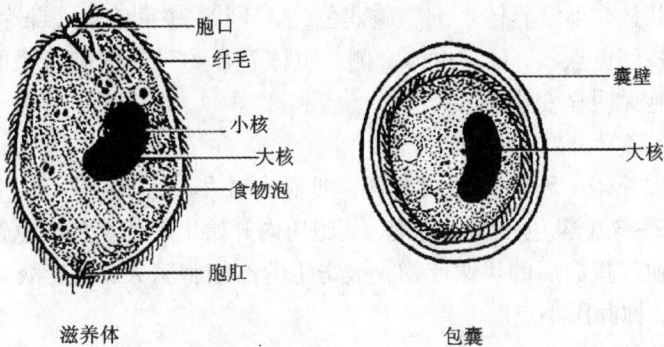

滋养体   包囊

图 18 - 7　结肠小袋纤毛虫形态

第五节　孢子虫

孢子虫纲原虫生活史较复杂，生殖方式包括无性生殖和有性生殖两类，前者有裂体增殖和孢子增殖；后者则是通过雌雄配子结合进行的配子生殖，两种生殖方式可在一个或分别在两个宿主体内完成。对人危害较大的孢子虫有疟原虫、弓形虫、肺孢子虫、隐孢子虫等。

一、疟原虫

疟原虫（plasmodium）是疟疾的病原体。疟疾呈世界性广泛流行，尤其是热带、亚热带和温带地区危害严重。也是我国建国初期所提出重点防治的五大寄生虫病之一。寄生于人体的疟原虫有间日疟原虫（Plasmodium vivax，Grassi and Feletti，1890）、恶性疟原虫（P. falciparum Welch，1897）、三日疟原虫（P. malariae Laveran，1881）和卵形疟原虫（P. ovale Graig，1900），可分别引起间日疟、恶性疟、三日疟和卵形疟。我国大陆以间日疟原虫为主，海南岛及云南部分地区以恶性疟原虫为主，三日疟原虫少见，卵形疟原虫仅发现少数病例。

（一）形态

四种疟原虫的诊断、鉴别的主要依据是红细胞内虫体的形态特征。疟原虫在人体红细胞内期分为早期滋养体、晚期滋养体、裂殖体及配子体。瑞氏或姬氏染色后，疟原虫的细胞质呈蓝色，细胞核呈红色，疟色素呈棕黄色。现以薄血片染色后的间日疟原虫为例将各期形态介绍如下：

301

1. 早期滋养体

又称环状体、小滋养体。细胞质蓝色，呈环状，中间有一个染色较浅的大空泡。细胞核红色点状，位于虫体一侧。虫体直径约为红细胞直径的1/3。被寄生的红细胞无明显变化。

2. 晚期滋养体

又称大滋养体。环状体继续发育，细胞核增大，胞质增多，有伪足伸出，内有1个或2~3个染色较浅的空泡，其胞质内开始出现棕黄色疟色素颗粒，为疟原虫利用血红蛋白后的代谢产物。被寄生的红细胞胀大，色变淡，开始出现红色的小点，称薛氏小点。

3. 裂殖体

晚期滋养体继续发育，核开始分裂为2个以上，此时称早期裂殖体或未成熟裂殖体。核继续分裂，胞质也随之分裂，并包围每个核，形成12~24个裂殖子，疟色素呈块状集中，此时称为成熟裂殖体。被寄生的红细胞胀大，颜色变淡，可见染成淡红色的薛氏小点。

4. 配子体

红细胞内的疟原虫经过几次裂体增殖后，部分裂殖子进入红细胞后不再进行裂体增殖而发育为雌、雄配子体。雌配子体胞质深蓝、核稍小而较致密，呈红色，位于虫体边缘；雄配子体胞质浅蓝，核较疏松，淡红色，多位于虫体中央。3种疟原虫形态及区别参见图18-8及表18-3。

表18-3　三种疟原虫红细胞内各期形态比较

各　　期	间日疟原虫	恶性疟原虫	三日疟原虫
早期滋养体	环较大，约为红细胞直径的1/3；核1个；1个红细胞内一般只有1个原虫。	环较小，约为红细胞直径的1/5；核多为1个，也有2个；红细胞内常见有2个以上原虫。	环较粗大，与间日疟原虫相似
晚期滋养体	虫体不规则，有伪足及空泡；疟色素棕褐色，细小杆状	虫体圆形，结实；疟色素黑色，块状；外周血中不易见	圆形或带状；疟色素颗粒状，棕褐色
成熟裂殖体	裂殖子12~24个，多为16个，排列不规则；疟色素聚集成堆	裂殖子多为18~24个，疟色素集中；外周血中不易见	裂殖子6~12个，多为8个，排列成环；疟色素集中
配子体	圆形，胞质浅蓝色；胞核淡红色；疟色素分散	腊肠形，胞质浅蓝色，胞核淡红色，疟色素在核周较多	与间日疟原虫相似，唯虫体较小

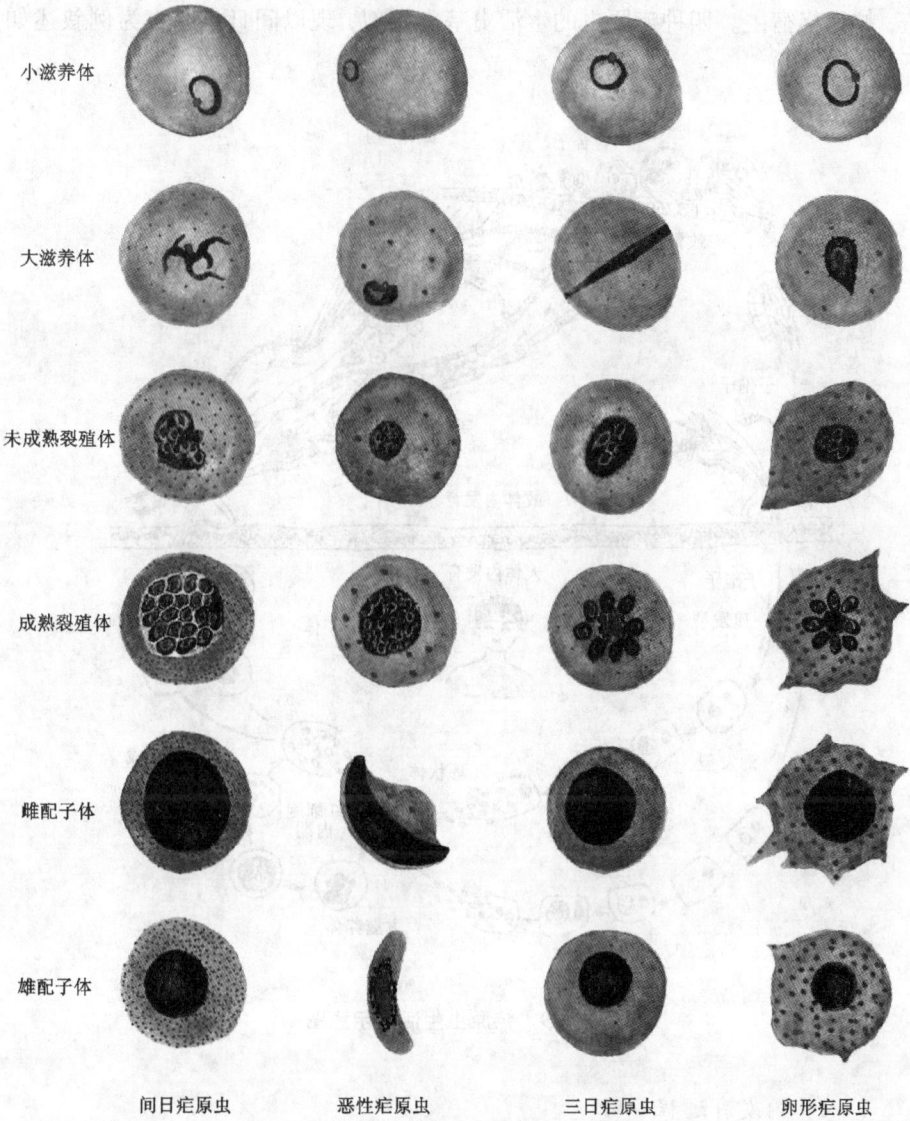

小滋养体			
大滋养体			
未成熟裂殖体			
成熟裂殖体			
雌配子体			
雄配子体			
间日疟原虫	恶性疟原虫	三日疟原虫	卵形疟原虫

图 18 – 8 三种疟原虫红细胞内各期形态

(二)生活史

疟原虫的生活史有宿主转换和世代交替的特征。在人体内进行裂体增殖及配子生殖,人为中间宿主,而在蚊体内则进行有性生殖(配子生殖)和孢子生殖,蚊为终宿主。四种疟原虫的生活史基本相似,现以间日疟原虫为例叙述如下(图18-9)。

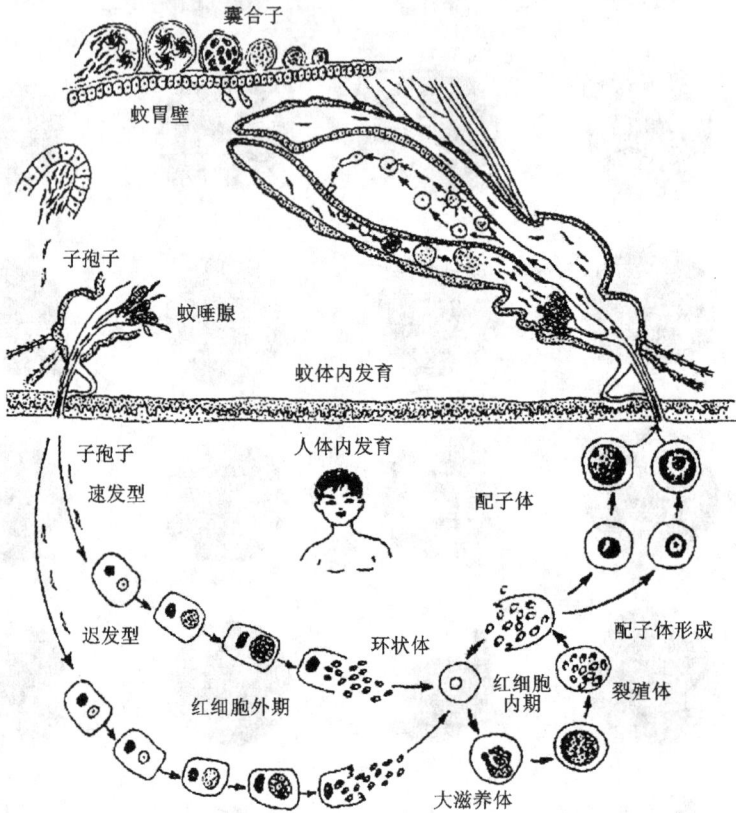

图18-9 疟原虫生活史示意图

1.人体内发育过程

(1)红细胞外期:简称红外期。当雌性按蚊刺吸人血时,其涎腺中的子孢子随涎液进入人体,约经30分钟侵入肝实质细胞,进行裂体增殖,形成红外期裂殖体。此期间日疟原虫约需8天,红外期裂殖体成熟后,肝细胞破裂,裂殖子逸出,进入血循环。一部分裂殖子被巨噬细胞吞噬而被消灭,一部分侵入红细胞开始红细胞内期的发育。子孢子具有遗传学上不同的两个型，即速发型与迟发型。速发型子孢子即完成红外期裂殖体的发育，迟发型子孢子则经过一段较长时间的休眠状态后，才开始发育并完成红外期裂殖体的发育过程。

（2）红细胞内期：简称红内期。红外期裂殖子侵入红细胞后，首先形成环形体，亦称早期滋养体，逐渐发育成晚期滋养体，以后形成裂殖体。裂殖体成熟后，红细胞破裂释出裂殖子。一部分裂殖子被巨噬细胞吞噬，一部分再侵入正常红细胞，重复进行裂体增殖。完成一代红内期裂体增殖，间日疟原虫约需48小时，恶性疟原虫约36～48小时，三日疟原虫约72小时，卵形疟原虫约48小时。经几次红内期裂体增殖后，一部分裂殖子进入红细胞逐渐发育为雌、雄配子体，这是疟原虫有性生殖的开始。雌、雄配子体随同血液被按蚊吸入蚊胃后续继发育，进行有性生殖。

2. 按蚊体内的发育过程

疟原虫随血液进入蚊胃，红内期的各无性发育阶段的疟原虫均被消化，只有雌、雄配子体能存活下来并继续发育。雌配子体发育为雌配子。雄配子体的核分裂成4～8块，不久形成4～8个雄配子。雌、雄配子在蚊胃内受精，形成一个圆形的合子。合子很快变为长形并能蠕动的动合子。动合子穿过蚊胃壁，停留在外层弹性纤维膜下，体形变圆并分泌囊壁，形成囊合子或称卵囊。卵囊的核反复分裂，进行孢子生殖，产生数以万计的子孢子。子孢子可从囊壁的微孔主动钻出或当卵囊破裂后散出，进入蚊子的涎腺。子孢子是疟原虫的感染期。当媒介按蚊再度刺吸人血时，涎腺里的子孢子便随涎液进入人体，开始其在人体的发育繁殖。

（三）致病性

1. 潜伏期

由疟原虫侵入人体到出现疟疾的所经历的时间称为潜伏期。包括红细胞外期原虫的发育和数代红内期裂体增殖达到一定数量所需的时间。潜伏期的长短与进入人体疟原虫种株的特性，感染子孢子的数量和人体免疫力强弱有关。一般间日疟短潜伏期为13～25天，长潜伏期为6～12个月，个别长达625天，恶性疟潜伏期为7～27天，三日疟为18～35天。

2. 疟疾的发作

当裂殖体成熟并胀破红细胞后，由于虫体及代谢产物、红细胞碎片及残余血红蛋白进入血液，被多形核白细胞及单核细胞吞噬，产出内源性热原质，与疟原虫代谢产物共同作用于下丘脑的体温调节中枢引起疟疾发作。

典型的疟疾发作为周期性寒战、发热和出汗退热三个连续阶段。这一周期性发作与疟原虫红内期裂体增殖密切相关。间日疟原虫裂体增殖周期为48小时，故隔日发作，三日疟隔2天(72小时)发作，恶性疟1~2天(36~48小时)发作一次。由于重复感染或混合感染等因素的影响，可使发作不典型。

3.再燃与复发

疟疾初发停止后，由于残存在红细胞内的疟原虫在一定条件下重新大量增殖而引起的发作，称为疟疾再燃。再燃与宿主的免疫力下降和疟原虫的抗原变异有关。间日疟初发停止后，若血液中疟原虫已被彻底清除，而肝细胞内的迟发型子孢子开始其红外期发育，继之侵入红细胞进行裂体增殖，引起的临床发作，称为复发。恶性疟原虫及三日疟原虫无迟发型子孢子，故无复发，仅有再燃；间日疟原虫及卵形疟原虫则既有复发又有再燃。

4.贫血

贫血是疟疾患者常见的症状。数次发作后可出现贫血，尤以恶性疟为甚。疟性贫血与以下各种因素有关：①疟原虫直接破坏红细胞；②脾功能亢进；③骨髓中红细胞的生成障碍；④免疫病理因素。

5.脾肿大

早期患者，脾因充血和单核巨噬细胞增生而肿大。慢性患者脾可继续增大并纤维化而变硬，不能恢复正常。

6.凶险型疟疾

多见于恶性疟及重症间日疟患者。临床特点是病情凶险、发病急骤、死亡率高。常见有脑型(昏迷型)、超高热型、厥冷型和胃肠型等，其中以脑型疟最常见。其发病机制，目前认为是恶性疟原虫发育至裂殖体时，被寄生的红细胞膜上出现疣状突起，而黏附于血管内皮细胞上，使脑微血管被红细胞阻塞，致脑组织缺氧及细胞坏死。

7.疟疾性肾病

多见于三日疟患者，发病机制是疟原虫的抗原抗体复合物沉积于肾小球毛细血管的基底膜上，所致的一种免疫损伤，严重者可致肾功能衰竭死亡。

8.其他类型

①输血性疟疾，其临床表现与蚊传疟疾相似，但潜伏期短，无复发；②先天疟疾，疟原虫可经胎盘感染胎儿，胎儿出生后即有贫血、脾大、发热等症状；③婴幼儿疟疾，症状多，病情发展快，病死率较高。

(四)免疫性

1.非特异性免疫

非特异性免疫是宿主先天具有的抗疟能力，与宿主的疟疾感染史无关，而与种族遗传有关。例如西非黑人多数为Duffy血型阴性，他们对间日疟原虫感染具有先天抵抗力，可抵抗间日疟原虫侵入。

2. 特异性免疫

感染疟原虫后机体产生的免疫应答包括体液免疫及细胞免疫。体液免疫在疟疾的保护性免疫中起非常重要的作用。抗体主要是由疟原虫红细胞内期诱导产生的。原虫血症后约一周即可查到抗体，先 IgM 升高，后 IgG 上升，IgM 抗体是早期诊断的指标。IgG 抗体可长期维持较高滴度。这些抗体一般不影响原虫滋养体期的发育，但却能抑制裂殖体的发育和繁殖，并能促进吞噬细胞对裂殖体及裂殖子的吞噬作用。疟原虫抗体不仅有种的特异性，还有期及株的特异性。

细胞免疫在疟疾的免疫中也起着重要的作用，主要有 T 细胞、巨噬细胞、NK 细胞、以及它们分泌的细胞因子参与。

3. 带虫免疫与免疫逃避

疟疾多次急性发作后患者产生一定的免疫力，使体内的原虫血症维持在较低水平，发作停止，这种免疫力可随着疟原虫在人体的消失而逐渐消失，此即带虫免疫。疟原虫在宿主体内可逃避宿主的免疫效应机制而生存和繁殖，与宿主保护性抗体并存，这种现象称为免疫逃避。其原因主要是寄生的疟原虫发生抗原变异使宿主的免疫系统不能有效识别，疟原虫分泌的可溶性抗原与抗体结合成免疫复合物而保护了虫体，红内期原虫寄生于红细胞内可以躲避胞外特异性抗体的作用，宿主感染疟原虫导致免疫功能受抑制等。

（五）实验诊断

1. 病原学检查

从患者外周血液中检出疟原虫为疟疾确诊的依据。取患者外周血制作厚、薄血膜，用姬氏或瑞氏染液染色，镜检发现疟原虫即可。采血时间，恶性疟在发作开始时，间日疟和三日疟在发作后数小时至 10 小时采血较好。

2. 免疫学诊断

可作为辅助诊断。一般用于疟疾流行病学的调查、防治效果的评估及输血对象的筛选。常用的方法有 IFA、IHA 和 ELISA 等。

分子生物学的一些技术已用于疟疾的诊断，如核酸探针、聚合酶链反应（PCR）等。

（六）防治原则

我国的疟疾防治综合措施是加强并落实灭蚊和传染源的防治。

1. 预防措施

对易感人群的防护包括个体预防和群体预防。应根据流行环节，因地制宜地采取有效的预防措施。防蚊灭蚊是预防的重要环节。无免疫力者进入流行区要服用预防药与防蚊，药物预防常用乙胺嘧啶或加用磺胺多辛。疟疾疫苗的研究在寄生虫疫苗中开展较早,但目前仍处于研究阶段。DNA 疟疾疫苗有望获得突破。

2. 抗疟治疗

对现症患者、带虫者要进行根治。疟疾的病原治疗能快速杀死红内期疟原虫,迅速控制症状,同时也可控制传染源,防止传播。常用药有氯喹、伯氨喹啉、青蒿素、磺胺多辛、乙胺嘧啶等,可根据不同的虫种及生活史时期选择药物。

二、刚地弓形虫

刚地弓形虫(Toxoplasma gondii)是猫科动物的肠道寄生原虫,简称弓形虫。是一种重要的机会性致病原虫。

(一)形态与生活史

1. 速殖子

亦称滋养体。虫体呈香蕉形或新月形,一端较尖,一端钝圆;一边扁平,另一边较膨隆,大小为 $(4 \sim 7) \mu m \times (2 \sim 4) \mu m$。经瑞氏或吉氏染色,可见虫体胞浆呈蓝色,胞核呈紫红色,核位于虫体中央。在急性期,速殖子常散在于腹腔渗出液或血液中,单个或成对排列,细胞内寄生的虫体以内二芽殖、二分裂及裂体增殖三种方式繁殖。一般被宿主细胞膜包绕内含数个至十多个虫体集合体称假包囊(pseudocyst),假包囊中的虫体称速殖子。

2. 包囊

圆形或椭圆形,直径为 $5 \sim 100 \mu m$,囊壁坚韧,内含数个至数百个虫体。囊内虫体称缓殖子(bradyzoite),其形态与速殖子相似,但虫体较小,核稍偏后。在一定条件下包囊可破裂,释出的缓殖子进入新的细胞。包囊可长期在组织内生存,多见于疾病的慢性期或称隐性感染期。

3. 卵囊

为圆形或椭圆形,大小为 $10 \sim 12 \mu m$,具有两层光滑透明的囊壁。成熟卵囊含有 2 个孢子囊,每个孢子囊内含有新月形子孢子。

4. 生活史

弓形虫生活包括有性生殖和无性生殖阶段。在猫科动物小肠上皮细胞内完成有性生殖,同时在肠外其他组织也进行无性增殖,故猫是弓形虫的终宿主兼中间宿主。在人体及其他动物体内只能进行无性增殖,为中间宿主(图 18 - 10)。

(1)在猫科动物体内的发育:当卵囊、包囊或假包囊被猫等吞食后,子孢子、缓殖子和速殖子进入猫小肠上皮细胞进行裂体增殖再发育为雌、雄配子,两者结合受精成为合子,合子发育成卵囊。卵囊随猫粪排出,经口感染中间宿

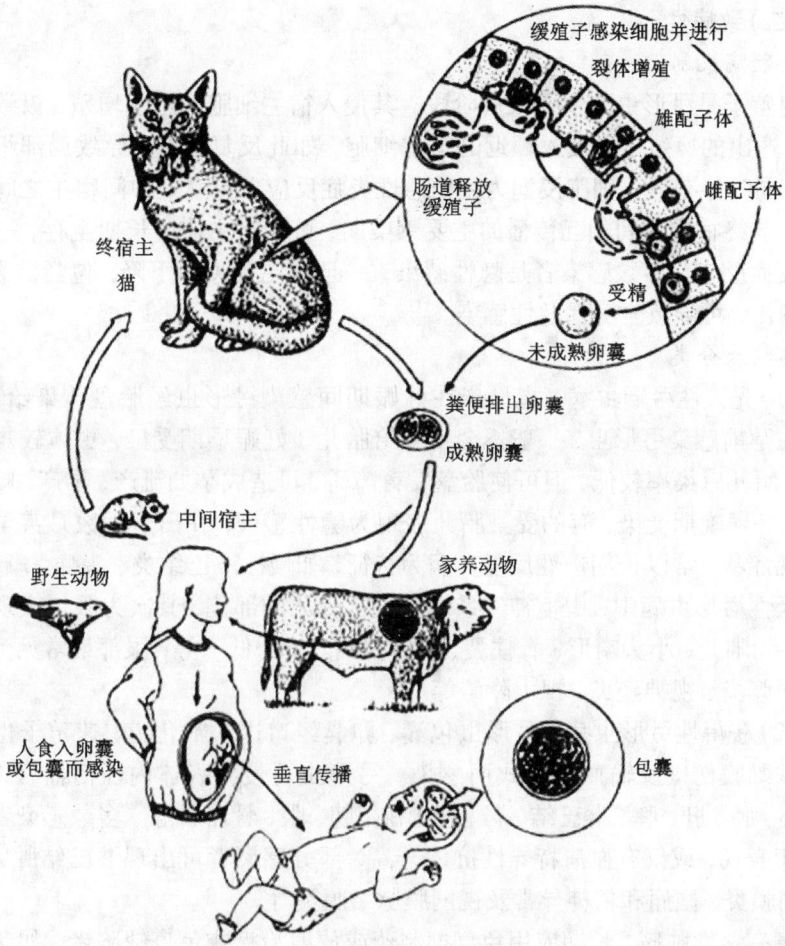

图 18-10　弓形虫生活史示意图

主或终宿主。

（2）在人及其他动物体内的发育：猫粪中的卵囊或动物肉类中的包囊或假包囊，经口感染人体，在肠内逸出子孢子、缓殖子或速殖子，侵入肠壁随血流或淋巴循环扩散至全身，在有核细胞内发育繁殖，形成假包囊，最终被寄生的细胞破裂，散出的速殖子重新侵入新的组织细胞，反复繁殖，引起急性病变。当机体产生特异性免疫力后，虫体增殖速度减慢，并形成囊壁成为包囊，包囊常见于脑和骨骼肌等组织中，可存活数年甚至终生，是慢性病变的主要形式。除了经口感染这一主要途径外，弓形虫还可通过输血、器官移植、有损伤的皮肤黏膜感染人，通过胎盘感染胎儿。

（二）致病性

1. 致病机制

速殖子是弓形虫的主要致病阶段。其侵入宿主细胞后迅速增殖，以致细胞破裂，逸出的速殖子再侵入邻近的宿主细胞，如此反复破坏，导致局部组织的坏死，同时伴有单核细胞浸润为主的急性炎症反应。包囊是中间宿主之间或中间宿主与终宿主之间相互传播的主要感染期，可在宿主体内长期生存，一般不引起炎症反应。多数感染者是隐性感染，一旦宿主免疫力下降，包囊破裂，缓殖子逸出，可导致全身播散性感染。

2. 临床分类

（1）先天性弓形虫病：指母亲在妊娠期间感染弓形虫经胎盘传染给胎儿。母亲在孕前感染弓形虫，一般不会传染给胎儿。妊娠早期受染，虫体较难通过胎盘，胎儿感染率较低，但可使胎盘发育障碍，可造成孕妇流产、早产、畸胎或死胎；妊娠晚期受染，有的受染胎儿表现为隐性感染，在出生后数月甚至数年才出现症状，常以长期慢性反复发病为特征，如慢性淋巴结炎、头痛、癫痫等。在先天性弓形虫病中，中枢神经系统是最常受累的部位，其次为眼。表现为脑积水、无脑儿、小头畸形、脊柱裂、精神障碍、智力低下等；眼部最常见为脉络膜视网膜炎、视神经炎、视力障碍等。

（2）获得性弓形虫病：弓形虫包囊、卵囊经口进入消化道，速殖子也可经过皮肤黏膜伤口及输血的方式而感染。弓形虫可侵犯人体内任何器官，包括脑、心、肺、肝、脾、淋巴结、肾、肾上腺、胰、眼、骨骼肌等。多数感染者无任何临床表现，或仅有血清特异性抗体升高，部分感染者可出现淋巴结肿大、脑炎、脑膜炎、癫痫和精神异常及视网膜脉络膜炎等。

患有恶性肿瘤、长期应用免疫抑制药或放射治疗或免疫缺陷者，如艾滋病患者，可使隐性感染状态转为急性或亚急性，出现严重的弓形虫病。在艾滋病患者中，弓形虫感染占各种机会性感染的10%，是致死的主要原因之一。

（三）实验诊断

对经常与动物（尤其是猫）接触者，或有生食、半生食猪肉、羊肉、牛肉、奶、蛋饮食习惯者，以及使用免疫抑制药患者，出现不明原因的发热、淋巴结肿大、癫痫、视力下降、经常性流产等症状，需进行病原和免疫学检查。

1. 病原学检查

查到滋养体或包囊即可确诊。可取急性患者的体液、脑脊液、血液、骨髓、羊水经离心，取沉淀物涂片、染色、镜检。也可将上述的沉淀物接种于小白鼠腹腔内，一周后剖杀取腹腔液镜检。或将样本接种于离体培养的单层有核细胞。

2. 血清学检查

因病原学检查成功率低,现多采用血清学方法,作为辅助性诊断。常用的方法有染色试验(dye test,DT)、IFA、IHA、ELISA 等。近年来,PCR 及 DNA 探针技术应用于检测弓形虫感染,具有灵敏、特异、早期诊断的意义并开始试用于临床。

(四)流行与防治

1. 分布

本虫为世界性分布,人群感染相当普遍。据血清学调查,人群抗体阳性率为 25% ~50%,我国为 5% ~20%,多数为隐性感染。我国自 1962 年报告先天性弓形虫病以来,现已有众多病例报告。国内各种家畜中以猪的感染率较高,常形成局部暴发流行。

2. 流行因素

①包囊、卵囊、假包囊 3 种生活史期都具感染性;②弓形虫的中间宿主广泛,包括各种哺乳类、鸟类和人等均易感;③可在终宿主与中间宿主之间、中间宿主与中间宿主之间多向交叉传播;④包囊可长期生存在中间宿主组织内;⑤卵囊排放量大,被感染的猫,一般每天可排出 1000 万个卵囊,排囊可持续 10 ~20 天。

3. 流行环节

①传染源。动物是本病的主要传染源,猫及猫科动物是重要传染源。人通过胎盘的垂直传播具有传染源的意义。②传播途径。食用未煮熟的含有弓形虫包囊/假包囊的肉类、蛋品、奶类;接触被卵囊污染的食物、水可致感染;输血、器官移植也可感染;经胎盘传染给胎儿;肉类加工人员、实验室工作人员有可能经损伤的皮肤、黏膜感染。③易感人群。人类对弓形虫普遍易感。尤其是胎儿、婴幼儿、肿瘤和艾滋病患者。

4. 防治

加强对家畜、家禽和可疑动物的监测和隔离;加强饮食卫生管理,强化肉类食品卫生检疫制度;教育群众不食生或半生的肉制品,接触生肉后要注意洗手;孕妇不养猫,不接触猫,定期对孕妇做弓形虫常规检查,以防止先天性弓形虫病的发生。治疗使用的药物有乙胺嘧啶、磺胺嘧啶等,孕妇可用螺旋霉素。

三、卡氏肺孢子虫

卡氏肺孢子虫(Pneumocystis carinii,Delanoe et Delanoe,1912)简称肺孢子

虫，为单细胞真核动物，分类地位尚有争议，目前暂被划归于顶端复合体门，孢子虫纲、球虫亚纲。它寄生于人和多种哺乳动物的肺组织内，引起肺孢子虫肺炎，或称肺孢子虫病。

（一）形态与生活史

卡氏肺孢子虫生活史中主要为滋养体和包囊 2 种形态。在吉姆萨染色标本中，滋养体形态多样，大小为 2 ~ 5 μm，胞质呈浅蓝色，胞核为深紫色。包囊圆形或卵圆形，直径 4 ~ 6 μm，成熟包囊含有 8 个香蕉形囊内小体。囊内小体胞质浅蓝色，胞核 1 个，紫红色。

本虫在人体内的发育过程已基本清楚，但体外的发育过程尚未阐明。通常认为感染期包囊经空气传播吸入肺内，囊内小体从包囊逸出，发育为滋养体。滋养体以二分裂、内出芽或接合生殖方式繁殖。继而滋养体表膜增厚形成囊壁，进入囊前期，随后囊内核进行分裂，接着胞质分裂围绕在每个核周，形成囊内小体，最后发育为内含 8 个囊内小体的成熟包囊。

（二）致病性

卡氏肺孢子虫是一种机会致病原虫，健康人感染后多数表现为隐性感染。当宿主免疫力下降时，潜伏的虫体大量繁殖，在肺组织内扩散，引起肺泡上皮受损，肺泡间质细胞浸润，导致间质性肺炎，即卡氏肺孢子虫肺炎，是艾滋病患者最常见的并发症和主要死亡原因之一。

（三）实验诊断

从呼吸道分泌物或肺组织内找到卡氏肺孢子虫即可确诊。方法有痰液或支气管分泌物和支气管肺泡灌洗液涂片，吉姆萨染色或甲苯胺蓝（TBO）染色检查。支气管或肺组织活检，作印片、切片或经研磨后涂片染色检查，检出率较高。分子生物学方法如 DNA 探针检测和 PCR 检测已试用于诊断，具有较高的敏感性和特异性。

（四）防治原则

本病呈世界性分布。一般认为经呼吸道传播是主要感染途径。本虫广泛存在于家畜和野生动物体内。对于免疫受累或使用免疫抑制药的患者，或艾滋病病毒携带者，应警惕诱发本病。治疗药物主要有复方新诺明和乙胺嘧啶等。应用气雾戊烷脒或砜类药物有一定的预防作用。

第十九章 医学蠕虫

第一节 概 论

蠕虫是一类软体多细胞无脊椎动物，两侧对称，借肌肉伸缩而蠕动。寄生于人体的蠕虫称医学蠕虫，包括线形动物门、扁形动物门、棘头动物门。

根据生活史中是否需要中间宿主，医学蠕虫分土源性蠕虫和生物源性蠕虫。土源性蠕虫发育过程中不需要中间宿主，又称为直接发育型。虫卵或幼虫在外界发育为感染性虫卵或幼虫，经口或皮肤侵入终宿主体内，发育为成虫。蛔虫、钩虫、蛲虫、鞭虫等属于此类。生物源性蠕虫发育过程需要中间宿主，又称为间接发育型。虫体在中间宿主体内发育为感染期幼虫，再感染终宿主。吸虫、绦虫及组织内线虫属于此类。

第二节 线 虫

线虫外形呈线性或圆柱状。虫体大小因虫种而异。雌雄异体，一般雌虫大于雄虫。生殖器官发达。消化系统呈长管状，前端为口，后端为肛门。人体常见线虫有蛔虫、钩虫、蛲虫、鞭虫、丝虫、旋毛虫等。

一、似蚓蛔线虫

似蚓蛔线虫简称蛔虫。是寄生于人体肠道的一种大型线虫，是人体最常见的寄生虫。

可引起蛔虫病。本虫分布广泛，感染率高，农村感染率高于城市。

（一）形态

1. 成虫

虫体长圆柱形，形似蚯蚓，活时淡红色或微黄色，死后呈灰白色，体表有细环纹和 2 条白色的侧线。虫体顶端有 3 个唇瓣呈品字形排列，围成口孔，唇瓣内缘有细齿。雌虫长 20～35 cm，尾端尖直；雄虫长 15～31 cm，尾端向腹面卷曲，有 1 对交合刺。

2. 虫卵

分受精卵和未受精卵。①受精卵：宽椭圆形，大小为 $(45\sim75)\,\mu m\times(35\sim50)\,\mu m$，卵壳厚而透明，壳表面有一层凹凸不平的蛋白质膜，被胆汁染成棕黄色，卵内含 1 未分裂的卵细胞，虫卵两端在卵细胞和卵壳之间有新月形空隙；②未受精卵：呈长椭圆形，棕黄色，大小约为 $(88\sim94)\,\mu m\times(39\sim44)\,\mu m$，卵壳及蛋白质膜均较薄，内含大小不等的屈光颗粒。无论受精卵或未受精卵，其蛋白质膜均可脱落，虫卵变为无色透明，此时应注意与钩虫卵鉴别(图 19 – 1)。

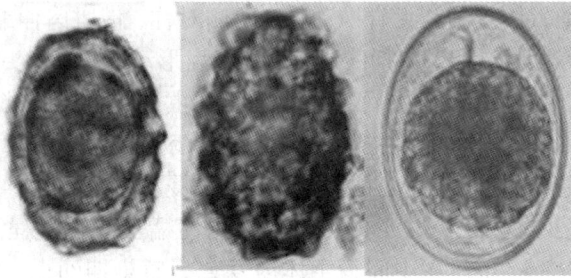

图 19 – 1　光学显微镜下的蛔虫虫卵

(二)生活史

成虫寄生于人体小肠，以肠道内半消化食糜为食。雌、雄虫交配后产卵，虫卵随粪便排出体外。蛔虫受精卵在温度适宜、潮湿、荫蔽及氧气充足的泥土中，约经 2 周，卵内细胞发育为幼虫，再经 1 周，卵内幼虫进行第 1 次蜕皮成为感染期虫卵。感染性虫卵通过污染的食物或手指，被人吞食进入小肠，在消化液作用下，卵内幼虫孵出，钻入肠黏膜或黏膜下层，进入肠壁小血管或小淋巴管，经门静脉或胸导管、右心到达肺部，穿过肺泡毛细血管进入肺泡，进行第 2 次及第 3 次蜕皮，然后沿支气管、气管移行至咽部，随宿主吞咽动作经食管、胃，再回到小肠，完成第 4 次蜕皮后发育为成虫。从误食感染性虫卵到发育为成虫、产卵需 65～75 天，成虫寿命 1 年左右(图 19 – 2)。

(三)致病性

1. 幼虫致病性

幼虫移行过程中，可造成机械性损伤。其发育、蜕皮、释放变应原物质，诱发超敏反应，导致出血、水肿、细胞浸润。人体最常见受到损伤的器官是肺，可引起蛔蚴性肺炎、哮喘，表现为发热、咳嗽、胸痛、哮喘、血痰、外周血中嗜酸性粒细胞明显增高。

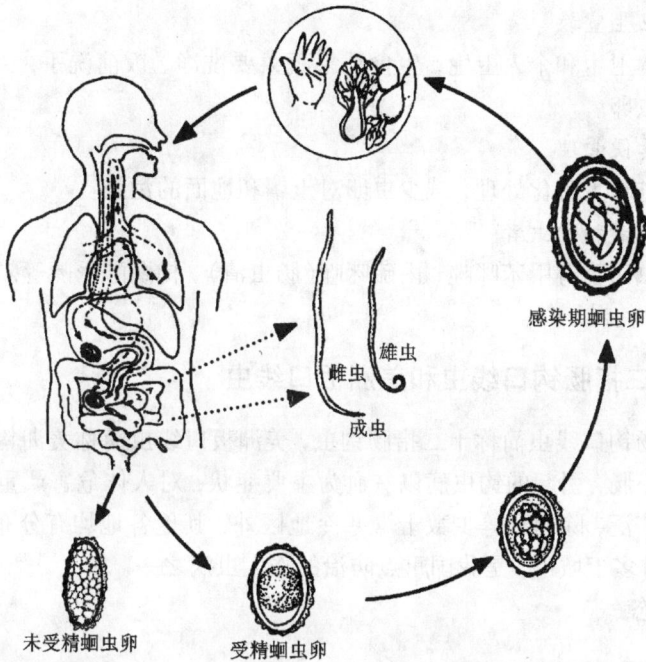

感染期蛔虫卵

雌虫 雄虫

成虫

未受精蛔虫卵 受精蛔虫卵

图 19 - 2 蛔虫的生活史

2. 成虫致病性

成虫是其主要的致病阶段。蛔虫在小肠内掠夺人体营养,损伤肠黏膜,导致消化和吸收功能障碍。患者间歇性脐周腹痛、消化不良、腹泻或便秘。重度感染儿童可出现营养不良、智力迟钝或发育障碍。成虫代谢产物或死亡虫体分解物还可导致荨麻疹、血管神经性水肿和皮肤过敏等超敏反应性疾病。蛔虫有钻孔及扭结成团的习性,当宿主体温升高、食入刺激性食物或驱虫不当时,蛔虫可钻入胆道、阑尾等,引起严重的并发症。胆道蛔虫病是最常见的并发症,其次是蛔虫性肠梗阻、阑尾炎、肠穿孔等。

（四）实验诊断

1. 虫卵的检查

蛔虫产卵量大,1 条雌虫日产卵量平均可达 24 万个。因此,采用粪便直接涂片法可检获蛔虫卵。饱和盐水浮聚法和自然沉淀法检出率更高。

2. 成虫的检查

从呕吐物或粪便中检获虫体,可按其形态特征进行确诊。

免疫学基础与病原生物学

（五）防治原则

1. 加强卫生宣教

注意饮食卫生和个人卫生，生食瓜果蔬菜要洗净、饭前洗手，灭蝇，防止食入感染性虫卵。

2. 加强粪便管理

对粪便进行无害化处理，减少虫卵对土壤和地面的污染。

3. 治疗患者和带虫者

常用驱虫药物有甲苯咪唑、丙硫咪唑（肠虫清）、枸橼酸哌嗪等。中药驱虫可用苦楝皮、使君子等。

二、十二指肠钩口线虫和美洲板口线虫

十二指肠钩口线虫简称十二指肠钩虫，美洲板口线虫简称美洲钩虫。成虫寄生于人体小肠，引起的钩虫病以贫血为主要症状，对人体危害严重。钩虫病在我国分布广泛，除西藏等少数干燥寒冷地区外，其他各地均有分布，南方多于北方，农村多于城市，是我国重点防治的寄生虫病之一。

（一）形态

1. 成虫

虫体细长略弯曲，长 1 cm 左右，半透明，活时肉红色，死后呈灰白色。十二指肠钩虫略大于美洲钩虫，前者呈"C"形，后者呈"S"形。虫体前端有口囊，十二指肠钩虫口囊腹侧有钩齿 2 对；美洲钩虫口囊腹侧有板齿 1 对。口囊两侧的头腺能分泌抗凝素。雌虫较大，尾端尖直；雄虫较小，尾端膨大形成交合伞，是钩虫成虫形态鉴别的重要依据。

2. 虫卵

两种钩虫卵形态相似，均为椭圆形，大小为（56～76）μm×（36～40）μm，卵壳薄，无色透明，新鲜粪便中的虫卵含有 2～4 个卵细胞，粪便放置过久，卵细胞可发育为多细胞的桑椹胚，卵细胞和卵壳之间有明显的空隙（图 19－3）。

（二）生活史

成虫寄生于人体小肠上段，借钩齿或板齿咬附于肠壁，以血液、组织液和肠黏膜为食。雌、雄虫交配产卵，虫卵随粪便排出体外，在温暖、潮湿、荫蔽、氧气充足的疏松土壤中，卵内细胞不断分裂，24 小时内孵出第一期杆状蚴。杆状蚴以土壤中的细菌和有机物为食，两天内蜕 1 次皮，发育为第二期杆状蚴，经 5～6 天后再蜕皮 1 次，发育为丝状蚴。丝状蚴是钩虫的感染阶段。丝状蚴具有向温性和向湿性。当人体皮肤接触到污染土壤时，丝状蚴就可产生极为活跃的穿刺运动，经毛囊及指、趾间皮肤较薄嫩处钻入人体，然后进入血管或淋

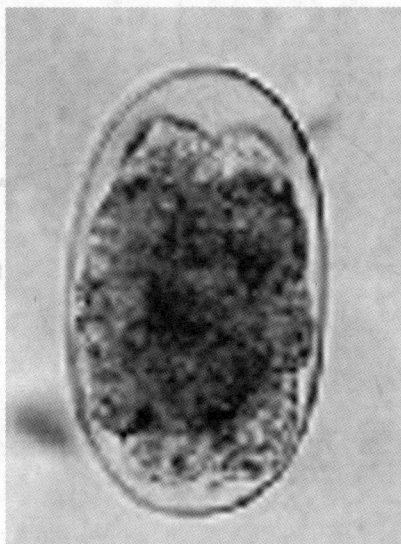

图 19-3　光学显微镜下的钩虫虫卵

巴管，随血流经右心至肺，穿过肺毛细血管到达肺泡，经支气管、气管上行至咽，随吞咽进入食管、胃到达小肠。幼虫在小肠内蜕皮 2 次，逐渐发育为成虫。自丝状蚴侵入人体到感染者粪便中有虫卵排出，需 5~7 周，成虫寿命 3 年左右，有时十二指肠钩虫可达 7 年，美洲钩虫可达 15 年(图 19-4)。

(三)致病性

1. 幼虫致病性

1)钩蚴性皮炎：钩虫丝状蚴钻入皮肤，数分钟后局部皮肤奇痒、灼痛，继而出现充血斑点或丘疹，称钩蚴性皮炎，俗称"粪毒"。如继发细菌感染，可形成脓疱。

2)钩蚴性肺炎：幼虫在肺部移行，造成肺血管和肺泡的损伤，可引起局部出血及炎症。患者可出现咳嗽、哮喘、血痰，伴有畏寒、发热等全身症状。

2. 成虫致病性

成虫是其主要的致病阶段。

1)贫血：钩虫咬附肠壁，更换部位地吸食血液，同时头腺不断分泌抗凝素，防止血液凝固，致使肠壁多处伤口出血。因慢性失血及铁和蛋白质的不断消耗，导致缺铁性贫血，甚至贫血性心脏病。严重感染可致儿童发育障碍。妇女出现闭经、流产等。

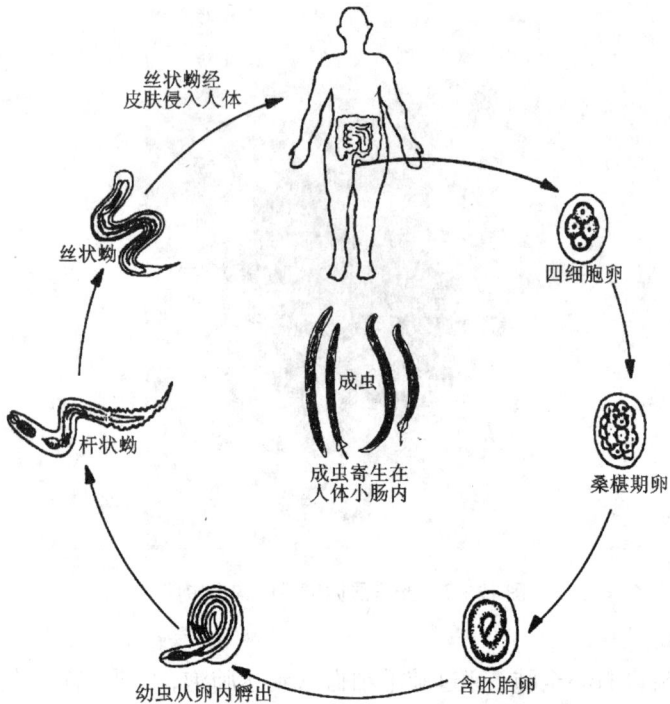

图 19 - 4　钩虫的生活史

2）消化道症状：肠黏膜损伤可引起上腹部不适、隐痛、恶心、呕吐、腹泻等症状。

3）异嗜症：少数患者会出现喜食生米、生豆、泥土、石块等物，称异嗜症，这可能与铁质的损耗有关，患者补充铁剂后症状可自行消失。

（四）实验诊断与防治原则

粪便直接涂片法检出率较低，常采用饱和盐水浮聚法查虫卵，也可用钩蚴培养法检查。

加强粪便管理，对粪便进行无害化处理。加强个人防护，提倡穿鞋下地劳动，减少手足与污染土壤接触。常用驱虫药物有甲苯咪唑、丙硫咪唑等。钩蚴性皮炎可采用热敷疗法治疗。

三、蠕形住肠线虫

蠕形住肠线虫又称蛲虫，主要寄生于人体回盲部，引起蛲虫病。蛲虫病呈世界性分布，其感染率是儿童高于成人，城市高于农村，集体生活的儿童感染率更高。

(一)形态

1.成虫

虫体细小,乳白色,如线头状。头端角皮膨大成头翼,咽管末端膨大呈球形,称咽管球或食道球。雄虫大小为$(2\sim5)\,mm\times(0.1\sim0.2)\,mm$,尾端向腹面卷曲,有交合刺一根,雌虫大小为$(8\sim13)\,mm\times(0.3\sim0.5)\,mm$,尾端长而尖细。

2.虫卵

略呈椭圆形,无色透明,大小为$(50\sim60)\,\mu m\times(20\sim30)\,\mu m$,卵壳厚,一侧扁平、一侧凸出,形似柿核,内含一个蝌蚪期胚蚴(图19-5)。

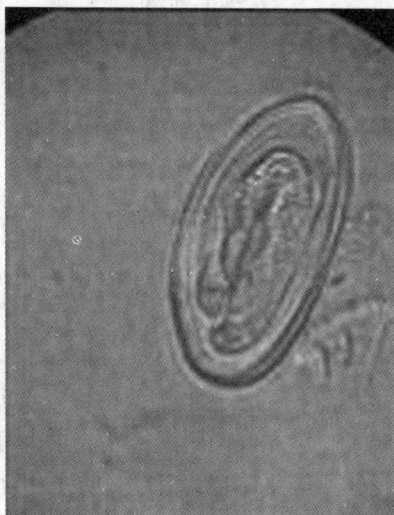

图19-5　光学显微镜下的蛲虫虫卵

(二)生活史

成虫寄生于盲肠、结肠和回肠下段,以肠内容物、组织液及血液为食。雌、雄成虫交配后,雄虫很快死亡,虫体随粪便排出。雌虫子宫内充满虫卵,在肠腔内向下移动,当宿主睡眠时,可自肛门爬出体外,在肛门周围产卵。雌虫产卵后多数死亡,少数再爬回肛门或进入阴道、尿道等处异位寄生。肛门周围的虫卵在适宜温度、湿度和充足氧气条件下,发育为感染性虫卵。经肛门一手一口或空气吸入等方式进入人体,在十二指肠由消化液作用而孵出幼虫,并移行到回盲部发育为成虫。感染期虫卵也可在肛门附近孵化出幼虫,经肛门进入肠内发育为成虫，称逆行感染。自感染性虫卵发育至成虫产卵，需 2～6 周，雌虫寿命 2～4 周。蛲虫生活史简单，虫卵发育迅速，虫卵抵抗力强，感染方式多样，故易重复感染(图 19－6)。

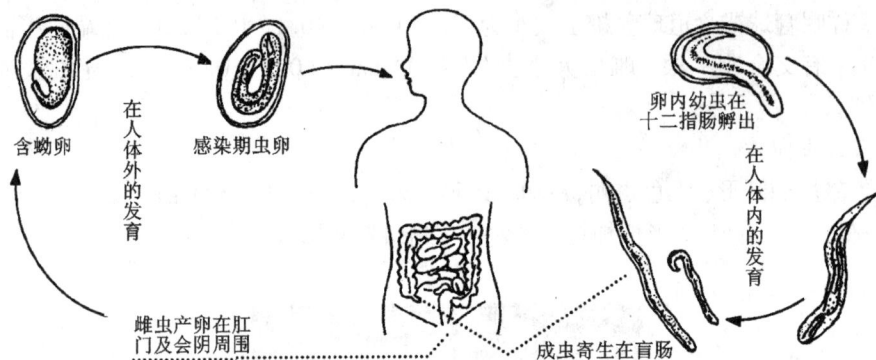

图 19－6　蛲虫的生活史

(三)致病性

雌虫夜间在肛周爬行、产卵，刺激皮肤黏膜，引起肛门及会阴部皮肤瘙痒及炎症。患者表现为烦躁不安、夜惊等。雌虫若误入阴道、尿道、子宫等处异位寄生，可引起炎症。

(四)实验诊断与防治原则

常采用透明胶纸法或棉签拭子法在肛周取材检查虫卵。清晨排便前检出率高，如在粪便中或当患者入睡后在肛门附近检获成虫也可确诊。

注意个人、家庭和托儿所等集体环境卫生，防止相互感染或重复感染。儿童夜间睡眠时不穿开裆裤，经常对玩具和儿童活动地面进行清洗消毒。治疗可口服甲苯咪唑、丙硫咪唑、噻嘧啶等，外用药有蛲虫膏、2% 白降汞软膏等。

四、毛首鞭形线虫

毛首鞭形线虫简称鞭虫，是人体常见的线虫之一。成虫寄生于回盲部，引起鞭虫病。

成虫外形似马鞭，前端 3/5 细如毛发，后端为粗管状，雌虫长 35～50 mm，尾端钝圆，雄虫长 30～45 mm，尾端卷曲呈螺旋形。虫卵为腰鼓形，黄褐色，大小约(50～54) μm×(22～23) μm，卵壳较厚，两端各有 1 个透明栓，卵内有 1 个卵细胞。

成虫寄生于人体回盲部。雌虫产卵，虫卵随粪便排出体外，在适宜温度、湿度条件的土壤中，经3~5周发育为含蚴卵，即感染期虫卵。人食入被其污染的蔬菜、瓜果后，虫卵在人小肠内孵化出幼虫，钻入肠黏膜吸取营养，然后移行至回盲部发育为成虫。虫体前端钻入肠黏膜、黏膜下层或肌层，以组织液及血液为食，破坏组织，引起局部充血、水肿及慢性炎症。轻度感染多无明显症状，严重感染者可出现食欲减退、腹痛、腹泻、头晕、消瘦、贫血等症状。从食入虫卵到发育为成虫，需1~3个月，成虫寿命3~5年。

检获虫卵可确诊，常采用粪便直接涂片法、饱和盐水浮聚法等。

防治与蛔虫相似。驱虫可用甲苯咪唑、丙硫咪唑等。

五、班氏吴策线虫和马来布鲁线虫

班氏吴策线虫简称班氏丝虫，马来布鲁线虫简称马来丝虫。成虫寄生在人体淋巴系统，引起丝虫病。丝虫病主要分布于热带及亚热带，以亚、非洲较严重，我国山东、河南、江苏、上海、浙江、安徽、湖南、湖北、江西、福建、台湾、贵州、四川、广东、广西、海南等16个省、市、自治区均有丝虫病流行。

(一)形态

1. 成虫

两种丝虫成虫形态相似，乳白色，细丝线状，体表光滑，班氏丝虫大于马来丝虫；班氏丝虫雌虫长72~105 mm，雄虫长28~42 mm；马来丝虫雌虫长50~62 mm，雄虫长20~28 mm，雌虫尾端钝圆，雄虫尾端向腹面卷曲2~3圈。

2. 微丝蚴

虫体细长，头端钝圆，尾端尖细，外被鞘膜，体内有许多细胞核称体核，头部无体核处称头间隙。

(二)生活史

成虫寄生于人体的淋巴管、淋巴结内。马来丝虫多寄生在上、下肢浅部淋巴系统，班氏丝虫除寄生浅部淋巴系统，更多寄生于深部淋巴系统，主要见于下肢、阴囊、精索、肾盂、腹腔、腹股沟等部位。以淋巴液为食。两种丝虫的生活史基本相似，分为幼虫在中间宿主蚊体内的发育和成虫在终宿主人体内的发育。

1. 在蚊体内的发育 当蚊叮吸患者或带虫者血液时，微丝蚴随血液被吸入蚊胃，经1~7小时脱去鞘膜，穿过胃壁进入蚊胸肌，经2~4天，虫体缩短变粗，称腊肠蚴，蜕皮2次后，虫体变细变长，称丝状蚴，即丝虫感染阶段。丝状蚴离开胸肌，进入体腔，到达下唇，当蚊吸血时，经皮肤伤口侵入人体。

2. 在人体内的发育 丝状蚴进入人体后，经小淋巴管移行至大淋巴管和淋巴结内寄生，蜕皮2次后发育为成虫，雌雄交配后，雌虫产出微丝蚴，微丝蚴随淋巴液经胸导管进入血循环。微丝蚴白天滞留在肺毛细血管，夜间出现在外周血中的现象称夜现周期性。两种微丝蚴在外周血中出现的高峰时间略有不同，班氏微丝蚴自晚 10 点至次晨 2 点；马来微丝蚴自晚 8 点至次晨 4 点。从丝状蚴进入人体到发育为成虫需 80～90 天。成虫的寿命一般为 4～10 年，个别可长达 40 年。微丝蚴可存活 2～3 个月（图 19－7）。

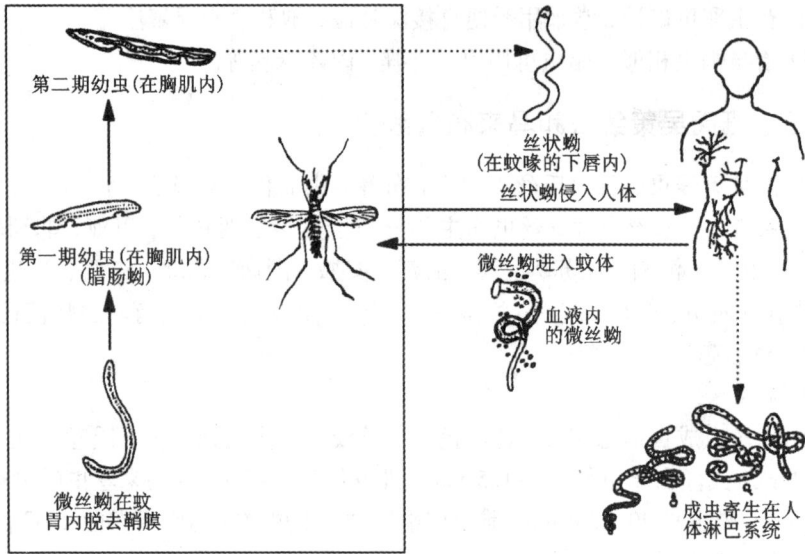

图 19－7　丝虫的生活史

（三）致病性

人体感染丝虫后，是否发病以及疾病的严重程度取决于患者对丝虫的免疫状态、感染虫种、感染程度和有无再感染等。

1. 急性炎症和超敏反应

幼虫和成虫的代谢产物、分泌物、蜕皮液、死亡虫体的分解产物等均可作用于机体，产生局部或全身炎症反应及超敏反应。患者表现为淋巴结炎、淋巴管炎、精索炎、睾丸炎等。淋巴管炎发作时上、下肢皮下可见一条自上而下延伸的离心性红线，俗称"流火"。患者常伴有畏寒、发热等全身症状，称"丝虫热"。

2. 慢性期阻塞性病变

急性期炎症的反复发作，使淋巴管壁结缔组织增生，弹性下降，管内瓣膜不能关闭，淋巴液回流受阻，阻塞部位以下的淋巴管内压力增高，致使淋巴管曲张甚至破裂,淋巴液流入周围组织。因阻塞部位不同临床表现也不相同,例如:象皮肿、乳糜尿、鞘膜积液、乳糜腹水等。

由于两种丝虫的寄生部位不同,所致病变也不同。马来丝虫多寄生于四肢浅淋巴系统,常引起四肢淋巴管炎、淋巴结炎、象皮肿,以下肢多见。班氏丝虫寄生于全身浅、深淋巴系统,故患者可表现出丝虫病的各种症状。

(四)实验诊断

1.病原学检查

从外周血、乳糜尿等体液中查到微丝蚴可确诊。方法有:①取血检查微丝蚴:由于微丝蚴具有夜现周期性的特点,应在夜间9点至次晨2点采血。夜间不便采血者,可采用海群生白天诱出法。检查方法有厚血膜法和浓集法。②取体液和尿液查微丝蚴:取鞘膜积液、乳糜尿、腹水等查微丝蚴。

2.免疫学检查

方法有间接荧光抗体试验、ELISA 等。

(五)防治原则

(1)消灭蚊虫孳生地,杀灭成蚊和幼虫,防蚊叮咬。

(2)在丝虫流行区,全民食用海群生食盐。对象皮肿和鞘膜积液患者进行烘绑疗法或手术治疗。

第三节 吸 虫

吸虫成虫多呈叶状或舌状,背腹扁平,具有口吸盘和腹吸盘;生殖器官发达,除裂体吸虫外,均为雌雄同体;消化系统不完全,有口无肛门。虫卵多有卵盖。生活史复杂,均有中间宿主和保虫宿主。对人致病的吸虫主要有肝吸虫、肺吸虫、姜片虫和日本血吸虫等。

一、华支睾吸虫

华支睾吸虫又称肝吸虫。成虫寄生于人体或哺乳类动物的肝胆管内,引起肝吸虫病。肝吸虫在我国至少已有2300年以上的历史。广泛分布于全国除青海、宁夏、西藏、内蒙古等以外的25个省、市、自治区。

(一)形态

1.成虫

背腹扁平,形似葵瓜子,活时肉红色,死后灰白色。虫体半透明,大小为(10~25)mm×(3~5)mm,口吸盘位于虫体前端,腹吸盘位于虫体前1/5处,略小于口吸盘。雌雄同体,1对睾丸呈分支状,位于虫体后1/3部位,前后排列。

2. 虫卵

形似芝麻，黄褐色，大小平均为 29 μm × 17 μm，是寄生人体的最小蠕虫卵。一端有明显的卵盖，卵盖两侧突起形成肩峰，另一端有一小疣状突起，卵内含一成熟毛蚴（图 19 – 8）。

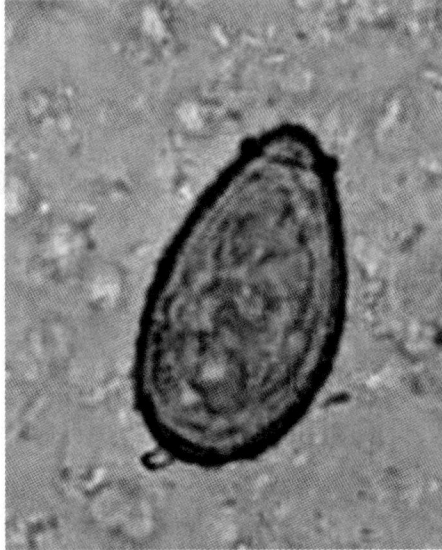

图 19 – 8　光学显微镜下的华支睾吸虫虫卵

(二)生活史

成虫寄生于人和哺乳动物的肝胆管内，虫卵随胆汁进入肠道并随粪便排出体外。虫卵入水被第一中间宿主豆螺、沼螺等吞食后，在螺体内孵出毛蚴，经胞蚴、雷蚴等无性生殖阶段发育，形成许多尾蚴。尾蚴从螺体逸出，在水中遇到第二中间宿主淡水鱼、虾，侵入其体内发育成囊蚴。囊蚴是肝吸虫的感染阶段，当人或猫、犬等食入含有活囊蚴的鱼、虾时，囊蚴进入人体内，经消化液作用，在十二指肠脱囊成幼虫，经总胆管到达肝胆管发育为成虫。从囊蚴进入人体到发育为成虫约需 1 个月，成虫寿命 20～30 年(图 19 –9)。

(三)致病性

由于虫体在肝胆管内机械性刺激和代谢产物、分泌物的化学作用，使胆管上皮细胞脱落、增生，管壁增厚，管腔变窄，胆汁淤积，常出现阻塞性黄疸，如继发细菌感染，则引起胆管炎、胆囊炎。死亡虫体碎片、虫卵等在胆管内沉积、钙化，则形成胆结石。晚期患者可出现肝硬化或肝癌。临床表现有腹部不适、

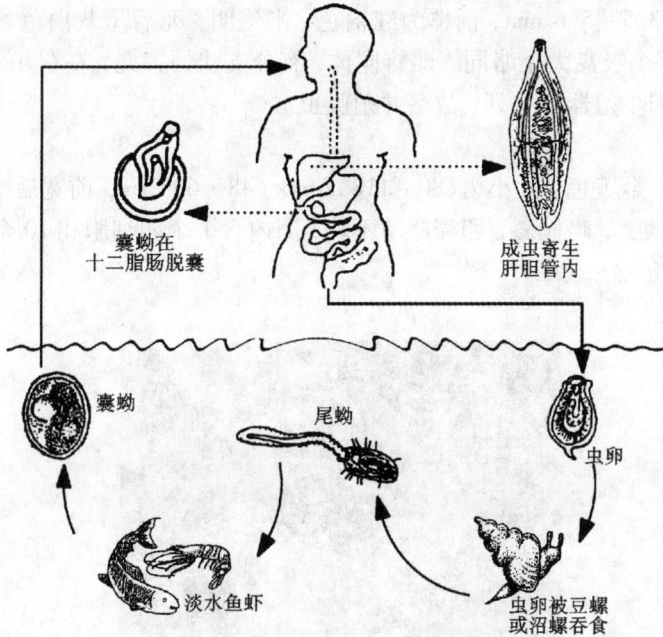

图 19－9　华支睾吸虫生活史示意图

厌油、食欲不振、腹痛、腹泻、肝区疼痛、头晕乏力。重度感染可致发育障碍甚至死亡。

（四）实验诊断与防治原则

常用各种集卵法和改良加藤厚涂片法检查虫卵，粪便直接涂片法检出率低。也可抽取十二指肠引流液离心沉淀检查虫卵，但患者较痛苦，常难以接受。免疫学检查常用皮内试验、间接荧光抗体试验或酶联免疫吸附试验进行诊断。

开展卫生宣传教育，不吃生的或半生的淡水鱼、虾，生、熟食厨具要分开。加强粪便无害化处理，防止水源污染。治疗药物首选吡喹酮等。

二、卫氏并殖吸虫

卫氏并殖吸虫简称肺吸虫。主要寄生于人和哺乳类动物的肺组织，引起卫氏并殖吸虫病，俗称肺吸虫病。

（一）形态

1. 成虫

长椭圆形，腹面扁平，背面隆起，似半粒黄豆。虫体长 7.5～12 mm，宽 4

~6 mm，厚3.5~5.6 mm，活体为红褐色，半透明，死后呈灰白色。有口吸盘和腹吸盘，2个吸盘大小略同。雌雄同体，有分支状的睾丸，左右并列，卵巢与子宫并列，因生殖器官并列，故名并殖吸虫。

2. 虫卵

椭圆形，金黄色，大小为(80~118)μm×(48~60)μm，前宽后窄，两侧多不对称。卵盖大，略倾斜，卵壳厚薄不均，卵内含1个卵细胞和10余个卵黄细胞(图19-10)。

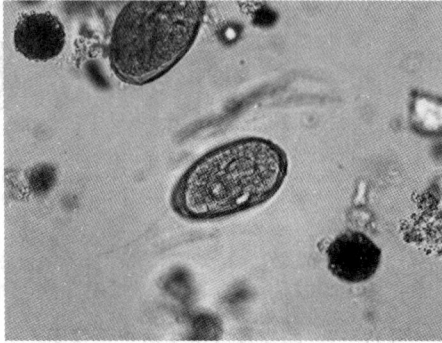

图19-10　光学显微镜下的卫氏并殖吸虫虫卵

(二)生活史

成虫主要寄生于人和肉食类哺乳动物肺内，以坏死的组织和血液为食，产出的虫卵随痰液或粪便排出体外。虫卵入水，在25℃~30℃时，约经2~3周的发育，虫卵孵化出毛蚴。毛蚴钻入第1中间宿主川卷螺体内，经胞蚴、母雷蚴、子雷蚴等无性生殖阶段，最后形成大量尾蚴。成熟的尾蚴自螺体逸出进入水中，侵入第二中间宿主溪蟹或蝲蛄体内，发育为囊蚴。囊蚴是肺吸虫的感染阶段，人或保虫宿主食入含活囊蚴的溪蟹、蝲蛄而感染。在小肠上段经消化液作用囊蚴中的虫脱囊成为童虫，穿过肠壁进入腹腔，最终穿过膈肌到达肺，发育为成虫。童虫也可移行到其他组织器官异位寄生，如皮下、脑等处，但一般不能发育为成虫。自囊蚴被人食入到发育为成虫约需2个月，成虫寿命5~6年，长者可达20年(图19-11)。

(三)致病性

肺吸虫致病作用主要是童虫和成虫在人体内移行和定居引起的机械性损伤和抗原物质刺激所致的免疫病理反应。在急性期临床表现可有发热、食欲不振、腹痛、腹泻、荨麻疹等，外周血中嗜酸性粒细胞明显增多。因成虫主要寄

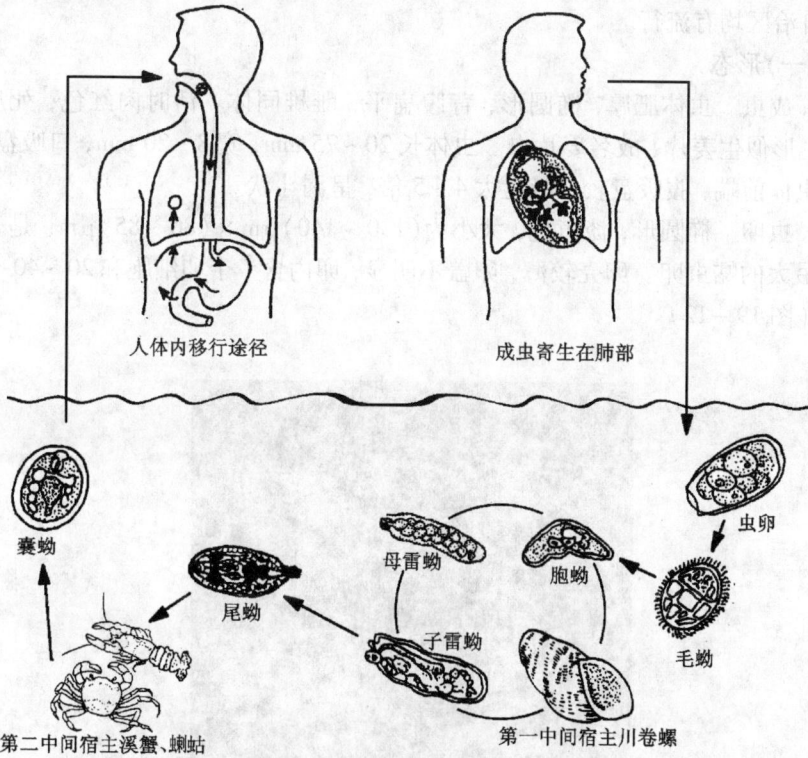

图 19 - 11　卫氏并殖吸虫生活史示意图

生在肺，破坏肺组织形成虫囊，故以胸肺型最为常见，患者胸痛、咳嗽、咳铁锈色血痰等。腹型表现为腹痛、腹泻、大便带血；皮肤型出现游走性皮下包块；脑脊髓型表现为阵发性剧烈头痛、癫痫等。

（四）实验诊断与防治原则

取粪便或痰直接涂片检出虫卵，或手术摘除皮下包块检到虫体均可确诊。免疫学检查常用皮内试验法作初筛诊断，但有假阳性。ELISA 敏感性高，阳性率达 90% ~ 100%。

不生食未熟溪蟹、蝲蛄，不喝生水，常用药物吡喹酮、硫双二氯酚（别丁）治疗患者和带虫者。

三、布氏姜片吸虫

布氏姜片吸虫简称姜片虫，是寄生于人体或猪小肠内的大型吸虫，引起姜片虫病。姜片虫病主要流行于亚洲国家。我国除东北、西北地区外的 8 个省、市、自治区均有流行。

(一)形态

1.成虫　虫体肥厚，椭圆形，背腹扁平，雌雄同体。活时肉红色，死后青灰色，形似生姜片，故名姜片虫。虫体长 20~75 mm，宽 8~20 mm，口吸盘小，位于虫体前端，腹吸盘较口吸盘大 4~5 倍，呈漏斗状。

2.虫卵　椭圆形，淡黄色，大小为（130~140）μm ×（80~85）μm，是寄生人体最大的蠕虫卵。卵壳较薄，卵盖不明显，卵内含 1 个卵细胞和 20~40 个卵黄粒（图 19-12）。

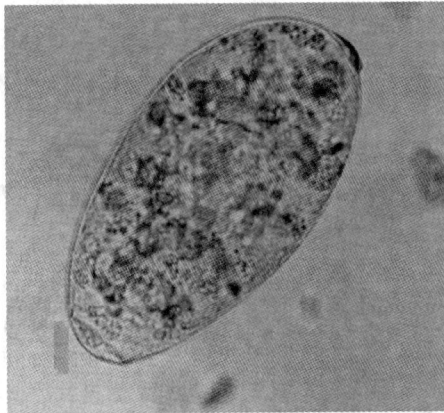

图 19-12　光学显微镜下的布氏姜片吸虫虫卵

(二)生活史

成虫寄生于人或猪小肠内，虫卵随粪便排出体外，落入水中，在温度 26℃~32℃时，经数周孵出毛蚴，侵入中间宿主扁卷螺体内发育，经胞蚴、母雷蚴、子雷蚴无性生殖阶段发育为尾蚴。尾蚴成熟后逸出螺体，附在菱角、荸荠等水生植物表面，形成囊蚴。终宿主食入含有囊蚴的水生植物，囊蚴进入人体，经消化液的作用，在十二指肠内脱囊成童虫吸附在小肠黏膜上，经 1~3 个月发育为成虫，寿命为 1~2 年(图 19-13)。

(三)致病性

成虫吸附于小肠黏膜，造成局部炎症、出血、甚至形成溃疡。症状轻者可有恶心、呕吐、腹痛、腹泻等；严重者表现为营养不良、乏力、消瘦、水肿甚至腹水。可导致儿童发育障碍和智力发育不良，有时会出现肠梗阻。

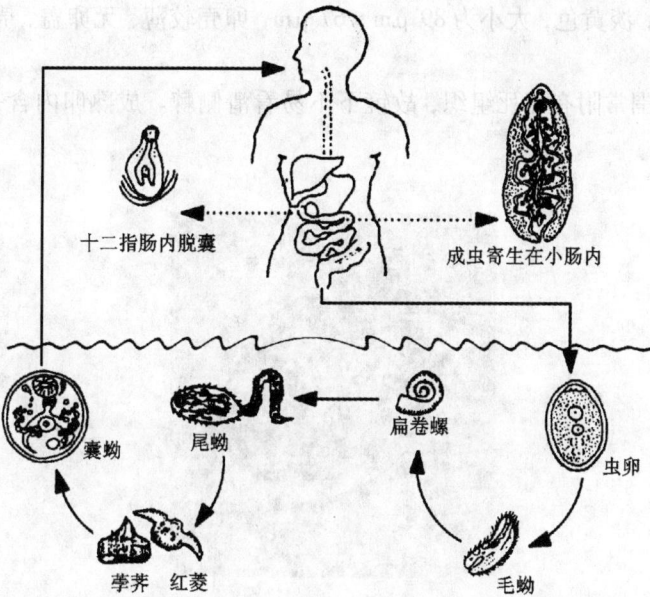

图 19 – 13 布氏姜片吸虫生活史示意图

（四）实验诊断与防治原则

采用粪便直接涂片和沉淀法查虫卵可确诊。粪便中检获成虫也可确诊。

喂猪用煮熟的青饲料，加强粪便管理，防止虫卵入水。不生食水生植物，不饮生水，治疗首选吡喹酮。中药驱虫可选槟榔等。

四、日本裂体吸虫

日本裂体吸虫又称日本血吸虫。成虫寄生于人体或哺乳类动物肝门静脉和肠系膜静脉中，引起血吸虫病。俗称"大肚子病"。我国长江以南的 12 个省、市、自治区均有流行。血吸虫病严重危害人类健康，是我国重点防治的寄生虫病。

（一）形态

1. 成虫

雌雄异体，呈圆柱形，口、腹吸盘位于虫体前端。雄虫粗短，乳白色，长 12～20 mm，自腹吸盘以后的虫体变扁并两侧向腹面卷曲形成沟槽称抱雌沟。睾丸多为 7 个，串珠状排列于腹吸盘之后。雌虫细长，呈深褐色，虫体长 12～28 mm，雌虫生活于雄虫的抱雌沟内，呈雌雄合抱状态。

2. 虫卵

椭圆形,淡黄色,大小为 89 μm×67 μm,卵壳较薄,无卵盖,壳的一侧有侧棘。

卵壳周围常附有坏死组织,故镜下不易看清侧棘。成熟卵内含一毛蚴(图19-14)。

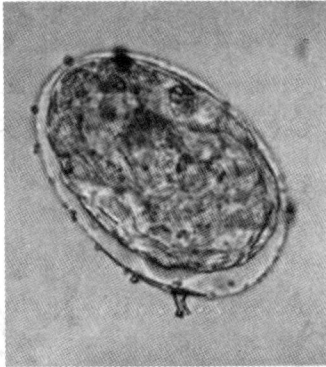

图19-14 光学显微镜下的日本血吸虫虫卵

3. 毛蚴

梨形,灰白色,半透明,周身被有纤毛,前端突起是顶腺和两个侧腺的开口处,能分泌溶组织物质。

4. 尾蚴

长 280～360 μm,由体部和尾部组成,尾部分尾干和尾叉,尾叉长度小于尾干长度的 1/2,是本虫尾蚴的重要特征。体部前端有头器和 5 对穿刺腺,穿刺腺的分泌物有助于尾蚴钻入宿主皮肤。

(二)生活史

成虫寄生于人或牛等哺乳类动物肝门静脉和肠系膜静脉内,以血液为食。雌虫产卵于黏膜下层的小静脉末梢内。卵内含毛蚴,成熟毛蚴分泌可溶性抗原至卵壳外,经免疫损伤破坏血管壁,导致肠壁组织坏死和溃疡,在血管内压力、肠蠕动和腹内压作用下,致使虫卵随坏死组织落入肠腔,并随粪便排出体外。虫卵入水,在适宜条件下,孵出毛蚴,毛蚴遇到中间宿主钉螺则钻入螺体,经母胞蚴、子胞蚴等无性生殖阶段发育,形成大量尾蚴。尾蚴是血吸虫的感染阶段,尾蚴自螺体逸出,在近岸边的水草丛生处悬浮或游动,含有尾蚴的水称疫水。当人或哺乳动物接触疫水时,尾蚴迅速钻入皮肤,脱尾变为童虫。童虫经小血管或淋巴管随血流至右心，经肺动脉、肺静脉、左心，进入体循环到肠系膜静脉、门静脉，雌雄合抱发育为成虫。从尾蚴侵入人体到成虫产卵约需 24天，成虫寿命约 5 年，也可长达数十年(图 19 – 15)。

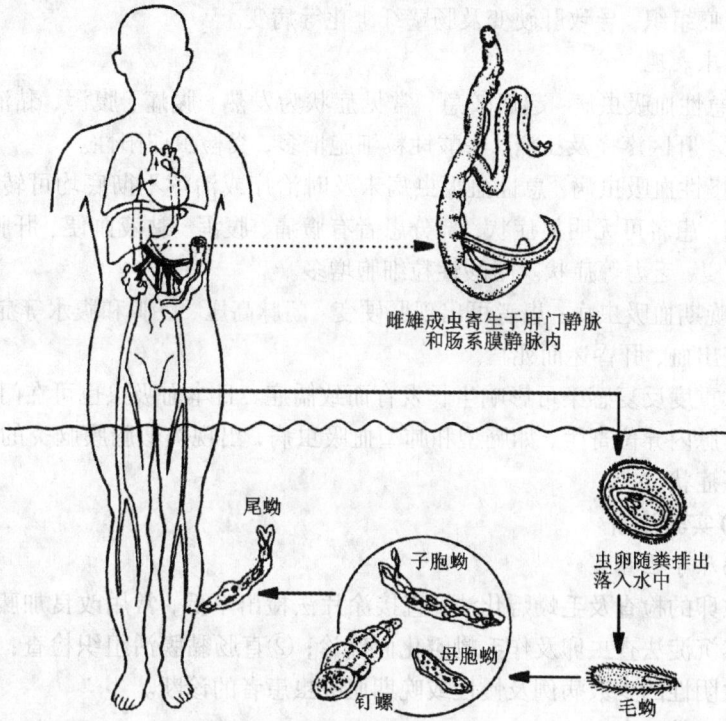

图 19 – 15　日本血吸虫生活史示意图

(三)致病性

日本血吸虫的尾蚴、童虫、成虫、虫卵均有致病作用。主要是其抗原刺激机体诱发免疫应答所致的免疫病理损伤，以虫卵造成的危害最为严重。

1.致病机制

(1)尾蚴所致的损害：尾蚴钻入皮肤，可引起尾蚴性皮炎，表现为粟粒状丘疹和瘙痒，与Ⅰ型和Ⅳ型超敏反应有关。

(2)童虫所致的损害：童虫移行经过肺部时造成肺部炎症，表现为发热、咳嗽、痰中带血、嗜酸性粒细胞增多等。

(3)成虫所致的损害：成虫寄生于血管内，引起静脉内膜炎和静脉周围炎。

(4)虫卵所致的损害：虫卵随血流沉积在肝脏和肠壁血管中，卵内毛蚴分泌可溶性虫卵抗原(SEA),透过卵壳微孔进入血液,刺激机体产生效应 Th1 细胞,释放各种细胞因子,引起淋巴细胞、嗜酸性粒细胞、成纤维细胞、巨噬细胞及浆细胞等聚集于虫卵周围,形成肉芽肿(Ⅳ型超敏反应),又称虫卵结节。肉芽肿常出现中心坏死,称嗜酸性脓肿。随着卵内毛蚴死亡,脓液被吸收,纤维化形成瘢痕组织,导致肝硬变及肠壁纤维化等病变。

2.临床表现

(1)急性血吸虫病:起病较急,常见症状为发热、腹痛、腹泻、黏液血便、肝脾肿大、肝区疼痛及压痛、嗜酸性粒细胞增多,粪检虫卵阳性。

(2)慢性血吸虫病:急性血吸虫病未及时治疗或治疗不彻底均可转为慢性血吸虫病,患者可无明显症状,部分患者有腹痛、腹泻、黏液血便、肝脾肿大、贫血、消瘦、乏力等症状。嗜酸性粒细胞增多。

(3)晚期血吸虫病:患者可出现肝硬变、门脉高压、巨脾和腹水等症状,多因消化道出血、肝昏迷而死亡。

儿童重度反复感染可影响生长发育而致儒症。日本血吸虫也可在门脉系统以外的静脉内异位寄生,如脑型和肺型血吸虫病,出现类似脑膜脑炎的症状和肺部损害症状。

(四)实验诊断

1.病原学检查

①虫卵的检查及毛蚴孵化法:直接涂片法检出率低,常用改良加藤法,也可用自然沉淀法查虫卵及作毛蚴孵化而确诊;②直肠黏膜活组织检查:适用于粪检多次阴性的少数病例及慢性或晚期血吸虫患者的诊断。

2.免疫学检查

对虫卵检查呈阴性的可疑患者,常用免疫学试验协助诊断,如皮内试验、环卵沉淀试验、ELISA、免疫荧光法、间接血凝试验等。

(五)防治原则

采取药物灭螺、土埋灭螺、改造农田等综合灭螺措施。做好个人防护,避免直接接触疫水。管理好人、畜粪便,对粪便进行无害化处理,防止虫卵入水造成污染。治疗患者病畜,药物有吡喹酮、青蒿素等,杀虫效果好,但对虫卵所致肝纤维化无效。中药苦楝皮、南瓜子等有一定驱虫作用。血吸虫病疫苗正在研制中。

第四节　绦　虫

绦虫成虫呈带状,分节,背腹扁平,雌雄同体。虫体可分头节、颈部和链体三部分。无口和消化道。生活史需要 1~2 个中间宿主。

一、链状带绦虫

链状带绦虫又称猪带绦虫或猪肉绦虫、有钩绦虫。成虫寄生于人体小肠中，引起猪带绦虫病；幼虫可寄生于人或猪的肌肉等组织内，引起猪囊尾蚴病。中医称之为"寸白虫"或"白虫"。

(一)形态

1. 成虫

虫体扁平呈带状，乳白色，由 700~1000 个节片组成，长 2~4 m，包括头节、颈部和链体 3 个部分。

(1)头节：呈圆球形，米粒大小，直径约 1 mm，顶端有顶突，其上排列内、外两圈小钩。顶突周围有 4 个吸盘。头节具有固着作用。

(2)颈部：位于头节之后，细长。颈部具有生发作用。

(3)链体：包括①幼节：宽大于长，生殖器官尚未发育成熟；②成节：长宽略等，每节片中均有一套发育成熟的雌、雄生殖器官；③孕节：长度大于宽度，节片中仅有充满虫卵的子宫。子宫分支状，向两侧各分出 7~13 个分支，内含虫卵 3 万~5 万个。孕节可从链体上数节一起脱落。

2. 囊尾蚴

卵圆形，乳白色，半透明囊状物，囊内充满透明液体，外被囊壁，头节凹入囊内呈白色点状，其结构与成虫头节相似。

3. 虫卵

呈球形，直径 31~43 μm，卵壳薄而透明，虫卵随粪便排出时，卵壳多已脱落。镜检所见实为胚膜，胚膜较厚，棕黄色，其上有放射状条纹，内含一成熟六钩蚴(图 19-16)。

(二)生活史

成虫寄生于人体小肠，人是唯一的终宿主，中间宿主是猪或人。成虫以肠腔中营养物质为食，孕节常数节连在一起脱落至肠腔并随粪便排出。孕节及虫卵被中间宿主猪吞食，在小肠内经消化液作用，六钩蚴孵出并钻入肠壁血管或淋巴管，随血流到达全身，多寄生于肌肉、眼、脑等处，经 60~70 天发育为囊尾蚴。有囊尾蚴寄生的猪肉，俗称"米猪肉"。人因食入"米猪肉"而感染。囊尾蚴在小肠内受胆汁刺激，翻出头节，用吸盘和小钩附着于小肠黏膜，经 2~3 个月发育为成虫，寿命达 25 年(图 19-17)。

人若食入猪带绦虫虫卵，也可作为本虫的中间宿主。囊尾蚴多寄生在人体皮下、肌肉、脑、眼、肝等处。囊尾蚴在人体内可活 3~5 年。人体有三种感染

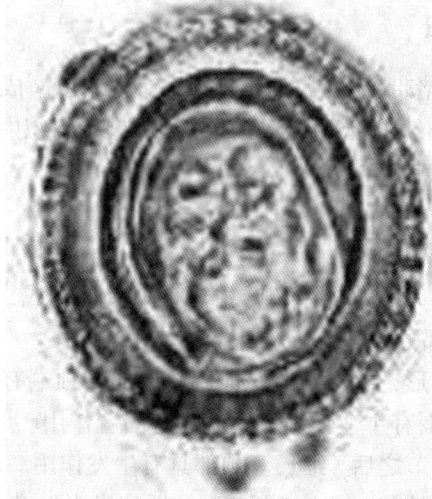

图 19 – 16　显微镜下的链状带绦虫虫卵

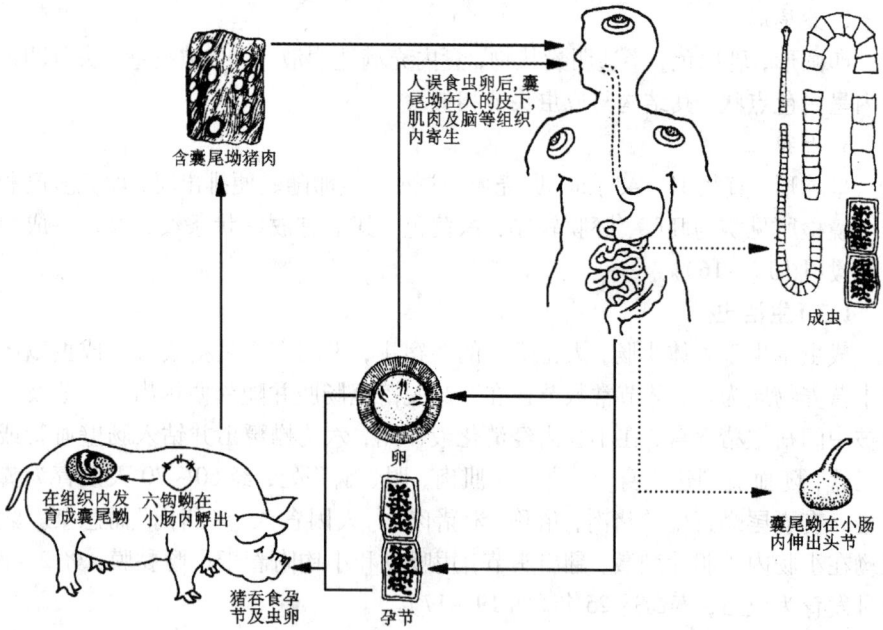

图 19 – 17　链状带绦虫生活史

绦虫卵的方式：①异体感染：误食被他人排除的虫卵污染的食物；②自体外感染：误食自己排出的虫卵而引起的再感染；③自体内感染：患者反胃、呕吐时，肠道的逆蠕动将孕节返流入胃，十二指肠等处，卵内六钩蚴孵出而造成感染。

（三）致病性

1. 成虫的致病性

成虫寄生在人的小肠，引起猪带绦虫病，轻者无明显临床症状。重者有腹痛、腹泻、食欲不振及消瘦等症状。

2. 囊尾蚴的致病性

囊尾蚴寄生人体引起猪囊虫病，对人体的危害因寄生部位和寄生囊尾蚴数量而不同，常见有皮下及肌肉囊虫病；形成结节。脑囊虫病危害最大，虫体压迫脑组织，可引起癫痫、头痛、头晕等症状，严重者可引起死亡。眼囊虫病可引起视力障碍，重者失明。

（四）实验诊断

1. 病原学检查

①孕节和虫卵检查：检查患者粪便中的孕节，可根据其形态、特征诊断。也可用粪便直接涂片法查虫卵，但检出率低；②囊尾蚴检查：用手术方法摘除患者皮下或浅部肌肉的可疑囊虫结节，夹在两玻片间，置镜下检查，若形态、特征与头节相似可确诊。脑囊虫病可用 CT 检查。眼囊虫病可用眼底镜检查。

2. 免疫学检查

取囊尾蚴的囊液作抗原对患者进行皮内试验、间接血凝试验、酶联免疫吸附试验等免疫学方法诊断，可取得较好的效果。

（五）防治原则

（1）注意个人卫生和肉食加工卫生，不食未熟的猪肉。生、熟食的菜刀、砧板要分开。饭前便后要洗手。严格肉类检查，不准出售"米猪肉"。

（2）猪应圈养，控制人畜互相感染。

（3）治疗绦虫病患者可用槟榔和南瓜子合剂或吡喹酮、灭绦灵等驱虫。囊虫病用吡喹酮治疗。对浅表部位的猪囊尾蚴可用手术摘除。

二、肥胖带绦虫

肥胖带绦虫又称牛带绦虫或牛肉绦虫。成虫寄生在人体小肠中引起牛带绦虫病。

牛带绦虫形态与猪带绦虫相似，虫卵不易区别。两虫形态区别见表 19 - 1。

表 19-1 猪带绦虫与牛带绦虫形态区别

区别点	猪带绦虫	牛带绦虫
体长(m)	2~4	4~8
孕节(节)	700~1000,薄,略透明	1000~2000,肥厚,不透明
头节	球形,直径 1 mm,有顶突及小钩	略呈方形,直径 1.5~2.0 mm,无顶突及小钩
成节	卵巢分左右两叶及中间小叶,睾丸 150~200 个	卵巢仅两叶,睾丸 300~400 个
孕节	子宫分支每侧有 7~13 支,可数节连在一起脱落,被动排出	子宫分支每侧有 15~30 支,单节脱落,常主动从肛门逸出
囊尾蚴	头节有顶突及小钩,可寄生人体引起囊尾蚴病	头节无顶突及小钩,不寄生于人体

牛带绦虫生活史与猪带绦虫生活史也相似。牛为中间宿主,人为牛带绦虫的终宿主,牛囊尾蚴为感染阶段,人因误食含活牛囊尾蚴的牛肉后感染,在消化液作用下牛囊尾蚴头节伸出,以吸盘吸附在人体小肠壁发育为成虫。牛带绦虫卵不感染人体,人不患牛囊尾蚴病。成虫寿命 20~30 年。

牛带绦虫感染引起牛带绦虫病,临床表现与猪带绦虫相同,孕节脱落可引起肛周不适或瘙痒。

诊断与猪带绦虫相同,可根据孕节子宫分支及头节形态鉴定虫种。防治原则与猪带绦虫基本相同。

三、细粒棘球绦虫

细粒棘球绦虫又称包生绦虫。成虫寄生在犬属动物的小肠内。其幼虫(棘球蚴)除寄生于多种食草类家畜(牛、羊、马、猪)体内外,也可寄生于人体各内脏器官,引起棘球蚴病(包虫病)。

(一)形态

1. 成虫

虫体细小,大小 2~7 mm,常由头节、颈部及链体(幼节、成节和孕节)组成。头节呈梨状,有 1 个顶突及 4 个吸盘,顶突上有两圈小钩呈放射状排列。孕节内子宫分支呈囊状,内含虫卵 200~800 个。

2. 虫卵

形态结构与带绦虫虫卵相似,镜下不易鉴别,统称绦虫卵。

3. 棘球蚴

又称包虫。为圆形的囊状物,大小不等,其直径从几毫米到几百毫米。由囊壁和囊内容物组成。囊内充满无色透明或淡黄色液体。囊壁有两层,外层为角皮层,乳白色,半透明,脆弱易破。内层为胚层又称生发层。向腔内生长出许多原头蚴和育囊。二者脱离生发层,继续发育形成与母囊结构相同的子囊,子囊内又以相同方式长出孙囊。因此,一个棘球蚴可包含几百个乃至几千个原头蚴。原头蚴、育囊、子囊可从胚层上脱落,悬浮于囊液中称为棘球蚴砂。组成棘球蚴砂的各成分,均可发育为棘球蚴。

（二）生活史

成虫寄生在犬、狼等肉食类动物小肠内。孕节和虫卵随粪便排出,污染牧草、水源及周围环境,如被羊、牛、猪、马等中间宿主吞食,在消化液作用下,六钩蚴孵出,钻入肠壁,随血流到全身各部位,经3~5个月发育成棘球蚴。含棘球蚴的牛、羊内脏被犬、狼等吞食后,囊内原头蚴散出,每个原头蚴在小肠中约经8周发育为1条成虫。犬科动物小肠中寄生的成虫可多达数百条至数千条,可不断排出孕节或虫卵。成虫寿命为5~6个月。人因与患病犬接触,误食包生绦虫卵而感染。人是包生绦虫的中间宿主(图19-18)。

（三）致病性

棘球蚴寄生于人体,引起棘球蚴病(包虫病)。寄生人体的部位,以肝最常见,约占70%,肺约占20%,其他部位约占10%。棘球蚴主要致病作用是虫体机械性压迫和超敏反应。棘球蚴挤压内脏器官,破坏周围组织。若发生在肝,则出现上腹部饱胀、肝肿大、肝区隐痛、阻塞性黄疸等症状。若寄生在肺,可出现咳嗽、咯血、胸痛等症状。寄生在脑,可引起头痛、呕吐,甚至癫痫。棘球蚴可因外伤、手术不慎或继发细菌性感染而破裂,囊液外溢,可引起过敏性休克,严重时可造成死亡。棘球蚴砂进入人体体腔或其他组织,可引起继发性棘球蚴病。

（四）寄生虫学检查及防治原则

免疫学诊断是棘球蚴病常用方法,主要有皮内试验、酶联免疫吸附试验、间接荧光抗体试验和胶乳凝集试验等。确诊必须手术摘除棘球蚴或从痰液中检获棘球蚴囊壁碎片为依据。因棘球蚴液易引起过敏性休克,甚至死亡,故禁用穿刺诊断棘球蚴病。

加强卫生宣传教育,注意饮食卫生,严格处理病畜内脏,不要用病畜内脏喂狗。治疗患者,除手术治疗外,药物可选用吡喹酮、甲苯咪唑等。

钻入肠壁随血流至肝、
肺等处形成棘球蚴

虫卵

成虫

在犬体内发育

棘球蚴内
的原头蚴

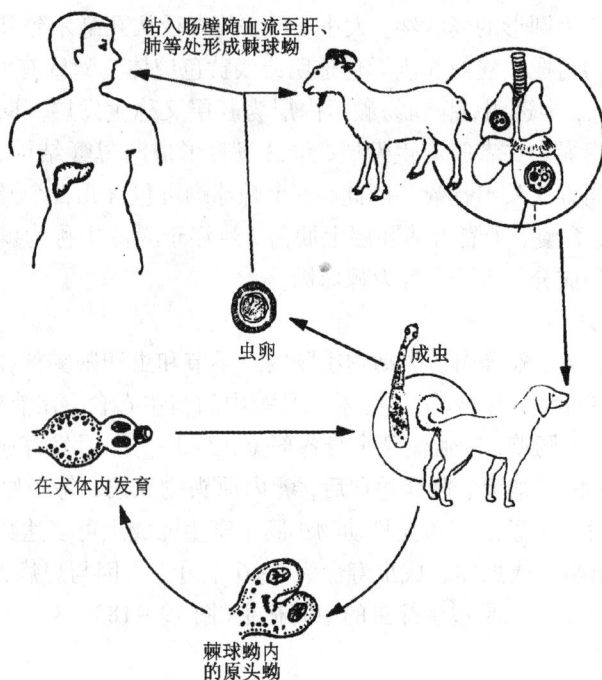

图 19 – 18   细粒棘球绦虫生活史

〖复习思考题〗

1. 试述蛔虫的致病机制及所致疾病。

2. 分析钩虫引起贫血的原因。

3. 结合蛲虫生活史说明人体易重复感染蛲虫的原因。

4. 试述血吸虫卵的致病机制并解释为什么在患者粪便中能查到血吸虫卵?

5. 猪带绦虫可通过哪些方式感染人体? 能引起哪些疾病?

第二十章 医学节肢动物

第一节 概 述

节肢动物(athropod)隶属于动物界节肢动物门。其主要形态特征是：虫体分节、左右对称；体壁由含有几丁质的外骨骼组成；有成对分节的附肢。危害人类健康的节肢动物称为医学节肢动物。

一、节肢动物的形态与分类

与医学有关的节肢动物，分属于节肢动物门的昆虫纲、蛛形纲、甲壳纲、唇足纲、倍足纲和蠕形纲。节肢动物各纲的特征见表20－1。

表20－1 节肢动物各纲的主要形态特征

项目	昆虫纲	蛛形纲	甲壳纲	唇足纲	倍足纲	蠕形纲
虫体	分头、胸、腹三部分	分头胸和腹或胸腹愈合成一个整体	分头胸部和腹部	虫体窄长、背腹扁平、多节	体呈长管状、多节	虫体呈长形，头、胸、腹不能区分
触角	1 对	无	2 对	1 对	1 对	无
足	3 对	4 对	步足 5 对	每体节有足1 对	每体节有足2 对	幼虫有足 2对
翅	有或无	无	无	无	无	无
重要虫种	蚊、蝇、白蛉蚤等	蜱、螨、蜘蛛	剑水蚤、淡水蟹、淡水虾等	蜈蚣等	马陆等	舌形虫

二、节肢动物的发育过程

节肢动物的发育包括卵、幼虫(幼虫、若虫、蛹)、成虫三个时期。正常的发育与节肢动物所处的外界环境有着十分重要的关系。

节肢动物从卵发育至成虫，要经过形态、生理和生活习性等一系列变化，称为变态。一般分为全变态(完全变态)和半变态(不完全变态)两种类型。全变态指生活史包括卵、幼虫、蛹、成虫四个时期，各期的形态与生活习性完全不同，如蚊、蝇等。半变态指生活史经过卵、若虫、成虫三个时期，或卵、幼虫、若虫、成虫四个时期，如虱、螨等。其中若虫的形态、习性与成虫相似，仅虫体较小，生殖器官尚未发育成熟。

在节肢动物发育过程中，幼虫破卵而出的过程称为孵化；幼虫或若虫两次蜕皮之间的阶段称为龄期；幼虫发育为蛹的过程称为化蛹；成虫破蛹壳而出的过程称为羽化。

三、节肢动物对人体的危害

节肢动物对人体的危害分为直接危害和间接危害两种类型。

(一)直接危害

指节肢动物本身对人体直接造成的损害，包括以下几个方面：

1. 骚扰和吸血

例如：蚊等昆虫能叮刺人吸血，并骚扰人类的正常生活。

2. 螫刺和毒害

例如：蜈蚣、蝎子等刺咬之后，能对人体造成毒害作用。

3. 超敏反应

例如：尘螨的躯体成分及分泌物对人体有抗原性，可引起人体的超敏反应。

4. 寄生

例如：蝇幼虫可直接寄居在人体组织或器官内而造成损害。

(二)间接危害

节肢动物携带病原体并传播疾病称为节肢动物的间接危害。能传播疾病的节肢动物称为媒介节肢动物。由节肢动物传播的疾病称为虫媒病。虫媒病的种类很多，其所传播的病原体包括细菌、病毒、立克次体、螺旋体、原虫、蠕虫等(表20-2)。根据病原体与节肢动物的关系，将节肢动物传播疾病的方式分为以下两类：

1. 机械性传播

节肢动物在传播病原体时只是起到运输、携带作用，病原体的形态、数量不发生变化。这类传播称为机械性传播。例如：蝇传播痢疾、伤寒、霍乱等。

2. 生物性传播

某些节肢动物是病原体的宿主，病原体必须在这些节肢动物体内经过发育或繁殖之后才能传给人体，病原体有形态、数量的变化，这类传播称为生物性传播。例如：蚊传播疟疾。

表 20 – 2 我国常见的医学节肢动物与疾病关系

媒介种类	传播或所致的疾病	病原体
蚊	疟疾	疟原虫
	丝虫病	丝虫
	流行性乙型脑炎	乙型脑炎病毒
	登革热	登革热病毒
蝇	痢疾，伤寒	痢疾杆菌，伤寒沙门菌
	霍乱	霍乱弧菌
	脊髓灰质炎	脊髓灰质炎病毒
	阿米巴痢疾	溶组织内阿米巴
	蛔虫病	蛔虫卵或幼虫
	蝇蛆病	蝇幼虫
白蛉	黑热病	杜氏利什曼原虫
蚤	鼠疫	鼠疫杆菌
	鼠型斑疹伤寒	莫氏立克次体
	微小膜壳绦虫病	微小膜壳绦虫
虱	虱媒回归热	俄拜氏疏螺旋体
	流行性斑疹伤寒	普氏立克次体
硬蜱	森林脑炎	森林脑炎病毒
	新疆出血热	新疆出血热病毒
软蜱	蜱媒回归热	包柔螺旋体
恙螨	恙虫病	恙虫立克次体
疥螨	疥疮	人疥螨
蠕形螨	毛囊炎等	毛囊蠕形螨 皮脂蠕形螨
尘螨	尘螨性哮喘 过敏性鼻炎 过敏性皮炎	屋尘螨等

有的病原体不仅在节肢动物体内繁殖，而且可侵入雌性节肢动物的卵巢，经卵传至下一代后仍具有感染性，称为经卵传递。例如：恙螨幼虫吸入立克次体之后，立克次体经过恙螨成虫的卵传给下一代幼虫，幼虫叮刺人体时使人感

染立克次体。

第二节　常见节肢动物及致病

一、蚊

蚊是最重要的医学昆虫之一，共有 3350 多种和亚种，我国的蚊类有近 400 种。危害人类健康的蚊种主要是按蚊属、库蚊属和伊蚊属。

（一）形态

成蚊体形小，体长 1.6～12.6 mm，体呈灰褐色、棕黄色或黑色。其主要特征是喙细长、翅脉与翅缘有鳞片，足细长，体分头、胸、腹三部分。头部似半球形，有复眼和触角各 1 对。触角分 15 节。雌蚊头部有一个刺吸式口器，又称喙，由上唇、舌各一个，上下颚各一对，共同组成细长管状的针状结构。雌蚊的上颚和下颚末端有锯齿样构造，能锯割并刺入皮肤吸血。雄蚊上颚和下颚退化，不能叮人吸血。蚊胸部由前、中、后 3 节组成。中胸最发达，有翅 1 对，后胸具有平衡棒 1 对，每胸节各有足 1 对。腹部分 10 节，第 9～10 节形成雄性或雌性外生殖器。蚊的形态与结构见图 20－1。

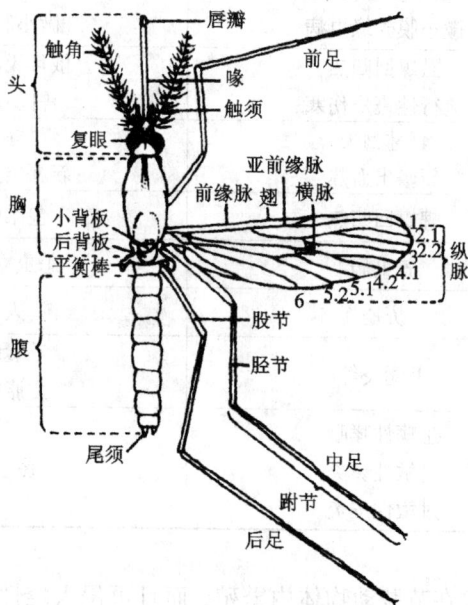

图 20－1　蚊形态与结构模式图

（二）生活史和生活习性

蚊的生活史分卵、幼虫、蛹和成虫 4 个时期，属全变态。前 3 个时期生活于水中，而成虫生活于陆地。雌蚊交配后要吸血，再产卵于水中，在夏季经 2 ~3 天幼虫从卵中孵出。孵出的幼虫在气温 30℃左右和食物充足的条件下，需 5 ~8 天，经 4 次蜕皮化为蛹。蛹常停息于水面，夏季经 2 ~3 天，羽化成蚊。成蚊羽化不久即行交配、吸血、产卵。蚊从卵至成虫的发育约需 9 ~15 天，一年可繁殖 7 ~8 代。

按蚊、库蚊和伊蚊的孳生习性各不相同。按蚊多产卵于大型清洁水中，如大面积的沼泽、稻田及河塘等；库蚊多产卵于污水中，如污水坑、污水池和洼地积水等；伊蚊则喜产卵于小型清洁水体，如雨后积水的盆、罐、桶和树洞中。雄蚊不吸血，以植物汁液和花蜜为食。雌蚊在羽化后 2 ~3 天开始吸血。吸血对象因蚊种而异。有些蚊种嗜吸人血，例如：嗜人按蚊、大劣按蚊、白纹伊蚊、淡色库蚊和致倦库蚊；偏嗜吸畜血，兼吸人血，例如：中华按蚊和三带喙库蚊。雌蚊在 10℃以上开始叮人吸血，伊蚊主要白天吸血，其他蚊种多在夜间吸血。蚊的季节消长受温度、湿度、雨量等因素的影响，主要与气温关系较大，一般以 7、8、9 月份为蚊虫数量最多的季节。多数蚊种以成蚊越冬。越冬场所为阴暗潮湿及温暖无风的地方，如室内墙角、地窖（井）、畜舍、山洞及树洞等。在适宜条件下，雄蚊寿命为 1 ~3 周，雌蚊寿命 1 ~2 个月，以成蚊越冬的雌蚊寿命可达数月。

（三）与疾病的关系

蚊传播的疾病主要如下：

1. 疟疾

按蚊是疟疾的传播媒介。我国在平原地区疟疾媒介多为中华按蚊；长江流域、山区和丘陵地常为嗜人按蚊；南方山区和森林地带多为微小按蚊；南方热带雨林地带多为大劣按蚊。

2. 丝虫病

我国班氏丝虫病的主要传播媒介为淡色库蚊和致倦库蚊，而马来丝虫病则主要是中华按蚊和嗜人按蚊。

3. 流行性乙型脑炎

主要传播媒介是三带喙库蚊和白纹伊蚊。

4. 登革热

主要传播蚊种有埃及伊蚊和白纹伊蚊。

（四）防制原则

对蚊虫的防制方法包括治理环境、物理防制、化学防制、生物防制等。在用化学药物进行防制时，必须注意避免环境污染。

1. 治理孳生环境

主要是对环境中水的处理，使其不能孳生或减少其孳生，根据不同蚊种的孳生地，采取不同的措施。

2. 杀灭幼虫

常用药物杀灭幼虫。生物杀灭幼虫，例如：养殖鱼类可捕食大量蚊幼虫；苏云金芽胞杆菌及球形芽胞杆菌对蚊幼虫也有较好的防制效果。

3. 杀灭成蚊

通常采用高效低毒的化学药物，常用拟除虫菊酯，室内喷洒或加入蚊香使用。药物处理纱窗蚊帐有较好效果。

二、蝇

全世界共有 34000 种蝇，我国约有 4200 种。蝇与多达几十种疾病的发生有关。

(一)形态

成蝇体长一般为 5 ~ 10 mm，呈暗灰、黑、黄褐、暗褐等颜色。许多蝇种有金属光泽。全身被有鬃毛，虫体分头、胸、腹三部分。头呈半球形，两侧有大而明显的复眼 1 对，眼间距雄蝇较窄，雌蝇较宽(图 20 - 2)。头下方有一舔吸式口器，该口器由基喙、中喙和 1 对唇瓣组成。胸部分 3 节，上有足 3 对，前胸和后胸退化，中胸特别发达。蝇足末端有爪和爪垫各 1 对，爪间突 1 个。爪垫上密布粘毛，适于携带病原体。腹部由 10 节组成，腹背一般只能查见 5 分节，其余各节或退化或演变为外生殖器。雄蝇外生殖器是鉴定蝇种的重要依据。

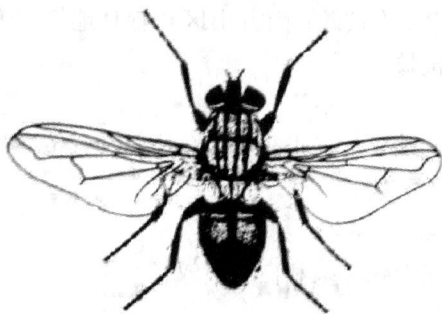

图 20 - 2　家蝇的形态示意图

（二）生活史和生活习性

蝇的发育过程为全变态，生活史由卵、幼虫、蛹和成蝇4个时期组成。卵乳白色，椭圆形或香蕉形，长约1 mm，夏季约经1天可孵出幼虫。蝇幼虫俗称蛆，乳白色，成熟幼虫圆柱状，前尖后钝，后端有1对后气门，为蝇蛆呼吸道。后气门的形状是分类的重要依据。幼虫成熟后可爬至孳生物表层或附近泥土中化蛹。蛹期长短主要受温度影响。夏季一般经3~6天后，成蝇即破壳而出爬出地面，很快即可飞行。蝇羽化后约2日即行交配，再过数天即可产卵。一般在8~10天即完成一代，在夏季可繁殖10~12代。成蝇寿命一般为1个月左右。

蝇幼虫以有机物为食，凡有机物丰富之地均可成为其孳生地。蝇类多数为杂食性，喜食腐败腥臭的动植物、人和动物的食物、排泄物、分泌物、脓血等，也喜食糖类和牛奶等物质。蝇的体内外携带多种病原体，进食时有边吃、边吐、边排粪便及摆动肢体的习性，在传播病原体方面具有重要意义。蝇对气候有选择性，不同蝇种在同一地区和同一蝇种在不同地区表现不同分布。一般将我国蝇类分为春秋型、夏秋型、夏型和秋型，其中以夏秋型和秋型蝇类与夏秋肠道传染病关系密切。大部分蝇类以蛹越冬。

（三）与疾病的关系

1. 传播疾病

蝇传播疾病的方式包括机械性传播和生物性传播。①机械性传播疾病。是我国蝇类的主要传病方式。主要传播消化道传染病，例如：痢疾、伤寒、霍乱、脊髓灰质炎、甲肝、肠道蠕虫病、阿米巴病等，也可传播呼吸道疾病、皮肤疾病、眼病等。②生物性传播疾病。某些蝇类可作为眼结膜吸吮线虫的中间宿主。

2. 蝇蛆病

是蝇幼虫寄生于人体组织和器官内造成的疾病。胃肠道、口腔、耳、鼻、咽、眼、泌尿生殖道、皮肤等处都可发生蝇蛆病。多因蝇卵或幼虫污染食物经口食入而感染，或因这些器官的分泌物气味招致蝇产卵所致。

（四）防制原则

①环境防制。治理环境，消除或减少孳生地。②物理防制。可采用苍蝇拍、粘蝇纸、灯光诱杀等方法对蝇进行杀灭。③化学防制。可用有机磷类杀灭幼虫；用化学药物用毒饵、喷洒等方法杀灭成蝇。④生物防制。利用蝇类天敌、微生物等作用于蛹或幼虫而达到灭蝇效果，如苏云金杆菌可使蝇幼虫死亡。

三、蚤

蚤是一群吸血性体外寄生虫的统称，是有重大危害的寄生虫。

(一)形态

蚤体较小，一般长 3 mm 左右，竖扁型，棕色或黑褐色，体表有朝后生长的鬃、刺和栉(图 20 - 3)。头部有刺吸式口器，分三节的触角和发育程度不等的眼。胸 3 节，无翅，足 3 对，足基节特别发达，善跳跃。腹 10 节，前 7 节无特殊变化，雄蚤 8、9 两腹节、雌蚤 7 ~ 9 腹节变形为外生殖器，具种的特征。第 10 腹节为肛节。

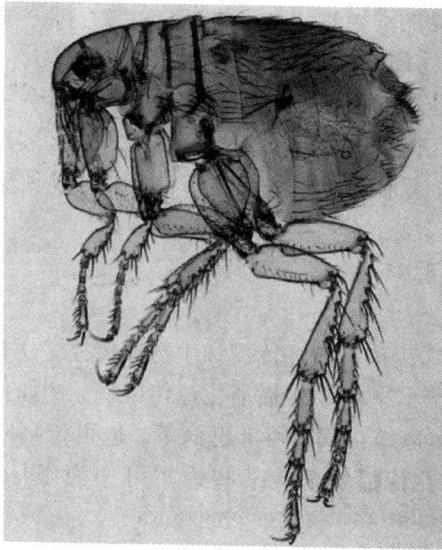

图 20 - 3　光学显微镜下的蚤形态图

(二)生活史与生活习性

蚤的发育属全变态。包括卵、幼虫、蛹和成虫 4 个虫期。卵近圆形，白色，适宜条件下，5 天左右可孵出幼虫。幼虫白色，有三龄期，在阴暗处活动，经 2 ~ 3 周蜕皮 2 次发育为长 4 ~ 6 mm 的成熟幼虫，吐丝作茧将自己包裹，在茧内化蛹。经 1 ~ 2 周茧内蛹蜕皮破茧而出变为成虫。蚤的繁殖和发育，温度是重要因素之一。适宜条件下，由卵发育为成虫约需 1 个月。蚤寿命 1 ~ 2 年。雌雄蚤均吸血，而且刺吸血液非常频繁。蚤寄生于恒温动物，常更换宿主吸血，特别是当宿主病死尸体变冷后，则离体另找宿主吸血。蚤的这种吸血习性，是传播疾病的主要原因。

（三）与疾病的关系

1. 骚扰吸血

人在有蚤的地方行走或停留时常被叮咬，造成局部皮肤的瘙痒。

2. 寄生

在南美洲及非洲，穿皮潜蚤可寄生于人的皮下，引起潜蚤病。

3. 传播疾病

（1）鼠疫：蚤吸食鼠血时，鼠疫耶氏菌在蚤的前胃刺间增殖，形成菌栓，蚤叮咬人或其他鼠时，菌栓流入被叮咬的宿主体内造成感染。

（2）鼠型斑疹伤寒：蚤吸血感染后，立克次体在蚤胃上皮细胞内繁殖。人的感染是因蚤粪污染蚤叮咬的伤口而引起。

（3）绦虫病：致痒蚤和印鼠客蚤能作为犬复孔绦虫、缩小膜壳绦虫和微小膜壳绦虫的中间宿主，人因误食含绦虫感染期幼虫的蚤而感染。

（四）防制原则

清除蚤类孳生地，灭鼠、灭蚤，做好个人防护，以防蚤的叮咬。

四、虱

虱是体外寄生的永久性寄生虫。寄生于人体的虱有人虱和耻阴虱 2 种。人虱又分为人头虱和人体虱 2 个亚种。

（一）形态和生活习性

人虱体灰白色，体长约 4 mm，雄虱较小。虱头呈菱形，具刺吸式口器。各足末端有弯曲的爪 1 个，胫节的远端内侧具指状胫突，爪与胫突合拢时可紧握宿主的毛发或衣物纤维。雌虱的腹后端呈 W 形；雄虱的腹后端钝圆，体末有一交合刺。人头虱和人体虱形态区别不大（图 20 - 4）。耻阴虱体形宽短似蟹，灰白色，雌虫长 1.5 ~ 2.0 mm，雄虫稍小（图 20 - 5）。

虱为不全变态，生活史中有卵、若虫及成虫 3 期。人头虱寄生在头发上，产卵于发根，以耳后较多，人体虱生活于贴身衣裤上，以皱缝、衣领、裤腰处为多，产卵于衣裤的纤维上。耻阴虱寄生于毛发较粗较疏之处，主要寄生在阴部及肛周的毛上，其他部位以睫毛为多。从卵发育为成虫，人虱需时 23 ~ 30 天，耻阴虱 34 ~ 41 天。若虫及成虫均嗜吸人血，不耐饥饿，常边吸血边排粪。虱对湿度、温度极为敏感，当人体温升高、出汗，或病死变冷时，虱则另寻宿主，此习性与传病关系密切。

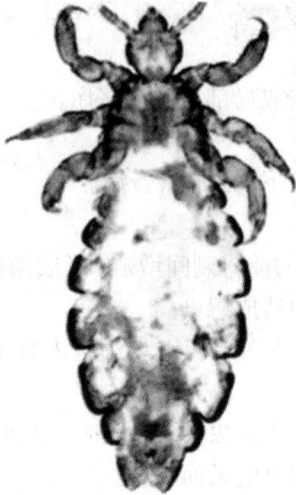

图20－4　光学显微镜下的
人头虱(腹面)形态图

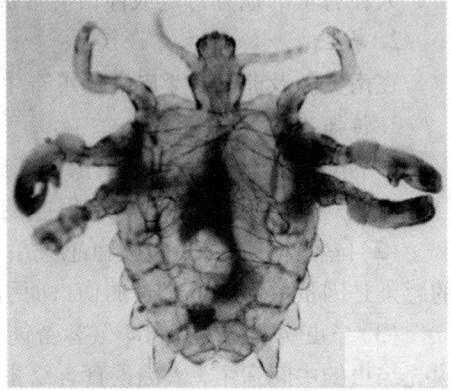

图20－5　光学显微镜下的
耻阴虱(腹面)形态图

(二)致病作用与防制原则

虱叮咬吸血时局部皮肤可出现丘疹并产生瘙痒。虱传播的疾病主要为流行性斑疹伤寒和回归热等。

人虱主要通过互相共用衣帽、被褥等传播,阴虱多因性接触而传播。注意个人卫生,保持身体、衣被清洁是预防生虱的重要措施,衣被等物可用煮沸法灭虱,也可用灭虱灵等药物灭虱。

五、蜱

蜱属于蛛形纲,分硬蜱和软蜱两大类。

(一)形态及生活史

蜱呈椭圆形,体表为革质,黄或灰色。腹面平坦,背部稍隆起,虫体长2～15 mm(图20－6),吸饱血后胀大可长达30 mm。虫体分躯体和颚体两部分,颚体的螯肢具有锯齿样结构,是吸血时刺割及钩附宿主皮肉的重要器官。无翅,成虫足4对。硬蜱背面有盾板并可见颚体,而软蜱背面无盾板并不可见颚体。

蜱为半变态发育,分卵、幼虫、若虫、成虫四期。成虫、幼虫和若虫均可刺吸人或动物的血液。蜱孳生于森林、草地、动物巢穴及畜舍等处,对人的气味敏感,可从几米外爬过来叮咬。

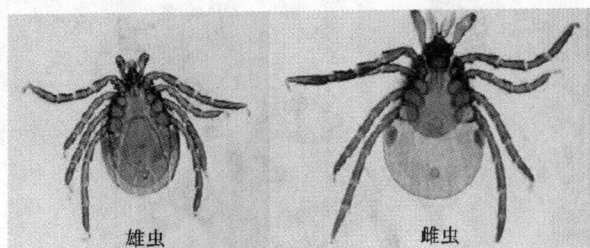

雄虫　　　　　　　　　雌虫

图 20 - 6　光学显微镜下的硬蜱(腹面)形态图

(二)传播疾病及防制原则

蜱主要传播森林脑炎、新疆出血热、莱姆病、蜱媒回归热等。还可通过刺螫、吸血、分泌毒素等方式引起局部组织损伤及肌肉麻痹。

采用综合措施进行防制,清除孳生地、清洁畜舍,牧区轮换放牧,使蜱失去吸动物血的机会。做好个人防护,进入林区等孳生地前应涂抹驱避剂,扎紧衣裤口。

六、螨

螨与蜱同属于蛛形纲,二者外形相似,但螨的体积较小。

(一)恙螨

恙螨仅幼虫期寄生动物体,尤以鼠类为多,也可寄生人体吸血,其他各期营自生生活。幼虫细小呈椭圆形,大小为 0.2 ~ 0.5 mm,呈红、橙或乳白色(图 20 - 7)。虫体分颚体和躯体两部分,足 3 对,背有盾板。半变态发育,生活史有卵、幼虫、若虫、成虫等期,病原体可经卵传给下一代。

恙螨孳生于地势低洼、潮湿、杂草丛生、鼠类较多的地方。幼虫寄生于鼠类耳窝及人体腋窝、腹股沟、阴囊等处。危害主要是其幼虫通过吸血传播恙虫病。

防制的关键是环境防制和灭鼠、灭螨及注意个人防护。

(二)疥螨

疥螨寄生于人的皮肤表皮层内,引起疥疮。成虫类圆形,浅黄或乳白色,虫体长 0.3 ~ 0.5 mm,分颚体和躯体,有四对粗而短的足(图 20 - 8)。生活史分卵、幼虫、两期若虫及成虫五个阶段。疥螨寄生于人体皮肤薄嫩处,如指间、腕部屈面、肘窝、腹股沟、足趾间等,啮食角皮层组织,在皮下逐渐形成隧道,生活史各期均在其中寄生。雌虫在隧道中产卵,由于疥螨的机械刺激和排泄物

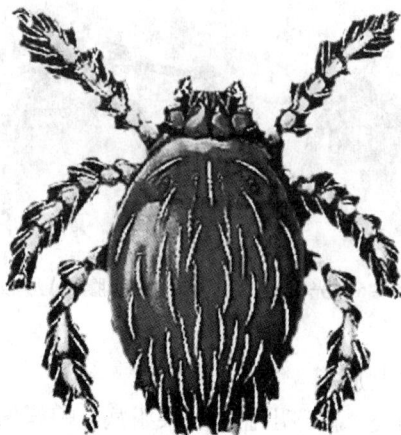

图 20 - 7   光学显微镜下的恙螨幼虫(背面)形态图

的作用,引起皮肤奇痒,夜间瘙痒更甚。

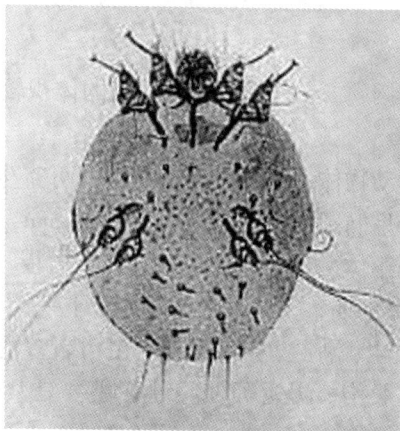

图 20 - 8   光学显微镜下的疥螨(腹面)形态图

　　主要通过直接接触和共用衣被感染。确诊可用针头挑出隧道尽端,镜检虫体。

　　防制措施主要是注意个人卫生、治疗患者,消毒污染的衣物。外用药物有硫磺软膏等,衣物用蒸汽或煮沸法处理。

（三）蠕形螨

蠕形螨俗称毛囊虫，是永久性寄生虫，有毛囊蠕形螨和皮脂蠕形螨两种，分别寄生于人体的毛囊和皮脂腺内，虫体细小、蠕虫状，乳白色，由颚体、足体和末体三部组成，长 0.1～0.4 mm（图 20－9）。半变态发育。

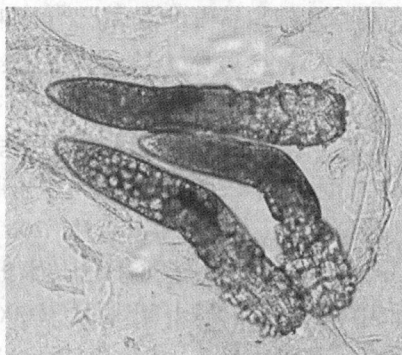

图 20－9 光学显微镜下的毛囊蠕形螨形态图

蠕形螨主要寄生在皮脂腺丰富的部位，如头、胸部，以鼻、颊、头皮等处较多。目前认为蠕形螨感染与酒渣鼻、痤疮、脂溢性皮炎等有密切关系，但不是唯一的病因。诊断可用透明胶纸法。

预防应注意个人卫生，不用他人的毛巾、枕巾，避免与患者直接或间接接触。治疗可用苯甲酸苄酯乳剂或硫磺软膏涂抹，或口服甲硝唑。

（四）尘螨

尘螨普遍存在于人类居室尘埃中，其排泄物、分泌物、皮壳和死亡虫体等是强烈的过敏原，主要引起尘螨性哮喘、过敏性鼻炎及过敏性皮炎。虫体 0.2～0.5 mm 大小，藏于尘埃中不易发觉，半变态发育。

尘螨多营自生生活，主要孳生在居室的灰尘内，以地毯、旧衣、床褥、枕头处最多，春秋季密度最高。

保持室内清洁卫生、通风干燥是防制的必要措施。用尼帕净、林丹、虫螨磷灭螨效果较好。哮喘、过敏性鼻炎患者可用尘螨抗原做皮试，阳性者应避免接触尘螨，或用脱敏疗法治疗。

（五）革螨

革螨体长 0.2～0.5 mm，个别的可达 1.5～3.0 mm，卵圆形，黄或褐色。大多孳生于草丛及动物身上，可叮咬人而传播森林脑炎、流行性出血热等病，防制可参见蜱、恙螨。

参考文献及网站

1. 范虹，卢芳国. 免疫学基础与病原生物学. 北京：科学出版社，2007

2. 罗晶，马萍. 医学免疫学与病原生物学. 上海：上海科学技术出版社，2008

3. 顾立刚. 医学免疫学与微生物学. 北京：中国中医药出版社，2006

4. 李凡，刘晶星. 医学微生物学. 北京：人民卫生出版社，2008

5. 孙汶生. 医学免疫学. 北京：人民卫生出版社，2002

6. 余平，伍参荣. 医学免疫学. 长沙：湖南科学技术出版社，2007

7. 高晓明. 医学免疫学. 北京：高等教育出版社，2006

8. 金伯泉. 医学免疫学. 北京：人民卫生出版社，2008

9. 湖南中医药大学网站：www.hnctcm.com

10. 维普资讯网：www.cqvip.com

11. 中国知网：www.cnki.net

12. 超星数字图书网：www.ssreader.com

13. 中国微生物资源数据库：http：//www.micro.csdb.cn/

14. 中国微生物信息网络：http：//micronet.im.ac.cn/chinese/chinese.html

15. 百度网站：http：//image.baidu.com/

16. Google 网站：http：//images.google.com.hk/

图书在版编目(CIP)数据

免疫学基础与病原生物学 / 卢芳国,范虹主编. —长沙:
中南大学出版社, 2012.1(2020.7 重印)
ISBN 978 – 7 – 5487 – 0454 – 6

Ⅰ. 免… Ⅱ.①卢…②范… Ⅲ.①医药学:免疫学
②病原微生物 Ⅳ.①R392②R37

中国版本图书馆 CIP 数据核字(2012)第 277020 号

免疫学基础与病原生物学

卢芳国 范 虹 主编

□责任编辑 李 娴
□责任印制 易红卫
□出版发行 中南大学出版社
　　　　　社址:长沙市麓山南路　　　邮编:410083
　　　　　发行科电话:0731 – 88876770　传真:0731 – 88710482
□印　　装 长沙市宏发印刷有限公司

□开　　本 720 mm × 1000 mm 1/16 □印张 23 □字数 444 千字
□版　　次 2012 年 1 月第 1 版 □印次 2020 年 7 月第 5 次印刷
□书　　号 ISBN 978 – 7 – 5487 – 0454 – 6
□定　　价 42.00 元

图书出现印装问题,请与经销商调换